JN321275

Common Pitfalls in the Evaluation and Management of Headache
Case-Based Learning

メキメキ上達する
頭痛のみかた

監訳

金城 光代
沖縄県立中部病院
リウマチ膠原病科・総合内科

金城 紀与史
沖縄県立中部病院 総合内科

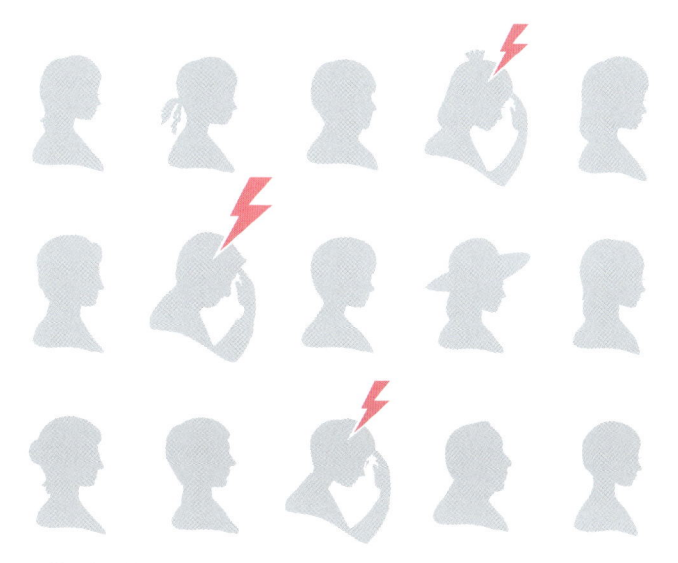

Elizabeth W. Loder
The John R. Graham Headache Center, Brigham and Women's Faulkner Hospital
Department of Neurology, Harvard Medical School, Boston, MA, USA

Rebecca C. Burch
The John R. Graham Headache Center, Brigham and Women's Faulkner Hospital
Department of Neurology, Harvard Medical School, Boston, MA, USA

Paul B. Rizzoli
The John R. Graham Headache Center, Brigham and Women's Faulkner Hospital
Department of Neurology, Harvard Medical School, Boston, MA, USA

メディカル・サイエンス・インターナショナル

Authorized translation of the original English edition,
"Common Pitfalls in the Evaluation and Management of Headache:
Case-Based Learning", First Edition
by Elizabeth W. Loder, Rebecca C. Burch, and Paul B. Rizzoli

Copyright © Cambridge University Press 2014
All rights reserved.

This translation is published by arrangement with Cambridge University Press,
University Printing House, Shaftesbury Road, Cambridge CB2 8BS, UK

© First Japanese Edition 2016 by Medical Sciences International, Ltd., Tokyo

Printed and Bound in Japan

John Ruskin Graham 医師に本書を捧げる

彼は頭痛医学領域の先駆者で，ボストンにある我々の
Brigham and Women's Faulkner Hospital 頭痛センターの創設者でもある
彼の業績とアイデアは，今でも Graham 頭痛センターに生きている

頭痛患者に対する Graham 医師の思いやり，理解，
そして熟練したケアを引き継いでいけるよう努力していく

監訳者の序

頭痛は，診療する場によって遭遇するタイプが異なる．特に総合内科外来では，緊急で危険な頭痛の除外だけでなく，頭痛のパターンをひも解いて適切な診断，検査，そして治療に結びつけていかなければならないが，これが容易ではない．ときに診断を見逃して手痛い思いをしたり，治療への反応性が乏しく苦慮した経験のある医師もいるだろう．

本書は，Brigham and Women's Faulkner Hospitalの頭痛専門家3名によって執筆されたものである．3人合わせて半世紀の診療経験の中で蓄えられた実症例の中から，およそ100症例が紹介されているが，どれも手強いものばかりである．しかも，彼らが学び得たPitfall（落とし穴）やTipsがふんだんに盛り込まれている．監訳作業をしながら我々も，これまでに経験した悩ましい頭痛症例を振り返り，ヒントになるポイントにいくつも気づかされた．

症例ベースのスタイルをとった本書はわかりやすい．症例を提示する前に，まず，どのような頭痛なのかを簡潔に示し（例：片側性の重篤な頭痛を訴える男性），続いて，頭痛に関する詳しい病歴，その次に，症例に対する考察（例：病歴は片頭痛と合致するのか）が述べてある．その後の解説では，疑った病名（例：片頭痛）が確からしい点はどこで，しかし一方でどのような点がPitfallになっていたのか，が示される．最終診断を告げたのち，最後の数行で，この症例に関わるTipsがまとめられている．

考察のために適宜設けられた見出しを見ると，基本的知識を問うものもあるが，あのときの診断は正しかったのか，なぜ見逃したのか・間違えたのか，あのとき検査したのは妥当だったのかなど，誰もがふと立ち止まって考えたことがあるはずの疑問も多く，Pitfallを想像し考えながら読み進めることができる．頭痛診療の大きな鍵である病歴聴取が苦手な医師でも，頭痛のストーリーが展開する中で難問をひも解いていく楽しさを十分に味わうことができ，病歴を聞くのが楽しくなってくるにちがいない．解説の項では，診断基準やガイドラインの枠にはまらない役立つ経験則・実践的アドバイスも得られ，経験の浅い若手医師たちにとっては診療の力を大きく上げるのに有用だろう．

今回の翻訳にあたっては，臨床経験が10年以上の訳者陣に協力いただいた．それぞれ家庭医，総合内科医，救急医，神経内科専門医と診療の場や専門も異なるが，翻訳作業を通してこの本から学び取れることが数多くあったとのことである．

頭痛診療に携わる多くの医師たちにとって，本書が一般外来・救急外来のそれぞれのシーンで大きな一助となることを望んでいる．

最後に，本書の企画段階からお付き合いいただき，制作のラストスパートまで我々訳者一同を激励してくださったメディカル・サイエンス・インターナショナルの神田奨氏をはじめ，編集部の方々に心から感謝したい．

2016年5月

金城 光代
金城 紀与史

監訳者・訳者一覧

監訳者

| 金城光代 | 沖縄県立中部病院 リウマチ膠原病科・総合内科 |
| 金城紀与史 | 沖縄県立中部病院 総合内科 |

訳者(翻訳章順)

山城　信	沖縄県立中部病院 呼吸器内科(第1, 3章)
金城紀与史	沖縄県立中部病院 総合内科(第2, 11章)
山口　裕	沖縄県立中部病院 救急科(第4, 5章)
島袋　彰	沖縄県立宮古病院 総合診療科(第6章)
多鹿昌幸	読谷村診療所(第7章)
杉田周一	沖縄県立宮古病院 総合診療科(第8章)
吉田　剛	沖縄県立中部病院 総合内科(第9, 10章)

原著の序

"Illustrated Oxford Dictionary"をひも解くと，"ピットフォール"とは，予想外の罠・危機・展開のこととある。この巧妙に隠された思いもよらない危機という言葉には，見えないように穴に蓋をした"仕掛けワナ"という別の意味もあり，不用心な生き物（つまり医師？）はこの穴に落ちてしまう。医師であれば頭痛の評価・治療の難しさはわきまえているはずだ。頭痛の多くは良性であることはわかっていても，ときに深刻な原因を見逃してしまうことを恐れている。頭痛の治療はたいてい不首尾に終わり，やり甲斐のない仕事と思っている医師もいるだろう。

しかし頭痛について，こうした苦手意識をもってもらいたくはない。我々の経験からいうと，頭痛の診断はほとんどの場合難しくはない。しかも，頭痛治療薬は劇的に効くことも少なくないのだ。風変わりで面白い頭痛疾患もあるし，最新の頭痛治療薬も登場してきた。たとえ昔ながらの治療でも，適切な患者に正しく行えば，満足のいく結果も得られる。しかし，どんな医学領域でもそうだが，頭痛医学にも難しい側面はある。本書を執筆したのは，我々が頭痛診療の現場で経験してきた（また，他者の診療を見てきて得た）よくある，あるいはまれだが明らかな間違いやピットフォールを，読者に伝えたかったからである。

頭痛のみを扱っている書籍を含め，頭部の痛みに興味をもつ医療者に向けた症例ベースの神経内科学書は多く存在する。本書は2つの点でこれらの本とは異なる。第1に，本書で扱っている症例は，頭痛の診断・治療について定型的なものではなく，手強い例に絞っている。第2に，本書は国際頭痛分類（ICHD）の，1988年から数えて3回目の改訂中に書かれたものである。結果的に，本書の全情報は最新版のICHD-3βに基づいた内容となっている。

ICHD-3βは，国際頭痛学会（International Headache Society）のウェブサイトから無料で利用できる（www.ihs-headache.org）。本書を読みながら，このICHD-3βを印刷して参照してもよいだろう。ただし，我々は診断基準を文字通り再掲したわけではなく，最新の診断基準に示された各頭痛疾患の臨床的な特徴をまとめている。

我々，著者3人が頭痛を専門に診療してきた年月は，合わせると半世紀ほどになる。Paul B. RizzoliとElizabeth W. Loderはベテランで，臨床経験が長い。一方，Rebecca C. Burchは比較的若手で，主に，研修医や頭痛の非専門家たちが陥りがちなピットフォールや間違えに関して，我々に多くの助言をくれた。こうした2つの視点から本書が執筆されたことで，家庭医から頭痛専門家まで，頭痛患者を診るすべての医師にとって役立つものになっていると期待している。結局のところ，我々はどんなにたくさんの経験をしても，他の人が経験した誤診やミスから学ぶところが大きいからだ。

Elizabeth W. Loder
Rebecca C. Burch
Paul B. Rizzoli

謝　辞

Martin Samuels 医師に心から感謝したい。彼は，ボストンにある Brigham and Women's Hospital と Brigham and Women's Faulkner Hospital の伝説的人物で愛すべき神経科部長でもある。彼の構想と支援のおかげで，神経科のなかに頭痛専門科が設立された。米国有数の大学病院の神経科としては，これは初めてつくられた専門分科の1つである。そもそも彼なしには，我々の Graham 頭痛センターは存在しなかったであろう。

　本書の執筆を勧めてくれた Cambridge University Press の編集者，Nicholas Dunton にも謝意を表したい。国際頭痛分類 第3版 beta 版（ICHD-3β）の発行の遅れの影響で本書の制作も遅延したが，これにユーモアをもって耐えてくれた。本書の仕上がりを見て彼が，「待った甲斐があった！」と思ってくれるとよいのだが。編集と発行を補佐し制作の最終段階までサポートしてくれた Kirsten Bot にも感謝する。また，鋭い視点から校閲を担当してくれた Anne Kenton の微に入り細にわたる指摘に感謝している。

目　次

Chapter 1　鑑別が難しい良性の頭痛　1
片頭痛？　緊張型頭痛？ ………1　　前兆のある片頭痛？　前兆のない片頭痛？ ………5　　男性の重篤な片側頭痛 ………7　　女性の頻回で重篤な反復性頭痛 ………8　　視覚変容を伴う頭痛 ………10　　"群発片頭痛" ………12　　片頭痛患者に起こった刺すような頭痛 ………14　　急性発症の慢性持続性頭痛 ………15　　厳密に片側性の頭痛 ………18

Chapter 2　間違えやすい一次性頭痛と二次性頭痛　21
"副鼻腔性の頭痛" ………21　　ライム病のあとの慢性頭痛 ………24　　顎関節の異常に伴う頭痛 ………26　　出産後の頭痛 ………27　　小脳扁桃が下垂している中年男性 ………28　　群発頭痛が歯科の問題として発症するとき ………31　　神経巣症状のある，頭痛がない高齢女性 ………32　　長引く前兆 ………34　　回転性めまいを訴える，片頭痛の既往がある中年女性 ………35

Chapter 3　危険な頭痛の見逃し　39
高齢女性の新規発症頭痛 ………39　　頭痛，悪心，発熱のある若い男性 ………41　　週末の頭痛 ………43　　若い女性の痙攣を伴う頭痛 ………44　　間欠性の充血眼と頭痛 ………46　　朝の頭痛を訴える若い女性 ………47　　もう1つの朝の頭痛 ………48　　中年男性の片側固定性の頭痛 ………49　　死に至る片頭痛 ………50　　新米の母親を襲ったひどい頭痛 ………52

Chapter 4　検査のピットフォール：画像検査と髄液検査　57
救急部での難治性片頭痛 ………57　　安定した頭痛を訴える若い女性 ………58　　安定した頭痛を訴える若い男性 ………60　　芝刈り中の突然の激しい頭痛 ………62　　片頭痛患者に偶然見つかった脳白質病変 ………64　　家族性の脳白質病変 ………66　　腰椎穿刺後に頭痛をきたした若い男性 ………67　　倦怠感と頭痛パターンの変化を訴える大学生 ………69　　腰椎穿刺の実技 ………70　　低髄液圧による頭痛の検査を誤って解釈する ………72

Chapter 5　検査のピットフォール：血液・尿検査など　77
月経時に頭痛がする女性へのホルモン検査 ………77　　群発頭痛におけるベラパミル療法のモニタリング ………79　　オピオイドを使用している患者への尿中薬物検査 ………80　　群発頭痛患者の血中リチウム濃度 ………82　　全身の痛み，発疹，頭痛を訴える若い男性 ………84　　いくつもの検査異常と頭痛のある若い女性 ………86

Chapter 6　病歴や診察所見が見逃されたり，解釈を間違えたとき　89
視覚変化と頭痛のある若年男性 ………90　　"これまでにないひどい"頭痛のある若年女性 ………92　　改善しない頭痛と精神疾患を抱えた若年女性 ………93　　頭痛，神経症状，髄液細胞増加がある男性 ………95　　巨細胞性動脈炎の既往があり，ステロイド内服中に持続する頭痛を訴える高齢女性 ………97　　片側の頭痛とわずかな眼症状がある男性 ………98　　局所

性頭痛を訴える高齢女性 .... 100　　脱力と頭痛を訴えている若年女性 102

Chapter 7　急性頭痛の治療に関する間違い　105

トリプタン治療に反応しなかった片頭痛患者 .... 105　　スマトリプタン使用後に胸部圧迫感をきたした若い女性 .... 107　　セロトニン症候群の心配 .... 110　　サルファ剤アレルギーと片頭痛のある患者 .... 111　　長期の NSAIDs 常用による副作用 .... 112　　急性頭痛に静注治療をしたあとの興奮 .... 114　　手に負えない頭痛と嘔吐のある女性 .... 115　　止まらない片頭痛発作 .... 117　　群発頭痛があり，スマトリプタンが自由に使えない男性 .... 118　　妊娠を考えている片頭痛もちの女性 .... 120　　授乳中の頭痛治療 122

Chapter 8　頭痛予防の薬物療法のピットフォール　127

毎日服薬するのを希望しない頭痛が頻回にある男性 .... 127　　予防薬を使ったことのない患者での薬物選択 .... 129　　"治療はすべてやった"患者に対する予防治療 .... 132　　もう1人の"治療はすべてやった"患者 .... 133　　複数の疾患をもつ患者への予防治療 .... 135　　妊娠を希望している女性の片頭痛予防 .... 137　　慢性片頭痛と感覚異常を訴える中年女性 .... 139　　発作頓挫薬を乱用している患者に予防治療は効くか？ .... 141　　片頭痛治療を受けている女性の転倒 .... 142　　アミトリプチリンで目がかすむようになった高齢女性 .... 143　　長期間のトピラマート使用を心配している片頭痛の女性 .... 144　　トピラマート服用中の経口避妊薬の効果に不安がある女性 .... 145　　片頭痛治療を受けている高齢男性の痙攣 .... 146　　降圧薬を2剤併用している患者の倦怠感 .... 147　　反復性片頭痛にボトックスはどうか？ .... 148　　頭部外傷後の頭痛に悩む若い女性 150

Chapter 9　頭痛の非薬物療法のピットフォール　155

食事で頭痛が誘発される若い女性 .... 155　　高頻度の頭痛がある妊娠希望の若い女性 .... 157　　複数の薬物アレルギーと頻回の頭痛がある女性 .... 158　　片頭痛への自然療法に関心のある女性 .... 161　　頸部痛を訴える中年男性 .... 163　　カイロプラクティックに興味をもつ頻回頭痛の男性 .... 164　　群発頭痛の妊婦 .... 166　　卵円孔開存の検査を希望している，前兆のある片頭痛をもつ女性 .... 168　　片頭痛の手術療法について質問する若い女性 169

Chapter 10　頭痛治療における課題と特殊な状況　173

複数の治療に抵抗性の，際限なく続く片頭痛 .... 173　　非現実的な期待をもつ患者 .... 176　　定期受診を中断した患者の片頭痛の慢性化 .... 177　　早期の再処方を希望する患者 .... 179　　オピオイドによる治療を希望する女性 .... 181　　薬物乱用頭痛を繰り返す患者 .... 182　　薬物処方に関する同意 184

Chapter 11 頭痛治療における法的な注意点　187

病休と障害認定は，いつ決断する？ ....187　この患者は本当に障害があるのか？ ....190　誰か助けてくれないの？ ....190　カルテ開示を請求する患者 ....191　群発頭痛患者のステロイド依存 ....192　片頭痛治療に医療用マリファナを要求する患者 ....194　適応外の薬物を処方するリスク 195

索引 199

注　意

本書に記載した情報に関しては，正確を期し，一般臨床で広く受け入れられている方法を記載するよう注意を払った。しかしながら，監訳者，訳者ならびに出版社は，本書の情報を用いた結果生じたいかなる不都合に対しても責任を負うものではない。本書の内容の特定な状況への適用に関しての責任は，医師各自のうちにある。

　監訳者，訳者ならびに出版社は，本書に記載した薬物の選択，用量については，出版時の最新の推奨，および臨床状況に基づいていることを確認するよう努力を払っている。しかし，医学は日進月歩で進んでおり，政府の規制は変わり，薬物療法や薬物反応に関する情報は常に変化している。読者は，薬物の使用にあたっては個々の薬物の添付文書を参照し，適応，用量，付加された注意・警告に関する変化を常に確認することを怠ってはならない。これは，推奨された薬物が新しいものであったり，汎用されるものではない場合に，特に重要である。

　薬物の表記は，本邦で発売されているものは一般名・商品名ともにカタカナに，発売されていないものは英語で記すよう努力した。

Chapter 1 鑑別が難しい良性の頭痛

患者を悩ませる一次性頭痛は，簡単に診断できることもある。運が良ければ，患者自らが，その疾患にピタリと当てはまる病歴を教えてくれるだろう。しかし頭痛の専門診療では，誰にでもわかるような"お膳立てされた"病歴を患者から引き出せることは例外的であり，一般的ではない。一次性頭痛は危険性がなく，臨床的に診断する。定義上は正常な画像所見および検査所見を呈し，病歴が診断の鍵となる。

経験豊かな医師はよくわかっていることだが，残念なことに正確な病歴をとるのは難しい。これは，頭痛のような主観的な症状では特によく当てはまる。医師が直接，観察も測定もできない痛みというものを，患者はなかなか表現できないからである。また，患者が訴える症状が変化していく場合もある。複数の研究から，頭痛に関する頻度や特徴などの患者の記憶は正確でなく，時間が経つにつれて急速に劣化していくことがわかっている。一次性頭痛を見逃したり，その診断が遅れたりしても患者を生命の危機に曝すわけではないが，重大な損失となることは確かである。例えば，患者が特定の頭痛に極めて有効な新しい治療を受ける機会を逃すかもしれない。

本章では，危険ではないが頻度の高い"三大"一次性頭痛，すなわち片頭痛，緊張型頭痛，群発頭痛の症例を扱うが，どれも曖昧で紛らわしい症状があり，誤診しやすいものばかりである。これらを間違えないために，危険ではないが頻度の高い頭痛の，多彩な誤診のされ方をよく理解しておく必要がある。断トツに多いピットフォールは，片頭痛と緊張型頭痛の混同である。まず，この点から始めたい。

片頭痛？　緊張型頭痛？

症例

34歳の女性。5年間続く反復性の頭痛のために紹介となった。生来健康で，頭痛のために時々イブプロフェンを内服するくらいであった。頭痛は平均すると月に2回あり，1～2日間は持続し，その性状は最近も特に変わっていないとのこと。痛みは両側性で，前額部を中心に，ときに頸部痛まで伴う場合もある。教師という仕事による精神的負担はとても大きく，それ自体が頭痛の原因ではないかと疑うこともあるという。患者は2カ月に1日は頭痛のせいで仕事を休んでおり，最近では雇用者がそれを"問題視"しているため，治療法を探し求めていた。身体診察および神経学的診察では，後頸部から僧帽筋上部にかけて軽度の圧痛を認める以外は正常であった。以前に"緊張型頭痛"だろうと言われて理学療法を紹介されたが，効果はなかった。

本症例で片頭痛か緊張型頭痛かを見分けるには？

我々の経験では，頭痛に関する十分な病歴聴取と慎重な評価が，片頭痛と緊張型頭痛を鑑別する最も有効な方法である。本症例では，片頭痛の典型的な症状である悪心・嘔吐，光過敏，音過敏，日常動作（運動）による増悪などを患者本人は訴えていない。言い換えると，我々はまだ尋ねていない！

表1.1 前兆のない片頭痛の診断につながる特徴

"明らかな"片頭痛の特徴	"はっきりしない"片頭痛の病歴
持続時間が4〜72時間	治療薬や睡眠のために持続時間が不明瞭。小児では短時間の頭痛がみられることも多い
片側性（しばしば側頭部を超える）[*1]	両側性。後頭部の痛みや主訴が頸部痛の場合は緊張型頭痛と診断されやすい。しかし，片頭痛発作のおよそ3/4で頸部痛がみられる
拍動性[*1]	どちらかといえば明らかな片頭痛患者全員が，拍動性頭痛をもつわけではない。拍動性という性状は多くの場合，症状が完全に進展した段階で長時間持続した場合にのみ明瞭となる。そのため，早期に治療した患者や眠っている患者はこれを経験しない。同義語である"ズキンズキン"，"脈と一緒に"などの表現に注意する
中等度〜重度の頭痛[*1]	治療済みあるいは進行性でない片頭痛発作では，痛みが激しくなることはない。疼痛の訴え方や感じ方には個人差があり，痛みの強さの評価に影響を与える
増悪因子や原因となる運動を避ける[*1]	安静にしている患者だと，頭痛のこの特徴に気づいていないかもしれない
悪心あるいは嘔吐[*2]	嘔吐は小児の片頭痛患者で顕著であるが，患児が成長し，頭痛の回数が増えるにつれて通常は減少する。代わりに，食欲低下が出現することもある
光過敏および音過敏[*2]	光や音に対する過敏性は，頭痛が完全に進展した場合にしかお目にかかれない。これらの症状が軽度の"不完全型"や治療後の発作で出現する可能性は低い

[*1] これら4つのうち2つが片頭痛の診断に必要となる。
[*2] これら2つのうち1つが片頭痛の診断に必要となる。前兆のない片頭痛の診断をつける前に，少なくとも5回以上の基準を満たす発作が必要がある。

　表1.1は，診断基準に含まれる片頭痛の特徴とそれがいかにして見逃され，誤解されるかの具体例を示している。片頭痛の診断基準は，国際頭痛分類（International Classification of Headache Disorders：ICHD）の最新版である第3版beta版（3β）でも変更されていない。

　片頭痛の診断基準の中でも，緊張型頭痛との鑑別により役に立つ項目がいくつかある。診断研究に関するシステマティックレビューでは，緊張型頭痛よりも片頭痛を示唆する所見として，悪心，光過敏，音過敏が挙げられている。これらの症状に加えて片頭痛の前兆と一致する典型的な病歴があれば，当然，片頭痛が強く示唆される。

この患者の頭痛を説明できる良性頭痛は何か？

限られた病歴を額面通りに受け取ると，この患者の発症様式は緊張型頭痛に合致する。両側後頭部の頭痛で筋肉の圧痛を伴うなら，それで事件は解決と考えたくなる。しかし，片頭痛も鑑別疾患として考慮しなければならない。実際，緊張型頭痛は一般人口では最も頻度の高い頭痛であるが，苦痛のために医療機関を訪れる人に限れば最多のものではない。質の高い多くのエビデンスが示しているとおり，危険な頭痛が除外されれば，患者が医師に相談してくる厄介な頭痛の診断で可能性が高いのは，片頭痛であって緊張型頭痛ではない。これは，筋緊張や頸部痛などの特徴をもち，頭痛をストレスのせいだと考えていた本症例の患者にも当てはまる。筋緊張と頸部痛は片頭痛と緊張型頭痛の双方によくみられ，感情的なストレスや緊張による頭痛の増悪も同様である。実際，緊張型頭痛にも当てはまる特徴（特に頸部痛）をもつ片頭痛患者は，緊張型頭痛と誤診されやすい。

　本症例では，さらなる問診の結果，頭痛の随伴症状として食欲不振や軽度の光過敏があることがわかった。これらの特徴から，緊張型頭痛ではなく片頭痛の診断となった。

表1.2 片頭痛の特徴と診断

臨床的特徴	片頭痛診断における感度(患者の割合, %)	緊張型頭痛との鑑別における特異度(患者の割合, %)	片頭痛診断に対する尤度比(95%信頼区間) 陽性	陰性
悪心	82	96	23.2(17.7～30.4)	0.19(0.18～0.20)
光過敏	79	87	6.0(5.2～6.8)	0.24(0.23～0.26)
音過敏	67	87	5.2(4.5～5.9)	0.38(0.36～0.40)
運動による増悪	81	78	3.7(3.4～4.0)	0.24(0.23～0.26)
片側性	66	78	3.1(2.8～3.3)	0.43(0.41～0.45)
拍動性	76	77	3.3(3.1～3.6)	0.32(0.30～0.33)
持続時間 4～24 時間	57	67	1.7(1.5～2.0)	0.64(0.58～0.71)
持続時間 24～72 時間	13	91	1.4(1.0～2.0)	0.96(0.92～1.0)
持続時間 4 時間未満	26	51	0.52(0.44～0.61)	1.5(1.3～1.6)

解説

プライマリ・ケアにおける研究によれば，治療が必要な厄介な頭痛を抱える患者のほとんどは，緊張型頭痛の診断を受けている．これは特に，本症例のように緊張型頭痛を強く疑わせるような特徴を患者が訴えた場合に起こりやすい．例えば，多くの医師(患者も)は，頸部や肩の筋肉痛や圧痛は緊張型頭痛と同義と考えている．また，患者が精神的・感情的な緊張による頭痛を訴えた場合も同じように考えるかもしれない．実臨床でこのような状況に直面すると，多くの医師は緊張型頭痛の治療として，理学療法を紹介したり筋弛緩薬を処方したりする．

緊張型頭痛だと思い込んでしまうのは，おそらく"緊張型頭痛"という単語が，心理的もしくは筋肉などの何らかの"緊張"が頭痛の原因であると連想させるからであろう．しかし，これは診断時に陥りやすいピットフォールであり，こういった考えを支持するエビデンスは存在しない．頭蓋周囲の圧痛は片頭痛よりも緊張型頭痛の患者に多いが，筋肉痛，特に頸部痛は片頭痛患者でも非常によくみられる．

筋電図は両者の鑑別に有用ではない．片頭痛患者の1/3以上が，発作中，少なくとも数回は頸部痛を訴える．頸部痛は頭痛発作の前や発作の最中だけでなく，発作後に出現することもある．発症時期がこれほど多様であるので，頸部痛が頭痛の"原因"とは考えにくい．片頭痛，緊張型頭痛はいずれも，頭痛のない患者と比べると筋肉の圧痛を感じやすい．興味深いことに，最も圧痛の頻度が高い部位は僧帽筋上部である．

同様に，頑固な頭痛で医療機関を訪れる患者では，精神的・感情的ストレスはよくみられる．ストレス自体が頭痛の誘因というよりは，コントロール不良の頭痛により日常生活に支障をきたすことがストレスになるのかもしれない．しかし，感情的ストレスが緊張型頭痛と片頭痛の一般的な"誘因"として指摘されるのも事実である．**表1.2**に示すように，実際のところ両者の誘因はかなり共通している．このことから，誘因や特徴的な病歴の多くが，両者の鑑別には"驚くほど"役立たないことがわかる．診断が不確かな場合には，患者に**表1.3**のような頭痛ダイアリーをつけてもらえば鑑別に役立つだろう．

ある大規模な多国間研究では，頭痛を主訴に医療機関を受診した1,000人を超える患者に，6カ月間頭痛ダイアリーをつけてもらった．これらの記録は頭痛の専門家により吟味され，頭痛の最終診断と初診時の内科医の診断とが比較された．内科医が片頭

表1.3 片頭痛と緊張型頭痛との鑑別に役立つ頭痛ダイアリーの例

	日付	日付	日付	日付	日付
頭痛が始まる直前に視覚の異常がありましたか？	はい/いいえ	はい/いいえ	はい/いいえ	はい/いいえ	はい/いいえ
頭痛が始まる直前に脱力感やしびれた感じ，しゃべりにくさはありましたか？	はい/いいえ	はい/いいえ	はい/いいえ	はい/いいえ	はい/いいえ
痛みはどのような性状ですか？	ズキンズキン，拍動性/固定性，締めつける，絞られる	ズキンズキン，拍動性/固定性，締めつける，絞られる	ズキンズキン，拍動性/固定性，締めつける，絞られる	ズキンズキン，拍動性/固定性，締めつける，絞られる	ズキンズキン，拍動性/固定性，締めつける，絞られる
頭痛の場所はどこですか？	右頭部/左頭部/両側頭部	右頭部/左頭部/両側頭部	右頭部/左頭部/両側頭部	右頭部/左頭部/両側頭部	右頭部/左頭部/両側頭部
頭痛とともに悪心や嘔吐はありましたか？	悪心/嘔吐/両方	悪心/嘔吐/両方	悪心/嘔吐/両方	悪心/嘔吐/両方	悪心/嘔吐/両方
頭痛は運動によってひどくなり，あなたはその運動を控えましたか？	はい/いいえ	はい/いいえ	はい/いいえ	はい/いいえ	はい/いいえ
頭痛の間，光が嫌でしたか？	はい/いいえ	はい/いいえ	はい/いいえ	はい/いいえ	はい/いいえ
頭痛の間，音が嫌でしたか？	はい/いいえ	はい/いいえ	はい/いいえ	はい/いいえ	はい/いいえ
一番悪いときで，頭痛は軽症，中等症，重症のどれでしたか？	軽症/中等症/重症	軽症/中等症/重症	軽症/中等症/重症	軽症/中等症/重症	軽症/中等症/重症
頭痛はどれくらい持続しましたか？	4時間未満/4〜72時間/72時間以上か固定性	4時間未満/4〜72時間/72時間以上か固定性	4時間未満/4〜72時間/72時間以上か固定性	4時間未満/4〜72時間/72時間以上か固定性	4時間未満/4〜72時間/72時間以上か固定性

痛と診断した場合は，98％の患者でこの診断は正しかった。内科医が片頭痛以外の頭痛（緊張型頭痛など）と診断した場合は，82％が最終的に誤診と判明した。誤診の主な理由は，片頭痛を見逃してしまうことであった。この研究の著者らは次のように結論づけている。「反復性で日常生活に支障をきたす一次性頭痛で，身体診察が正常なものは，矛盾する所見がなければ片頭痛と見なすべきである」。

要するに，一次性頭痛と診断したら"片頭痛を疑う"のは理に適っている。先を見越して患者に頭痛ダイアリーをつけてもらえば，頭痛の診断をつけるうえで，慎重かつ入念な病歴聴取と同じように貴重な資料となる。医師は，痛みの部位や筋緊張，精神的ストレスといった特徴的な病歴，頭痛の誘因など

を重要視しすぎてはならない。対照的に，頭痛に伴う悪心は片頭痛を強く示唆する病歴である。

診断

前兆のない片頭痛

💡Tip

片頭痛は，緊張型頭痛に特徴的と思われている所見を呈する場合も多い。厄介な頭痛で受診する患者の多くは，緊張型頭痛ではなく片頭痛である。

前兆のある片頭痛？
前兆のない片頭痛？

> **症例**
>
> 18歳の女性。持病の前兆のある片頭痛を理由にエストロゲン含有の避妊薬"ピル"を内服しないように言われたため、セカンドオピニオン目的で受診。患者は、代わりにプロゲステロン単剤のピルを処方されていたが、体重が増え、月経が不順となり、最近は内服をやめてしまっていた。子宮内避妊具を使うつもりはなく、コンドームなどの物理的な避妊具を確実に使えるとは考えていなかった。友人の多くは"経口避妊薬"を常時内服しており、消退出血［訳注：エストロゲン製剤などの中断による性器出血］を訴える者はなく、患者も同様にしたいと考えていた。頭痛は年に4、5回だけであった。妊娠を希望しておらず、頭痛があってもエストロゲン含有経口避妊薬が内服できたら、と思っている。

■ 本症例で見逃している重要な病歴は何か？

前兆のある片頭痛という診断が正しいかはまだわからない。実際、わかっているのは、患者が2～3カ月に1回、頭痛に悩まされていることだけである。片頭痛なのか、また前兆があるのかどうかを確かめるには、頭痛の詳細とその特徴を把握する必要がある。本症例では、片側性の拍動性頭痛で悪心を伴うことから、片頭痛と診断された。未治療時には半日程度持続し、毎日行っている運動など日常生活が妨げられるほどひどいという。患者に、前兆や頭痛に伴って起こる症状があるか尋ねると、頭痛の前に時々視界がぼやけることがあるとのこと。場合によっては、"激しい痛みのために目が見えなくなる"こともあるという。これについて注意深く尋ねると、実際にはよく見えているのだが、激しい痛みのために目をかたく閉じてしまう、とのことだった。さらに質問しても、ほかに随伴する症状は聞き出せなかった。

■ この患者は本当に前兆のある片頭痛か？

前兆とは局所神経症状であり、脳の一部の機能障害によって起こる。前兆症状は、視覚症状、感覚症状、運動症状、あるいはそれらが混合して現れる。視覚性前兆は最も頻度が高い。どのような形であれ前兆をもつ患者はそのほとんどが、少なくとも時々は視覚性前兆も経験する。視覚性前兆の一般的な特徴は閃輝暗点(scintillating scotoma)である。これは、ジグザグの線のような陽性症状（そこにないものが見える）や、一部の領域の視力低下または消失（そこにあるものが見えない）などを指す。図1.1は、前兆のある片頭痛患者が描いた典型的な閃輝暗点のイラストである。患者にはこれがチカチカしたり、振動して見える。閃輝暗点は、視野の中心の小さな領域から始まることが多い。そして、視野の辺縁まで広がって移動し消えていく。

前兆のある片頭痛では、典型的には前兆は頭痛に先行する。前兆症状は徐々に始まっては消えていき、1時間以上持続することはない。また前兆症状は片側性であるが、視覚症状の場合はまれに同名半盲（両眼の同側が見えなくなること）を呈する。前兆が消えかかったら、通常はすぐに頭痛が始まる。ときには頭痛が起こらない前兆のこともある。表1.4に、視覚性前兆の評価スケール(visual aura rating scale：VARS)を示す。このスケールでは、前兆の症状別に点数を割り振っており、前兆のある片頭痛と診断するためには10点満点中5点以上が必要である。

■ エストロゲン含有避妊薬は、前兆のある片頭痛をもつ女性患者では絶対禁忌か？

前兆のある片頭痛の患者では脳梗塞のリスクが高く、外因性エストロゲンの使用も同様にリスクを高める。おのおのの脳梗塞のリスクは微々たるものだが、喫煙や高齢など他のリスク因子も加わると無視できないものとなる。これらを数値化するのは困難であるが、このような研究の著者らは、リスクは加算的というよりも倍加していくと指摘している。こ

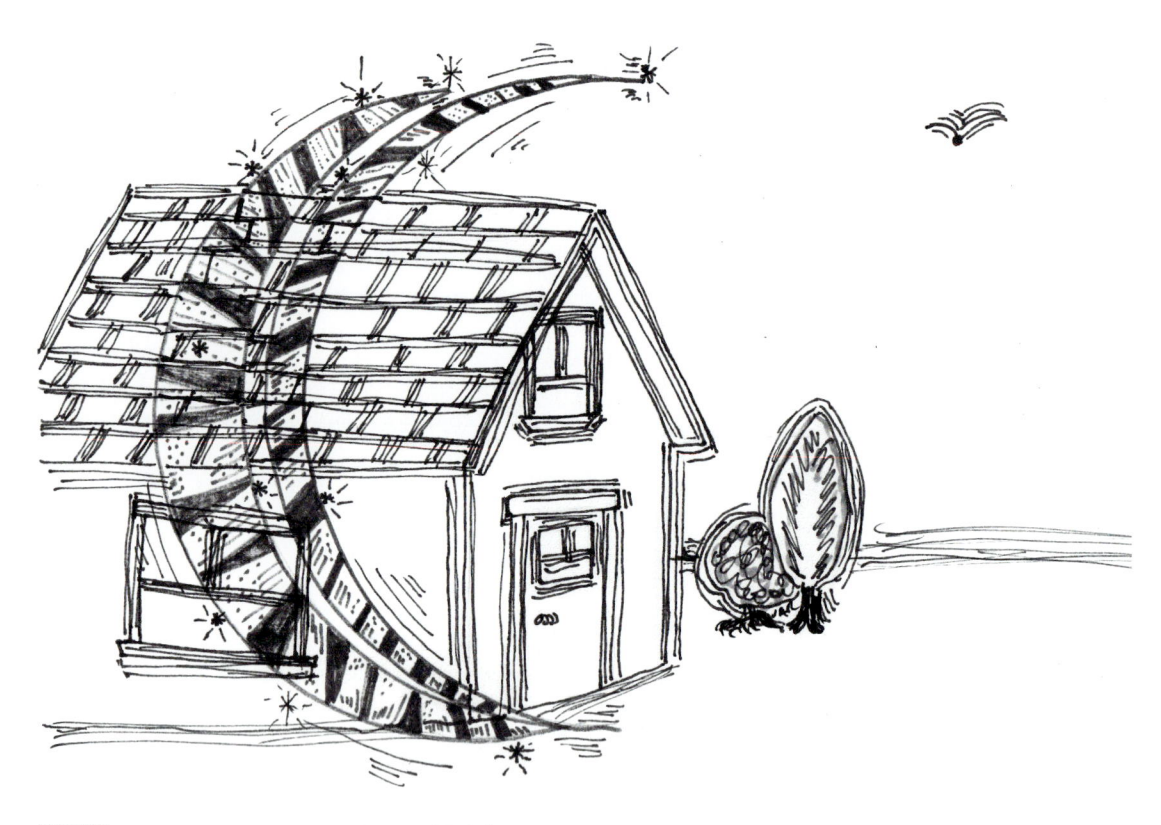

図 1.1 ▶ 前兆のある片頭痛の典型的な閃輝暗点
患者が，ジグザグ模様で三日月型をした幻視のチカチカした感じの動きと振動を伝えようとしていることに注目する。

表 1.4 ▶ 視覚性前兆の評価スケール（VARS）

特徴	点数
持続時間 5～60 分	3 点
5 分以上かかって緩徐発症	2 点
関連症状として暗点の存在	2 点
ジグザグ形の線（閃輝暗点）	2 点
片側性（同名半盲）	1 点

VARS スコアは 10 点満点で，5 点以上で前兆のある片頭痛と診断する。
Eriksen, et al. The Visual Aura Rating Scale (VARS) for migraine aura diagnosis. Cephalalgia.2005;10:801-10 より許可を得て転載。

のリスクのために，米国産婦人科学会（American College of Obstetrics and Gynecology）をはじめ数多くの権威ある団体のガイドラインでは，片頭痛（あらゆるタイプの）をもつ 35 歳以上の女性患者や，年齢にかかわらず前兆のある片頭痛をもつ女性患者は，エストロゲン含有避妊薬を使用しないよう推奨している。

解説

本症例は片頭痛の診断基準を満たすが，患者が描写する視覚症状は前兆の診断基準とは一致しない。したがって，前兆のない片頭痛と診断され，エストロゲン含有避妊薬は絶対禁忌ではない。全体的な目のかすみや視覚の過敏症状を訴える片頭痛患者は多いが，これらは前兆ではない。本症例の患者が訴える目のかすみは，頭痛の"予兆（prodrome）"と考えたほうがよい。予兆とは頭痛の前触れとして起こる症状で，局所神経症状ではない。片頭痛の予兆として

よくみられるのは，気分，食欲，集中力の変調である。前兆のある片頭痛が脳梗塞のリスクを高めるとするエビデンスはさらに蓄積されつつあり，片頭痛の前兆と，予兆や随伴症状を区別することは重要である。

> **診断**
>
> 前兆のない片頭痛

💡Tip
片頭痛の前兆と診断するには，陽性または陰性の視覚症状や感覚障害などの局所神経症状の存在が必要である。基本的に，何らかの前兆があれば視覚性前兆"も"あるはずなので，診断するためには視覚性前兆の病歴を必ず確認する。

男性の重篤な片側頭痛

> **症例**
>
> 30歳の男性。他院で診断された群発頭痛の治療のため来院。頭痛は平均すると月に3回あり，月末に多い傾向だという。「頭痛はまとまってやってきます。1つ終わったと思ったら，1日かそこらでまた次がやってくるといった感じです」。頭痛は両側前額部に起こり，拍動性で，ときに軽度の悪心を伴う。未治療の場合，頭痛がどれくらい続くのかは本人にもわからなかった。というのも，ここ何年も，患者は頭痛が始まるとすぐにスマトリプタンを皮下注射していたからである。

■ この病歴は群発頭痛に合致するのか？
本症例では，病歴のすべての項目が群発頭痛に合致するわけではない。群発頭痛は厳密には片側性で，通常は眼の後ろに痛みがあり，両側性の頭痛は典型的ではない。また，群発頭痛では鋭い痛みと表現されることが多く，拍動性の痛みは群発頭痛よりも片頭痛によくみられる所見である。確かに患者は頭痛が"まとまって"やってくると訴えていたが，発作の周期が1〜2日ごとというのは，群発頭痛では典型的ではない。真の群発頭痛なら通常，毎日もしくは日に数回は起こる。スマトリプタンへの反応は，片頭痛と群発頭痛の鑑別には有用でない。なぜならスマトリプタンは，片頭痛，群発頭痛の双方の発作に有効だからである。

各患者のもつ頭痛の性状や持続時間，パターンについて詳しく問診することで初めて，片頭痛と群発頭痛は判別可能となる。本症例では，患者が子供の頃，頭痛に伴い時々嘔吐していたこと，それはひどいときで丸1日続いていたことが問診で明らかとなった。どちらも，群発頭痛よりも片頭痛に合致した特徴である。

■ なぜ片頭痛が見逃されたのか？
片頭痛の診断基準は男女とも同じである。その臨床像は男女間で異なるが，残念ながら診断基準には反映されていない。米国での片頭痛の有病率および予防に関する研究（American Migraine Prevalence and Prevention Study：AMPP研究）では，"平均すると"男性のほうが女性よりも臨床的特徴が乏しいとされている。したがって，片頭痛をもつ男性では，女性よりも悪心や嘔吐，光・音過敏などの訴えが少ない。これは，男性には症状がないという意味ではなく，女性よりも"少ない"ということである。医師は片頭痛の診断に際して，このような典型的な病歴に頼っているため，男性は正しい診断を受けるうえで不利である。

本症例の担当医は，群発頭痛が男性に多く片頭痛が女性に多いことを正しく認識しているようである。しかし，いずれの頭痛も男女両方に起こりうることには気づいていなかった。

> **解説**
>
> 片頭痛では，男性は女性よりも特徴的な症状を訴えにくいうえ，男女間で異なる点がある。例えば，男性は概して女性よりも発作が短く軽度で，日常生活への支障も少ない。また女性とは違って，片頭痛の

有力な誘因である毎月の性ホルモンの変化に曝されることはない。そのため，思春期に片頭痛の有病率が増加することもない。これは，有病率が思春期に大幅に増加する女性とは対照的であり，年齢を経ても有病率は女性のほうが高いままである。このことは，女性ホルモンが片頭痛の感受性に永続的な影響をもたらすことを示唆している。片頭痛に悩む女性は，この生涯にわたる疾患リスクに加えて，月経周期に伴う間欠的な頭痛発作の増加に見舞われるのである。

男性の有病率は女性より低いものの，片頭痛はどちらの性においても非常に頻度の高い疾患である。男性の80歳までの累積有病率は18％にまで達する。これは，男性のおよそ5人に1人がその生涯で片頭痛を経験していることになる。この数字は高いものであるが，それでも女性の片頭痛の累積有病率である44％よりは確かに低い。片頭痛を"女性の病気"と見なしてしまう医師や患者がいるのも無理はない。残念ながら，その結果，男性が頭痛を訴えて受診した場合に，医師は片頭痛を診断として考えにくいかもしれない。

診断
前兆のない片頭痛

Tip
片頭痛は男性よりも女性に多いが，男女どちらでも高頻度に起こりうる。男性の片頭痛は女性と比べて典型的な症状に乏しく，診断が難しいことがある。

女性の頻回で重篤な反復性頭痛

症例
45歳の女性。片頭痛の診断で，長年治療を受けていた。患者は頭痛発作のたびに，経口リザトリプタン10 mgを内服していた。頭痛はいつも睡眠を妨げ，とても重篤で，ときに悪心も伴っていた。痛みは2～3時間持続し，リザトリプタンが効いてくるのは頭痛発作がほぼおさまったあとであった。この1年は毎晩あるいは1晩おきに発症していたが，それ以前は"2～3カ月に1回起こるだけで，頭痛とはうまく付き合っていた"という。頭痛が絶えず起こるため，睡眠不足で不安だとのこと。長時間作用型のプロプラノロール160 mgとトピラマート200 mgを毎日内服していた。前回の受診では，薬が無効であることと，「疲れて頭が働かない。私は失業寸前なのよ」と訴えていた。

■ この患者は慢性片頭痛なのか？

この患者が慢性片頭痛であるとは考えにくい。頭痛発作は毎日あるとはいえ短時間で，通常3時間以内であった。この患者が片頭痛でないとするもう1つの手掛かりは，片頭痛予防で使用される強力な治療薬，プロプラノロールとトピラマートに反応していないことである。もちろん，すべての片頭痛が適切な予防治療で改善するわけではないが，片頭痛に特異的な治療に反応しないということは，ほかの疾患を示唆しているのかもしれない。この患者の頭痛の特徴はほとんどが群発頭痛に合致し，片頭痛には合致しない。頭痛のパターンだけでなく，個々の発作の持続時間や特徴をさらに問診することで初めて両者を鑑別できる（表1.5参照）。

本症例では，患者からさらに病歴を引き出すことによって診断が明らかとなった。連日の頭痛を発症する以前の10年間，ほぼ連日の頭痛は年に1，2回だけだったのである。この時点での頻回の発作は平均すると2カ月は持続し，毎年春と秋に始まるようだった。頭痛は常に左眼の後ろにあり，左側の鼻閉と流涙を伴っていた。痛みは2～3時間しか持続しなかったものの，かなり激しいもので，"まるで，誰かに焼けた棒で眼を突き刺されているかのようだった"という。頭痛発作が始まると，患者はじっとしていることができず，室内を行ったり来たりしていた。患者の話は，慢性片頭痛というよりは，慢性化してしまった反復性群発頭痛に合致するもので

表1.5 片頭痛と群発頭痛の鑑別

痛みの特徴	片頭痛	群発頭痛
部位	しばしば片側側頭部か前額部だが、両側のこともある	厳密には片側性であり、典型的には眼の後ろに限局する
持続時間	4〜72時間（成人）	15分〜3時間*
発作の頻度	散発性。発作が"群発"することもあるが、群発頭痛のような明瞭なパターンとなることはほとんどない	発作時期の半分以上において、発作頻度は2日に1回から1日に8回である（発作の始まりや終わりの時期には、頭痛頻度の増加や減少がゆっくりとなる）*
随伴症状	悪心、嘔吐、光過敏および音過敏	興奮や落ち着きのない様子、もしくは、頭痛と同側に少なくとも以下の症状あるいは徴候の1項目を認める。(1)結膜充血あるいは流涙、(2)鼻閉あるいは鼻水、(3)眼瞼浮腫、(4)前額部および顔面の発汗、(5)前額部および顔面の紅潮、(6)耳閉感、(7)縮瞳あるいは眼瞼下垂*
男女比	女性＞男性	男性＞女性
発作時の行動	安静。暗い部屋で静かに横になることを好む	興奮、落ち着かない
時間的特徴	発作の時間に規則性はなく、予測は容易でない	発作は通常は日中の特定の時間か夜間に起こる。"群発"という名が示すように、2〜3カ月間、連日かほぼ連日で発作が起こる。反復性群発頭痛では、発作の間に少なくとも1カ月続く寛解期がある。慢性群発頭痛では、寛解期がないか、寛解期があっても1カ月未満である

* ICHD-3βでは、群発頭痛と診断するには、これらすべての基準を満たす頭痛発作が5回以上必要とされている。

ある。

なぜ群発頭痛を誤診してしまったのか？

群発頭痛は非常に特徴的な臨床像を呈するが、まれな疾患である。片頭痛とは対照的に、女性よりも男性に多い。これは中枢神経系における疼痛コントロールの機能異常によるもので、特有の1日周期、1年周期の性質をもつ。多くの医師は群発頭痛患者の診療経験がなく、特に女性では男性よりも片頭痛に類似した症状（悪心など）を呈するため見逃しやすい。診断の遅れはどの症例でも起こりうるが、ある研究によれば、発症してから診断がつくまでの平均期間は3年であり、1週間〜48年間まで幅がある。

患者がトリプタン製剤に反応したことも、診断に際して混乱を招いたかもしれない。なぜなら、多くの医師はトリプタンを"片頭痛薬"と見なしているからである。実際には、トリプタンは片頭痛だけでなく群発頭痛の発作にも有効である。

解説

群発頭痛は、初診時に21％しか正確に診断されていない。最も多い誤診は片頭痛（34％）、副鼻腔炎（21％）である。片頭痛と群発頭痛は、頭痛の持続時間・頻度、季節性、誘因、そして痛みの性状によって鑑別できる。群発頭痛の特徴の1つに自律神経症状が挙げられるが、発作中に落ち着きがなくウロウロ歩き回るような場合には、自律神経症状は必ずしも診断に必要ではない。群発頭痛で前兆がみられることはかなりまれだが、前兆があっても診断を除外すべきではない。

群発頭痛の予防治療は、片頭痛のそれとは異なる。トピラマートやプロプラノロールなどの典型的な片頭痛予防薬は、群発頭痛では助けにならない。本症例では、正しい診断が遅れたことで、群発頭痛発作に対する適切な予防治療の開始が遅れてしまった。群発頭痛の予防では、ベラパミルやリチウムが柱となる。米国食品医薬品局（FDA）は群発頭痛の予防薬としてこれらの薬物を認可していないが、臨床経験上、どちらかの薬物、ときには併用により、多く

の患者で疾患をコントロールすることができる［訳注：日本では，ベラパミルはいわゆる"55年通知"の対象で，個々の症例ごとに保険適用の可否を判断される。リチウムは保険適用外］。

　経口トリプタンは効果発現が遅いため，ほとんどの群発頭痛患者にとって良い選択とはなっていない。患者が自己投与できるスマトリプタンの皮下注射薬は，効果発現がもっと早い。これはFDAが群発頭痛の治療に対して唯一認可しているトリプタン製剤である［訳注：日本でもスマトリプタン（イミグラン）自己注射が認められている］。

> **診断**
> 慢性群発頭痛

💡Tip
群発頭痛は男性に多いが，女性にも起こりうる。男女どちらでもしばしば見逃されている。

視覚変容を伴う頭痛

> **症例**
> 43歳の女性。子供の頃からひどい頭痛がある。「頭痛と一緒に起こる症状は何かありますか？」というオープンクエスチョンに対して患者は，「気が狂ったように思われるかもしれない」と涙ながらにその症状を説明した。
> 　11歳の頃のこと，ある朝目覚めると，ベッドに寝そべった状態で，手が"まるで自分のものではない"ように感じた。両手を前に出して握ってみると，小枝のように細く長く見え，普通の手には見えなかった。この感覚は2～3分で消えたが，その後，嘔吐を伴う片側性の激しい頭痛が出現した。それ以来長年にわたり，同様の視覚異常を何度も経験しており，その後は決まって片頭痛の診断基準に合致するような激しい頭痛が訪れるという。運転中に，通り過ぎた壁や木の大きさや形が奇妙に歪んで見えたこともあった。この異常は視野の左側に限局していたが，左眼を覆っても消えなかった。

> 患者は別の複数の医師に頭痛について相談してきたが，視覚症状のことには触れていなかった。なぜなら，精神科的な症状として解釈されるのを恐れたからである。

■ この症状はどのような疾患で起こるのか？

物体の大きさや量，形，位置が実物とは違って見える奇妙な幻覚や視覚の歪みは，"変視症（metamorphopsia）"と表現される。変視症は不思議の国のアリス症候群（Alice in Wonderland syndrome）の症状の1つで，前兆のある片頭痛の一種と考えられているが，器質的な眼疾患（通常は網膜）による場合もあり，特発性頭蓋内圧亢進症の患者でも報告されている。変視症は，加齢黄斑変性症や黄斑を侵すほかの疾患でもよくみられる。典型的には，患者はまっすぐだとわかっている物，例えばドア枠や屋根の形が"波打っている"，"曲がっている"と訴える。網膜の注意深い診察や，Amslerチャート［訳注：加齢黄斑変性症を診断する際に使用される，真ん中に黒点が描かれた格子の図］，フルオレセイン血管造影などの補助検査によって，前兆以外の変視症をきたす疾患を診断できる。

　本症例では，この症状は片頭痛と関連しており，一貫した時系列で頭痛と関連して起こっている。患者は生来健康であり，不思議の国のアリス症候群が最も可能性の高い診断である。

■ どのように治療すべきか？

より典型的な前兆の場合と同様に，不思議の国のアリス症候群の前兆にも特異的な治療は存在しない（ケタミンの経静脈投与により約半数の患者で前兆が改善したとの報告があるが，外来診療で行うには現実的でない）。むしろ治療は，典型的な片頭痛予防薬を用いて，片頭痛発作の回数を減らすことを目的に行う。また，前兆のある片頭痛の痛みにも焦点を当てる。トリプタンや他の血管収縮薬は，不思議の国のアリス症候群やより典型的な前兆を伴う片頭痛で禁忌となってはいない。

図1.2 ▶ 正常の視界

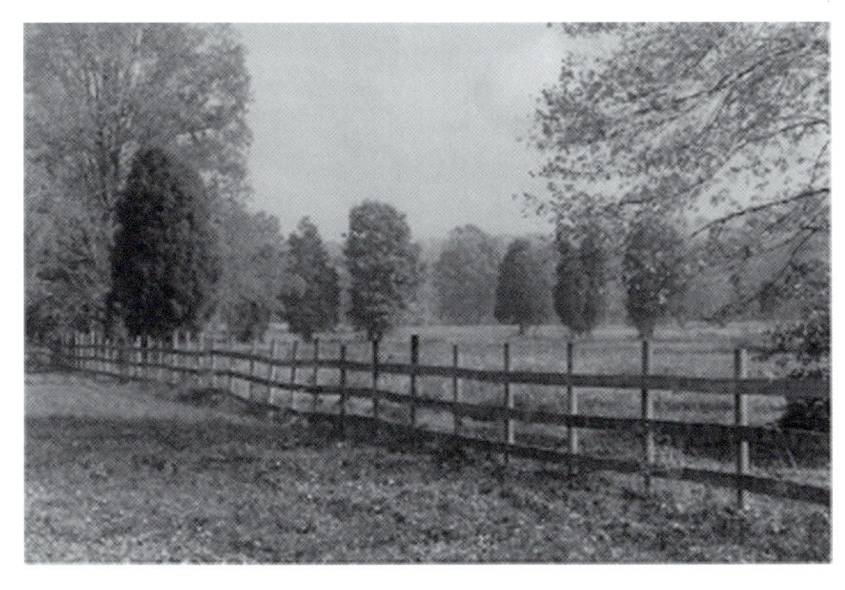

図1.3 ▶ 左半側の変形視（変視症）

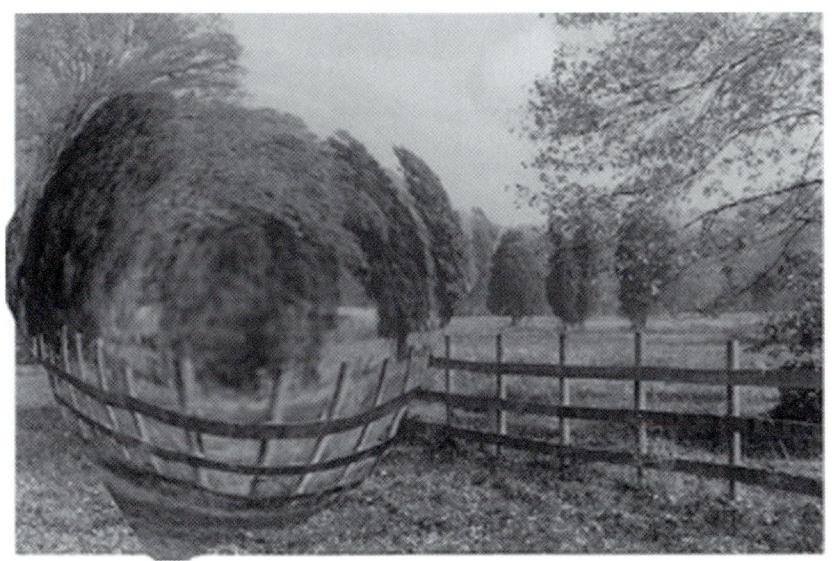

解説

"不思議の国のアリス症候群"と呼ばれるこの非典型的な前兆は，ルイス・キャロルの小説『不思議の国のアリス』で描かれた体験との類似性にちなんで名づけられた。1955年に初めて報告された。不思議の国のアリス症候群における視覚異常は，典型的な視覚性前兆に比べてかなり独特である。視覚障害は時間に対する感覚の変容や離人症[訳注：自分の身体や精神から遊離している感覚]，現実感の喪失とともに出現することもあり，まさに，この患者が子供の頃に体験した最初のエピソードのようなものである。図1.2, 1.3はこの病気の変視症による視覚の歪みを表現したものである。

不思議の国のアリス症候群は，成人よりも小児のほうがはるかに多いとされる。我々の経験では，このような顕著な違いが生じるのは，成人ではいわれのない謗りを受けることを恐れ，この症状を説明するのを避けているためだと思われる。しかし，子供たちはそのことをあまり心配しない。2008年に発行された書籍"Headache in Child and Adolescents"の中で，Winnerらは以下のように報告している。「子供たちがこの幻覚を怖がることはまれであり，この体験を熱心に詳しく語ってくれる。幻覚が起きた子供を目撃した人は，子供が非常にぼんやりとした表情をしているか，まるで"低い天井の下に潜り込む"ように姿勢を変えていると表現するだろう」。

> **診断**
>
> 不思議の国のアリス症候群。一般的には，前兆のある片頭痛の一種と考えられている。

💡Tip

不思議の国のアリス症候群の治療は，典型的な視覚性前兆のある片頭痛と変わらない。この視覚症状のために，"気が狂っているのではないか"と恐れている患者の場合は，診断自体が安心感を与えるということを覚えておく。

"群発片頭痛"

> **症例**
>
> 27歳の女性。頻回の頭痛を訴えて受診。その特徴は常に右側に起こる後眼窩の痛みで，最長で4時間持続するが，すぐにスマトリプタンを使用するようにしてからは持続時間は短くなっている。痛みは瞬時に激痛となり，ひどいときは10/10で，刺すような性状である。痛みが最も激しいときには右眼が赤くなり，流涙を伴うという。痛みが軽度のときは横になりたくなるが，痛みが最悪のときは"とにかく痛くて何をしても楽にならない"とのこと。頭痛には光過敏といくらかの悪心も伴うが，前兆はみられなかった。かなり頻回に起こる場合は1日に2回頭痛がするが，数週間起こらないこともあるという。前に"群発片頭痛"だと言われたことがある。以前診察した別の医師は群発頭痛と診断してベラパミルを開始したが，頭痛の回数がわずかに減少しただけであった。

■この患者の自律神経症状は診断に役立つか？

自律神経症状（流涙，結膜充血，前額部や顔面の発汗，縮瞳，眼瞼下垂，眼瞼浮腫，鼻漏，鼻閉）は三叉神経・自律神経性頭痛（TACs）を定義づける特徴であり，群発頭痛もこれに含まれる。しかし国際頭痛分類の最新版であるICHD-3βでは，落ち着きがなくじっとしていられないといった典型的な特徴がみられれば，群発頭痛の診断に自律神経症状は必ずしも必要でないとされている。ICHD-3βでは，群発頭痛でみられる自律神経症状として耳閉感も加えられている。

頭痛に関連した自律神経症状は，群発頭痛やその他のTACsに特異的なものではなく，片頭痛にもみられることがある。ある集団ベース研究によれば，片頭痛患者の4人に1人は片側の自律神経症状を複数回の発作で経験している。別の研究では，自律神経症状を伴う片頭痛は，伴わないものよりも重篤であるとされている。また，頭痛センターに通う片頭痛患者と群発頭痛患者を比較したある前向き研究によれば，片頭痛患者の56％が，複数回の発作で頭部の自律神経症状を経験していた。したがって，本症例において，自律神経症状の存在は必ずしも群発頭痛を示唆するわけではなく，片頭痛としても矛盾しない。

■この患者で"群発片頭痛"という診断は適切か？

ICHDでは，TACsの一種である群発頭痛を，片頭痛とは別のカテゴリーに分類している。"群発片頭痛"という表現はICHD-3βを含むどの版でも用いられておらず，しばしば患者も医師も混乱する。

片頭痛に苦しむ患者は時々，"群発"という言葉を聞いており，この単語を，頭痛が頻回の時期とそれほど頻回でない時期が混在している自らの経験と関連づけてしまうのかもしれない。我々の経験では，このような頭痛頻度の変化は，生活習慣の変化（引越し，新しい仕事）やストレス，睡眠習慣の変化，食事の変化といった外的要因の結果としてよくみら

れるものである。月経周期に関連するホルモンの変化などの内的要因は，片頭痛の周期性に寄与している可能性がある。これらすべての要因が片頭痛発症の閾値を下げ，頭痛の頻度を増加させているのかもしれない。そのほか，片頭痛の活動性を"一気に"上げる現象として，薬剤の使用過多による頭痛(薬物乱用頭痛)がある。これは，急性期または対症的頭痛治療薬の乱用や中止が引き金となって新たに生じる頭痛，あるいは既存の一次性頭痛の悪化である。

本症例の患者は前兆のない片頭痛の診断基準を満たしており，この章で前述した群発頭痛の基準は満たしていない。"群発片頭痛"は広く認められている診断名ではなく，使用は避けるべきである。

解説

頭痛に伴う自律神経の活性化は，三叉神経-自律神経反射によるものである。この反射は三叉神経を経由した侵害受容性刺激により，頭痛の起きている間に起こり，三叉神経頸髄複合体を刺激する。これはさらに上唾液核を刺激し，頭部を神経支配する自律神経の枝にまで達する。自律神経症状は主にTACsでよくみられるが，片頭痛に起こることもある。TACsにおける頭部自律神経症状と比べると，片頭痛の場合は両側性で症状が軽い場合が多く，頭痛発作と一致して起こることは少ない。流涙は最も片頭痛に合併しやすい自律神経症状である。対照的に，群発頭痛に合併する自律神経症状は80％が片側性に発症し，ほぼ常に頭痛と同側である。

"一気に"片頭痛の頻度が高まったときと本物の群発頭痛の発作を区別するのは非常に難しいことがある。頭痛の持続時間や疼痛の部位，光・音過敏などの随伴症状，頻度に注目しながら，かなり注意深く病歴聴取を行うべきである。ICHDの基準によれば，片頭痛と群発頭痛が同一の症例で重なることはない。例えば片頭痛の持続時間が短くなるなど，診断に必要な特徴が治療により消失してしまった場合は，正確な診断を下すのが困難である。このような症例では，未治療の時点での頭痛を患者にきちんと説明してもらうことが非常に役立つ。

片頭痛とは対照的に，群発頭痛の発作は明らかに季節性であり，これは日照時間の変化や，季節の移り変わりに伴う概日リズムの変化によるものであろう。この季節的な周期性は片頭痛ではまれである。個々の患者にとって，群発頭痛の季節性は何年にもわたりパターン化されていることがある。なかには数カ月前に頭痛発作を予測できる群発頭痛患者もいる。

この季節性は，患者の頭痛が既知の"群発"頭痛発作とは異なるものかどうかを判断するうえでも有用である。反復性群発頭痛の患者は，発作の時期以外で頭痛に悩まされることはほとんどないが，片頭痛の患者では，たとえ"調子の良い時期"であっても孤発性の頭痛をしばしば経験する。ただしこれは原則であって，常にそうとは限らない。慢性群発頭痛(1年以上持続する寛解期のない群発頭痛，または寛解期があっても1カ月未満のもの)の患者でも，たまに孤発性の頭痛を経験することがある。真の群発頭痛は，2日に1回から1日に8回までの頭痛が続く発作時期のあと完全な寛解期が訪れる，といったパターンであり，これが片頭痛でみられることはほとんどない。

診断

前兆のない片頭痛

💡Tip

片頭痛は，最大半数の患者で自律神経症状を伴うことがある。"群発片頭痛"は混乱を招く表現であり，使用を避けるべきである。

片頭痛患者に起こった刺すような頭痛

表1.6 一次性穿刺様頭痛の臨床的特徴

- 単回あるいは連続して起こる刺すような痛みがある
- 個々の穿刺様頭痛は数秒持続し，不規則な頻度で再発する
- 穿刺様疼痛は1日に1〜多数回起こることがある
- 痛みは，初めは三叉神経の第1枝領域である眼窩部や側頭部，頭頂部に起こる
- 随伴症状は，自律神経症状を含めて存在しない

症例

39歳の女性。"新しいタイプの頭痛"を訴えて外来受診。長年にわたり前兆のない反復性片頭痛がある。頭痛はここ3年で回数が増加してきていた。患者は4年前に第2子を出産し，さらに仕事の責任も増してきたためにストレスが増えたことが片頭痛の原因だと考えていた。片頭痛は週に1回程度，多くても週に3回であった。

ここ4カ月の間，以前とは違う刺すようなひどい"電撃様"の痛みを，左右どちらかの眼の後ろやこめかみ，頭頂部に感じるようになった。1回の頭痛の持続時間は数秒程度であったが，ときには1時間で10〜20連発の刺すような痛みを感じることもあった。この新しいタイプの痛みから解放される日もあったが，1日に1〜10回程度の痛みを感じることのほうが多かった。先週，歯科の定期外来を受診し，三叉神経痛による痛みかもしれないと言われた。自律神経症状はなく，本人には思い当たる誘因はなかった。前兆のない典型的な片頭痛は依然としてあり，その性状や頻度に変化はなかった。神経学的所見は正常であった。

■ 片頭痛患者に起こる，刺すような鋭い痛みの鑑別疾患は？

短時間の刺すような頭痛を引き起こす疾患はいくつかある。刺すような鋭い痛みは非常に頻度の高い訴えであり，鑑別疾患を知っておく必要がある。可能性の高いものとしては，(1)三叉神経痛または他の神経痛，(2)一次性穿刺様頭痛，(3)三叉神経・自律神経性頭痛(TACs)に属する2つのまれな超短時間型穿刺様頭痛である，結膜充血および流涙を伴う短時間持続性片側神経痛様頭痛発作(short-lasting unilateral neuralgiform headache attacks with conjunctival injection and tearing：SUNCT)と，頭部自律神経症状を伴う短時間持続性片側神経痛様頭痛発作(short-lasting unilateral neuralgiform headache attacks with cranial autonomic symptoms：SUNA)のどちらか，などがある。SUNCTとSUNAはいずれも群発頭痛と同じような部位に疼痛を引き起こすが，群発頭痛よりもはるかに持続時間が短く，1〜600秒の間である。

本症例の痛みの特徴は三叉神経痛と似ているが，三叉神経痛では通常，疼痛部位が変化したり左右が入れ替わったりすることはない。刺激すると痛みが誘発される顔面や粘膜の領域，すなわちトリガーゾーン(発痛帯)は三叉神経痛でよくみられるが，必ずみられるわけではない。この患者では，痛みを誘発する病歴は聞き出せなかった。自律神経症状が存在しないということは，SUNCTやSUNAなどのTACsとは大きく矛盾する。したがって，この患者の刺すような痛みの原因として最も可能性が高い疾患は一次性穿刺様頭痛である。その臨床的特徴を表1.6に示す。

一次性穿刺様頭痛は三叉神経痛やSUNCT/SUNAよりも一般的であり，片頭痛患者ではかなり高頻度にみられ，しばしば片頭痛と同じ部位に疼痛をきたす。

■ この新しいタイプの頭痛を精査する必要はあるのか？

複数の症例報告で，穿刺様頭痛をきたす二次性の原因が発表されており，ヘルペス性髄膜脳炎，脳梗塞，急性視床出血，髄膜腫が挙げられている。後頭蓋窩の器質的疾患は，SUNAやSUNCTのような症状を呈することがある。本症例では，4カ月間症状が増悪せず，神経巣症状もなく，比較的若く，健康状態が良いため，器質的疾患の可能性は低いだろう。我々の臨床経験では，片頭痛患者に生じた穿刺様疼

痛は，もともとの頭痛の増悪を伴うことが多い。しかし高齢発症の穿刺様頭痛，進行性の症状，神経学的異常所見の存在，適切な治療に反応しないなどの状況では，二次性の原因を精査する必要がある。この患者で新たな穿刺様頭痛が急性に発症し神経学的異常所見を伴うようなら，精査を進める必要があったであろう。

解説

一次性穿刺様頭痛（特発性穿刺様頭痛）は，何年もの間，"ジャブ・ジョルト"や"アイスピック頭痛"などさまざまな名称で知られていた。病態生理はよくわかっていない。一般的な頻度は約2％とされるが，他の一次性頭痛をもつ患者ではより高頻度にみられる。片頭痛患者で最大40％，緊張型頭痛では最大27％に一次性穿刺様頭痛が合併するが，TACsの1つである持続性片側頭痛にも合併することが報告されている。これらの症例では，基礎にある一次性頭痛が最も侵している部位に刺すような痛みが起こりやすい。発作の頻度は1年に数回から1日に50回とさまざまである。患者によっては，穿刺様疼痛は低い頻度で始まり，数分～数時間持続する連続発作へと進展する。穿刺様頭痛は三叉神経支配領域以外に起こり，いくらか規則性がある。

一次性穿刺様頭痛は古くから，インドメタシン反応性の頭痛と考えられており，治療が必要な際はインドメタシンが第一選択となる。刺すような痛みがそれほど頻回でない場合は，良性の頭痛であると説明するだけで十分である。約30％の患者はインドメタシンでは改善しない。インドメタシンが無効あるいは忍容できない場合，ガバペンチンやセレコキシブ，メラトニンが症状改善に有効であるとの症例報告がある。文献上の記載はないが，我々の臨床経験では，片頭痛患者にときおり起こる穿刺様頭痛は片頭痛自体の適切な治療で改善することが多い。この方法によりインドメタシンの使用を減らし，抗炎症薬の重大な副作用である消化器症状を防ぐことができる。

本症例では，外的要因によって基礎疾患である片頭痛の頻度が増加していた。そのため片頭痛予防としてアミトリプチリン内服を開始した。2カ月後の外来受診の際には，片頭痛は以前のように週ごとのパターンに戻っており，刺すような頭痛は完全に消失していた。

診断

前兆のない片頭痛患者に生じた一次性穿刺様頭痛

💡 Tip

一次性穿刺様頭痛は片頭痛に合併することが多く，神経学的な所見がなければ，二次性頭痛の精査は必ずしも必要でない。

急性発症の慢性持続性頭痛

症例

29歳の右利きの女性。"人生が変わってしまうような頭痛"の精査を希望して受診。片頭痛の家族歴はなく，高校や大学時代に頭痛で困った記憶も一切なかった。9月8日（紹介される約4カ月前）に，目が覚めると同時に頭痛を自覚し，それはまったく改善しなかった。そのときにはほかに何も変わったことはなく，身体的・精神的外傷や頭痛と関連しそうな病気も特になかった。ただ，頭痛が始まる数日前に軽い上気道炎にかかったことを思い出した。頭痛は左眼の後ろが圧迫されているような感覚で，普通は3/10の痛みだが，最もつらいときは5/10であるという。頭痛はいつも起床時から就寝時まで消えることはない。この痛みは発症して以来，ひっきりなしに続いていた。頭痛には軽度の悪心を伴うが，ほかに随伴症状や自律神経症状はなく，睡眠が妨げられることもなかった。

精査の結果，MRAやMRV，CT血管造影は正常。腰椎穿刺では初圧が150 mmで髄液所見は正常，一般的な採血項目は正常，ライム病の抗体価は陰性で，抗核抗体（ANA），甲状腺刺激ホルモン（TSH），赤血球沈降速度（ESR），C反応性蛋白（CRP）もすべて正常であった。以前に片頭痛と診断され，片頭痛予防薬

での積極的な治療が行われたが，症状は改善しなかった。ただし，経口プレドニゾンで疼痛はやや軽くなった。患者は当初，仕事ができず，両親のもとへ戻っていた。しかし最近は，就業不能給付が切れたため，数カ月の期間を経て仕事に復帰していた。患者はこの症状にほとほと困っており，何もやる気が起きない状態であった。

表 1.7 ▶ 新規発症持続性連日性頭痛（NDPH）の臨床的特徴

- 頭痛が3カ月を超えて持続する
- 発症後あるいは発症から24時間以内に持続性の痛みになる
- 完全に疾患特異的な所見はないが，光過敏や音過敏，悪心などの片頭痛様所見がしばしば報告される
- 女性に多く，男女比は1：1.4〜2.5である
- 患者は疼痛の発症時期を鮮明に記憶しているが，誘因が明らかになるのは半分以下である

■ 本症例の鑑別疾患は？

急性発症の持続性頭痛の鑑別疾患は多岐にわたる。最も考えられる原因は二次性の頭痛で，ほかの病態により頭痛が引き起こされるものである。このため，本症例でも行われたように，二次性の原因を検索するため精査を行う必要がある。本症例では適切に精査が行われたが，二次性の原因は見つからなかった。

一次性頭痛にも，このように急性発症で絶え間なく続く頭痛をきたしうるものがあり，この患者でも考慮すべきである。この中には持続性片側頭痛，慢性片頭痛，慢性緊張型頭痛，新規発症持続性連日性頭痛（new daily persistent headache：NDPH）などが含まれる。

NDPHの最も特徴的な所見は，多くの患者（約半数）が頭痛の発症日を正確に思い出せることである。これはかなり疾患特異的であり，診断基準に，発症時期を"明瞭に思い出せる"と記載されているほどである。我々の経験では，多くの患者は発症時刻までかなり正確に述べる。例えば，「頭痛は2003年9月8日の午後5時2分に始まりました」という具合である。頭痛は最初こそ間欠的に"途切れ途切れに"始まるが，すぐに持続性となる。実際，診断基準には，頭痛が発症してから24時間以内に持続性となることが挙げられている（ほかの臨床的特徴については表1.7参照）。改善しない頭痛の開始時期がはっきり思い出せて，検査や診察で異常所見を認めない場合，診断はほかの一次性頭痛よりもNDPHである可能性が高くなる。

■ NDPH患者にはどのような助言が必要か？ 精査は必要か？

多くの患者は診断を受けることでホッとする。患者は通常，診断された日から精査を受けることになるが，担当医に対して，どこが異常なのか見当がついておらず"さじを投げるのではないか"と強い疑念を抱く人もいるだろう。患者の状況を理解しており，きちんと精査していると説明すること自体が患者に安心感を与える。患者はときに，疾患の自然経過に関して十分な情報が得られなかったり，特異的な治療法がないことにがっかりするかもしれない。そうした患者の失望を医師はしばしば共有することになる！

NDPHの臨床像はかなり多岐にわたっており，片頭痛や緊張型頭痛のようである。NDPHには有効な治療法がないため，治療は通常，各患者の頭痛の表現型に合わせて行う。つまり，悪心など片頭痛の特徴がある頭痛であれば，本症例と同様，片頭痛に対する典型的な薬物で治療する。少数の患者に数種類の特異的な治療薬が有効であったとする文献報告もある。これらは抗てんかん薬であるトピラマートやガバペンチン，テトラサイクリン系のドキシサイクリン，副腎皮質ステロイド，神経ブロックやメキシレチンなどである。

残念ながら，この疾患の治療はうまくいかないことも多い。患者を定期外来でフォローし，ほかに必要な評価がないか定期的に検討することが大切である。例えば，潜在的な睡眠障害の評価を検討するのは有用かもしれない。未施行であれば，もう1つ

表 1.8 明らかな NDPH で除外すべき二次性の原因

血管系

頸動脈または椎骨動脈の解離
脳静脈血栓症
巨細胞性動脈炎

非血管系

脳脊髄液圧の異常（高髄液圧または低髄液圧）
髄膜炎
蝶形骨洞炎
鼻・副鼻腔関連頭痛（鼻中隔や鼻甲介などの鼻腔内構造物により生じる疼痛）
椎間関節疾患
頭蓋内新生物または腫瘍
薬物乱用頭痛

表 1.9 明らかな NDPH で推奨される検査

- 神経画像検査：脳 MRI（単純造影とガドリニウム造影），MRV
- 頭蓋内および頭蓋外 MRA
- 髄液検査（髄液の初圧）

の考えるべき検査は髄液検査である。これにより髄液圧の異常をきたす疾患を見逃さずに済む。というのも我々の経験では，髄液圧の異常を呈する疾患は，NDPH を含む一次性頭痛にみえてしまうからである。患者が自暴自棄になり，不確かで危険な治療に足を踏み入れないように，治療を通じて患者と良好な関係を築く必要がある。

解説

NDPH は 1986 年に初めて報告され，現在では"その他の"一次性頭痛疾患〔片頭痛，緊張型頭痛，三叉神経・自律神経性頭痛（TACs）以外のもの〕の 1 つとして分類されている。多くの医師にとってこの診断を下すのは冷や汗ものである。なぜなら，ほかの病態生理では説明できない臨床経過を，原則的には患者の訴えのみで診断しなければならないからである。

より頻度の高い二次性の原因を **表 1.8** に示す。複数の研究によれば，NDPH の病態生理学的機序として，ほかに 2 つの原因が考えられている。1 つは，おそらくある種のウイルス感染によって引き起こされる中枢神経系の局所的炎症反応である。もう 1 つは，関節の弛緩や頸椎の過可動をもたらす結合組織の病態である。一部の学者は NDPH には典型的な身体的特徴があると提唱しており，古典的には背が高く，首が長いやせた女性で，関節が柔らかく頸椎がよく動くという特徴である。

NDPH はまれな疾患である。疫学的研究では，"長期的に毎日頭痛がある"人々と同じグループに分類されることが多く，たいていはそのような患者の 10％以下を占めるとされる。NDPH の初期の記述では，しばしば自然寛解し，数カ月〜数年後に軽減しうることが強調されていた。しかしほとんどの頭痛専門家は，この頭痛は残存し，治療抵抗性であると見なしている。この疾患は男女比が 1：2 と女性に多く，女性では若いうちに発症しやすい。NDPH の初期の報告では緊張型頭痛様の特徴をもつとされたが，最近の症例報告により，発作期間の半分以上で片頭痛様の特徴がみられることがわかってきた。このため ICHD-3β の診断基準では，「特徴的な性状を欠き，片頭痛様，緊張型頭痛様，またはその両方の特徴を呈することもある」とされている。また，痛みの部位や性状に特異的なものはない，とされている。

本症例のように，NDPH の発症には誘因があることが多く，特に先行感染（通常はウイルス性），ストレスのかかる経験，ときに頭蓋外の外科的処置が関係することもある。これらの誘因が本当に頭痛を引き起こしたのか，治療困難な頭痛の犯人探しに躍起になった患者や医師が探し求めた結果として想起したものなのかを評価するのは難しい。特徴的な臨床所見を示す患者に適応となる検査に加えて，NDPH にみえることもある頭部外傷や髄液圧の異常を除外する検査（**表 1.9**）を強く考慮すべきである。

診断

新規発症持続性連日性頭痛（NDPH）

Tip

止むことのない急性発症の頭痛はNDPHの特徴であるが，これと類似した二次性頭痛も多い。NDPHは片頭痛様，緊張型頭痛様あるいは両者の特徴を併せもつこともあるが，独立した疾患である。

厳密に片側性の頭痛

症例

46歳の女性。治療反応性に乏しく日常生活に支障をきたす頭痛に20年間悩まされている。右側にのみ起こるひどい頭痛のため，過去に慢性片頭痛と診断されている。悪心や嘔吐，光過敏，音過敏などの随伴症状の問診では，軽度の悪心のみ認めた。そのほか，"影の頭痛"があるという。これは激しい頭痛発作の合間に起こる持続性の軽度の痛みを意味しており，これも右側に起こるとのこと。神経学的診察と昨年行われた画像検査の結果はともに正常だった。

患者は以前に無効であった治療歴の記録を持参しており，そこには多数の片頭痛予防薬が記され，なかにはボツリヌス毒素の注入なども含まれていた。投与量や投与期間は適切であったと考えられる。トリプタンは頭痛の増悪にはまったく効果がなく，イブプロフェンの大量投与はいくらか効果がみられた。しかし，連日の薬物使用が薬物乱用頭痛を招くことが懸念され，薬を中止するよう告げられたという。ほかに使用している薬物は市販のプソイドエフェドリンのみで，"副鼻腔の問題"に対して使っている。

本症例で診断のためにさらに聞くべきことは？

この患者が片頭痛と診断されるのは無理もない。妊娠可能年齢の女性では，片頭痛は日常生活に支障をきたす頭痛で最も多く，しばしば片側性である。さらに，患者によっては慢性化することがあり，本症例のように普段も軽度〜中等度の持続性頭痛をもち，そこに頭痛の増悪が加わる場合が多い。そのうえ，この患者にはときおり悪心があり，これも片頭痛を示唆する特徴の1つである。患者の症状が右側だけという興味深い事実は見逃されやすい。しか

表1.10 持続性片側頭痛の診断基準

- 持続性で厳密に片側性の頭痛で，3カ月以上持続する。普段も軽度の痛みを伴うが，間欠的に増悪し，激しい痛みとなる
- 増悪期間に，興奮した様子や落ち着きのなさ，**または**頭痛と同側に以下の7項目のうちの1つ以上を認める
  1. 結膜充血あるいは流涙
  2. 鼻閉あるいは鼻漏
  3. 眼瞼浮腫
  4. 前額部および顔面の発汗
  5. 前額部および顔面の紅潮
  6. 耳閉感
  7. 縮瞳あるいは眼瞼下垂
- 治療量のインドメタシンで完全寛解する

し，ここで持続性の片側頭痛に合致するもう1つの診断名が浮かび上がる。それは，持続性片側頭痛（自律神経症状を伴う一次性頭痛の1つ）である。

持続性片側頭痛の診断基準を**表1.10**に示す。国際頭痛分類の最新版であるICHD-3βでは，この頭痛は三叉神経・自律神経性頭痛（TACs）の一種とされている（旧版では"その他の"一次性頭痛とされていた）。群発頭痛や他のTACsと同じく，持続性片側頭痛は自律神経症状を伴う厳密に片側性の頭痛である。しかし，持続性である点がほかのTACsとは異なる。この頭痛は，非ステロイド性抗炎症薬（NSAIDs）であるインドメタシンに劇的な反応を示す。この反応が確定診断には必要となる（逆にいえば，残念ながらこの診断基準では，持続性片側頭痛の臨床像に合致しても，インドメタシンを内服できないか忍容性がない患者に確定診断を下すことはできない）。

この鑑別疾患が頭をよぎったなら，最も役立つ患者への質問は，本症例でいうなら次のとおりである。「頭の左側が痛くなったことはありますか？」。本症例では，患者は頭の左側が痛むことは一度もなかったと言っていた。さらなる問診で明らかになったのは，鼻閉が右側であることと，患者の夫が，右眼瞼が時々"下がっている"と指摘していたことであった。患者は今までこれらの症状に言及することはなかった。なぜなら今まで誰も聞かなかったからである。

■次に試すべき治療は？

追加された病歴で持続性片側頭痛の可能性が高くなったが，確定診断には，治療量でのインドメタシンで完全寛解することが求められる．治療量は50〜300 mg/日と報告されている．この投与法は，もう1つのインドメタシン感受性一次性頭痛である一次性穿刺様頭痛でもよく使われる．一般的にはインドメタシン25 mgを1日3回3日間の経口投与で開始する．患者がこれを忍容できるが頭痛が改善しない場合は50 mg 1日3回に増量し3日間，それでも効果がなければ75 mg 1日3回をさらに3日間試してみる．ICHD-3βには，"必要があれば"225 mg/日を上限に増量する，と記載されている．

インドメタシンを使用できない患者では，代わりとなる良い治療法は存在しない．ほかの抗炎症薬に部分的に不完全に反応する場合もあるが，インドメタシンが忍容できない患者は，ほかの抗炎症薬への忍容性も乏しいことが多い．

解説

この患者の長年にわたる頭痛は片頭痛と診断されていたが，適切な片頭痛治療薬の効果は乏しかった．このような病歴は，最終的に持続性片側頭痛と診断された患者でよくみられる．片側に固定された持続性の頭痛の病歴があれば，すぐに持続性片側頭痛を考慮すべきであるが，これは特にNSAIDsに部分的に反応する患者で当てはまる．

持続性片側頭痛の経時的なパターンは，普段から軽度の持続性頭痛があり，ときにそれが増悪するという形である．最初のうち，患者はより痛みのひどい頭痛のみを訴え，あまり困っていない日常的な頭痛に関しては言及しないことがある．これが持続性片側頭痛を片頭痛と誤診してしまう理由の1つである．正しい診断のためのもう1つの手掛かりは，患者が日常的に薬を使用せざるを得なかった鼻閉（問診により頭痛と同側と判明）と，以前には明らかでなかった眼瞼下垂である．持続性片側頭痛の患者は眼に何か，まつ毛や砂粒などがくっついたような感じを訴えることがあり，これはときに"異物感"と呼ばれるものである．これも患者が自ら訴えることの少ない症状である．

頭痛の治療がうまくいかない場合，可能性のある理由がいくつか考えられる．（1）誤診，（2）増悪因子の見逃し，（3）不適切な治療，（4）治療への期待が現実的でない，または併存疾患の存在，などである．本症例では，頭痛の病歴に関するオープンクエスチョンを追加したことで重要な手掛かりが得られ，正しい診断と治療につながった．

診断

持続性片側頭痛

💡 Tip

持続性片側頭痛は慢性片頭痛と違えやすい．随伴する自律神経症状や片側に固定された痛みは重要な特徴であるが，患者はこれらを自発的に訴えるわけではない．

参考文献

片頭痛または緊張型頭痛

Calhoun AH, Ford S, Millen C, et al. The prevalence of neck pain in migraine. *Headache*. 2010;50(8):1273-7.

Diener HC, Pfaffenrath V, Pageler L, et al. Headache classification by history has only limited predictive value for headache episodes treated in controlled trials with OTC analgesics. *Cephalalgia*. 2009;29(2):188-93.

Fernandez-de-las-Penas C, Madeleine P, Caminero AB, et al. Generalized neck-shoulder hyperalgesia in chronic tension-type headache and unilateral migraine assessed by pressure pain sensitivity topographical maps of the trapezius muscle. *Cephalalgia*. 2010;30(1):77-86.

Jensen R. Pathophysiological mechanisms of tension-type headache: a review of epidemiological and experimental studies. *Cephalalgia*. 1999;19(6):602-21.

Smetana GW. The diagnostic value of historical features in primary headache syndromes: a comprehensive review. *Arch Intern Med*. 2000;160(18):2729-37.

Tepper SJ, Dahlof CG, Dowson A, et al. Prevalence and diagnosis of migraine in patients consulting their physician with a complaint of headache: data from the Landmark Study.

Headache. 2004;44(9):856-64.

Wober C, Holzhammer J, Zeitlhofer J, Wessely P, Wober-Bingol C. Trigger factors of migraine and tension-type headache: experience and knowledge of the patients. *J Headache Pain*. 2006;7(4):188-95.

前兆のある片頭痛の診断

Eriksen MK, Thomsen LL, Olesen J. The Visual Aura Rating Scale (VARS) for migraine aura diagnosis. *Cephalalgia*. 2005;10:801-10.

男性の片頭痛

Stewart WF, Linet MS, Celentano DD, Van Natta M, Ziegler D. Age and sex-specific incidence rates of migraine with and without aura. *Am J Epidemiol*. 1991;134(10):1111-20.

Stewart WF, Wood C, Reed ML, Roy J, Lipton RB, AMPP Advisory Group. Cumulative lifetime migraine incidence in women and men. *Cephalalgia*. 2008;28(11):1170-8.

女性の群発頭痛

Rozen TD, Fishman RS. Female cluster headache in the United States of America: what are the gender differences? Results from the United States Cluster Headache Survey. *J Neurol Sci*. 2012;317(1-2):17-28.

Rozen TD, Fishman RS. Cluster headache in the United States of America: demographics, clinical characteristics, triggers, suicidality, and personal burden. *Headache*. 2012;52(1):99-113.

van Vliet JA, Eekers PJ, Haan J, Ferrari MD, Dutch RUSSH Study Group. Features involved in the diagnostic delay of cluster headache. *J Neurol Neurosurg Psychiatry*. 2003;74(8):1123-5.

不思議の国のアリス症候群

Podoll K, Robinson D. *Migraine Art — The Migraine Experience from Within*. Berkeley, California, North Atlantic Books. 2009;85-146.

Todd J. The syndrome of Alice in Wonderland. *Can Med Assoc J*. 1955;73(9):701-4.

Winner P, Lewis D, Rothner AD, eds. *Headache in Children and Adolescents*. Lewiston, NY, BCDekker, 2008.

"群発片頭痛"

Barbanti P, Fabbrini G, Pesare M, Vanacore N, Cerbo R. Unilateral cranial autonomic symptoms in migraine. *Cephalalgia*. 2002;22(4):256-9.

Lai TH, Fuh JL, Wang SJ. Cranial autonomic symptoms in migraine: characteristics and comparison with cluster headache. *J Neurol Neurosurg Psychiatry*. 2009;80(10):1116-19.

Obermann M, Yoon MS, Dommes P, et al. Prevalence of trigeminal autonomic symptoms in migraine: a population-based study. *Cephalalgia*. 2007;27(6):504-9.

新規発症持続性連日性頭痛（NDPH）

Goadsby PJ. New daily persistent headache: a syndrome not a discrete disorder. *Headache*. 2011;51(4):650-3.

Robbins MS, Evans RW. The heterogeneity of new daily persistent headache. *Headache*. 2012;52(10):1579-89.

Rozen TD. New daily persistent headache: clinical perspective. *Headache*. 2011;51(4):641-9.

Young WB. Expert Commentary on New Daily Persistent Headache. *Headache*. 2011;51(4):654-6.

持続性片側頭痛

Lipton RB, Silberstein SD, Saper JR, Bigal ME, Goadsby PJ. Why headache treatment fails. *Neurology*. 2003;60(7):1064-70.

Rossi P, Tassorelli C, Allena M, et al. Focus on therapy: hemicrania continua and new daily persistent headache. *J Headache Pain*. 2010;11(3):259-65.

Chapter 2 間違えやすい一次性頭痛と二次性頭痛

第1章では，一次性頭痛のタイプを鑑別する際のピットフォールを取り上げた。一次性頭痛は危険なものではないが，ほかのさまざまな内科疾患と混同したり，誤って頭痛の原因としてしまうことがある。もちろん患者が2つの疾患（例：アレルギー性頭痛と片頭痛）を同時にもっている場合もあるが，多くの医師が考えるほど頻度は高くないだろう。例えば高血圧は，頭痛の原因として多いとしばしば誤解されている。副鼻腔疾患や顎関節機能不全といった疾患は，一次性頭痛を悪化させることはあっても，単独で頭痛の原因になることは少ない。そして，Arnold Chiari奇形（キアリ奇形）や下垂体病変は，一次性頭痛の原因として関連があるのかどうか確証をもって証明できない場合が多い。

頭痛を起こすとされる内科疾患は，コモンな疾患であり，もちろん特定の状況では頭痛の真の原因になることはある。しかし，コモンな疾患であるということは罹患率が高いので，頭痛との関連が偶然にすぎないという確率も高い。これは重要なことで，思い込みは，頭痛の原因となっている疾患の過剰な治療につながりかねない。頭痛の治療として無効であるばかりか，治療による副作用やその他の問題が起きてしまう。顕著な例が，片頭痛の原因であると誤解されて行われた副鼻腔手術である。術後も片頭痛が良くならないばかりか，術後疼痛や感覚異常にさいなまされる患者はたくさんいる。

本章では，実際の原因は片頭痛などの一次性頭痛であるにもかかわらず，ほかの疾患による頭痛と誤診してしまうピットフォールに焦点を当てる。

"副鼻腔性の頭痛"

症例

55歳の男性。15歳のときから頭痛に悩まされている。初期の頃は間欠的であったが，ここ数年は徐々に増悪して持続的な痛みになった。若い頃は反復する片側性で重度の頭痛発作で，ひどいときは24時間持続することもあり，光・音過敏と悪心を伴った。"群発・血管性緊張型頭痛"と診断された。

患者は頻発する両側性顔面痛と鼻漏のため，耳鼻科に紹介された。MRIで両側上顎洞の軽度の粘膜肥厚がみられたので（図2.1），頭痛は副鼻腔疾患によるものだろうと説明を受けた。抗菌薬治療を何回か受けたが頭痛が改善しないので，20年の間に7回も副鼻腔手術を受けた。頭痛はもちろん良くならなかった。

コンサルトを受けたとき，患者は上顎洞と前頭洞の辺りと，後頭部から頸部の痛みを訴えていた。0～10の痛みスケールで5～6の頭痛が常にあり，加えて8～9までの増悪が毎日5～6時間あって，光・音・匂い過敏と悪心を伴う。前かがみになると頭痛が悪化し，両側上顎洞領域が重苦しいとのことである。

頭痛の増悪発作にはスマトリプタンが著効したが，片頭痛の予防薬でも頭痛の頻度や程度は変わらなかった。

■ 慢性副鼻腔疾患の診断方法は？

"副鼻腔炎"よりも"鼻副鼻腔炎"という用語が好ましい。なぜなら副鼻腔疾患では，しばしば中鼻甲介をも侵すからである。米国耳鼻咽喉科・頭頸部外科学会（American Academy of Otolaryngology-Head

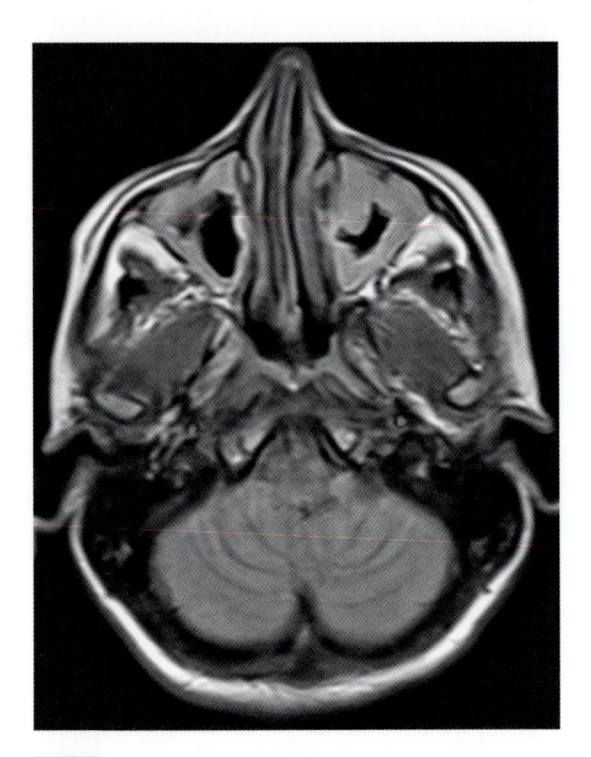

図2.1 両側上顎洞の粘膜肥厚を示すMRI像
出典：https://commons.wikimedia.org/wiki/Category:Magnetic_resonance_imaging_of_the_brain#/media/File:Brain_MRI_112010_rgbca.png

表2.1 慢性鼻副鼻腔炎と再発性鼻副鼻腔炎の鑑別基準

慢性鼻副鼻腔炎	再発性急性鼻副鼻腔炎
3カ月以上続く膿性鼻汁・鼻閉・顔面の圧迫感/痛みまたは嗅覚低下 および 直接観察もしくは画像上で粘膜の炎症所見がある	年に4回以上，急性鼻副鼻腔炎を繰り返しており，その間に寛解期(症状や症候の消失)がある

■画像所見で鼻副鼻腔炎の診断は確定しないのか？

本症例の場合，診断的検査をしても有用ではない。CTで異常があったとしても，それだけでは鼻副鼻腔炎の診断としては不十分であるというのは，専門家の間でもコンセンサスがある。鼻副鼻腔炎の所見とされる画像的異常は特異的ではない。例えば粘膜肥厚は，無症状の人で最大約40％にみられる。多くの専門科ガイドラインは，まずは臨床症状が鼻副鼻腔炎の診断基準を満たしてから，画像検査を行って診断を確かめることを推奨しており，画像から入らない。つまり，副鼻腔画像や鼻内視鏡で鼻副鼻腔炎の所見があったからといって，それ単独で頭痛の原因と考えるには不十分なのである。ただしCTは，もちろん再発性鼻副鼻腔炎や慢性鼻副鼻腔炎を増悪させる解剖学的異常を同定するのには非常に有用である。

■頭痛の専門家も認める鼻・副鼻腔関連頭痛とは？

国際頭痛分類 第3版beta版(International Classification of Headache Disorders 3rd. ed. Beta ver.：ICHD-3β)によると，鼻・副鼻腔関連の頭痛は2種類ある。1つは急性鼻副鼻腔炎による頭痛である。診断には，臨床上，鼻副鼻腔炎に合致する鼻内視鏡または画像所見が必要である。加えて，頭痛と副鼻腔の異常とを関連づける因果関係の証拠が必要である。その証拠としては，副鼻腔に圧迫をかけると頭痛が変化する，増悪することでもよい。ICHD-3βによると，副鼻腔の異常が片側性の場合には，頭痛が同側にあることも因果関係の証拠と

and Neck Surgery：AAO-HNS)の診療ガイドラインでは，急性細菌性鼻副鼻腔炎(acute bacterial rhinosinusitis：ABRS)を，4週間以内の膿性鼻汁に鼻閉，もしくは顔面痛・重苦しさ(pressure/fullness)を伴うものと定義している。再発性急性鼻副鼻腔炎は，無症状の時期を挟んで1年間に4回以上ABRSが起こることとしている。慢性鼻副鼻腔炎は12週間以上，次の症状のうち2つ以上があることとしている。粘性〜膿性鼻汁，鼻閉，顔面痛・重苦しさ，嗅覚低下，そして炎症所見(膿性の粘膜，粘膜浮腫，鼻茸，副鼻腔の画像的炎症所見のいずれか)である。**表2.1**に，慢性鼻副鼻腔炎と再発性急性鼻副鼻腔炎の鑑別基準を示す。

　本症例では，鼻副鼻腔炎の診断が本当に正しいかどうか十分な情報がないが，一次性頭痛に加えて少なくとも再発性ABRSがあると考えてよいだろう(慢性鼻副鼻腔炎の基準は満たさないにしても)。

表 2.2 鼻副鼻腔炎や鼻腔の異常に起因する頭痛の臨床的特徴

	副鼻腔性頭痛（鼻副鼻腔炎）	鼻腔の異常に起因する頭痛
痛みの部位	前額部，顔面・耳・歯に放散	画像所見や身体所見で片側性に異常を認める場合は，頭痛は同側になるはずである。それ以外の場合，痛みの部位に特徴はない
画像所見	直接観察もしくは画像で，慢性〜急性鼻副鼻腔炎の所見を認める	直接観察もしくは画像上で，鼻腔の肥厚・炎症所見を認める
増悪・寛解因子	副鼻腔の炎症の増悪・寛解と連動して，頭痛が発症したり変化する	局所麻酔薬を病変部に塗布すると，頭痛がしばしば消失する

してよい。今回の版から，頭痛が前頭部にあることや顔面・耳・歯の痛みを伴うことといった条件が削除されたのは興味深い。

　鼻・副鼻腔関連頭痛のもう1つは，慢性・再発性鼻副鼻腔炎による頭痛である。頭痛と慢性鼻副鼻腔炎の関連については議論が多いが，ICHD-3βは，新たなエビデンスにより両者の関連が支持されているようだ，とコメントしている。因果関係を示すものとして，画像または鼻内視鏡的な副鼻腔の現在または過去の炎症所見に加えて，以下のうち少なくとも2つの基準を満たす必要がある。(1)副鼻腔の炎症の度合いと並行して頭痛が発症したり頭痛の性状が変化すること，(2)頭痛と鼻副鼻腔炎が同時発症すること，(3)副鼻腔を押すと頭痛が増悪すること，である。急性鼻副鼻腔炎による頭痛と同様，片側性の頭痛の場合に副鼻腔の画像異常所見が同側にあることも，因果関係を示すものである。

　ICHD-3βの付録に，鼻粘膜・鼻甲介・鼻中隔の障害による頭痛の診断基準（案）が掲載されているが，エビデンスは乏しい。この頭痛は，肥厚などの鼻腔の刺激や炎症によって起こるとの仮説がある。鼻粘膜への局所麻酔で頭痛が完全になくなるか，重力や体位によって頭痛の程度が変化することが多い。**表 2.2** に鼻・副鼻腔関連の頭痛の特徴をまとめる。

解説

　本症例のように，片頭痛はしばしば副鼻腔の問題と誤診される。副鼻腔感染症を治療するために，患者は強力な抗菌薬を何度も投与されるかもしれない。抗菌薬乱用は公衆衛生上の大きな問題であるばかりでなく，患者個人にも害がある。鼻副鼻腔炎による頭痛と誤診されて片頭痛患者が手術を受けることも，重大な合併症のリスクとなる。何度も副鼻腔手術を受けた結果，術後の慢性疼痛や感覚異常をきたした患者が我々の病院にも多くいる。

　副鼻腔由来の頭痛と思われる多くの症状は，鼻副鼻腔炎に特異的なものではなく，片頭痛でもみられるものである。顔面や副鼻腔領域の痛み，天候や季節に影響される頭痛，副鼻腔の圧迫感，鼻閉などといった症状である。例えば，天候・気圧の変化は片頭痛のトリガーになると患者はしばしば訴えるが，医師は副鼻腔の問題と誤って解釈してしまう。多くの患者は鼻副鼻腔炎による頭痛だと思い込んで鼻づまり治療薬を服用すると，頭痛も少しは良くなるので，やっぱり副鼻腔性の頭痛だったのかと考えてしまいがちである。ところが鼻づまり治療薬は血管収縮薬であり，しばしばアスピリンやアセトアミノフェンといった鎮痛薬も入っているので，片頭痛に効いたとしても何らおかしくないのである。したがって，鼻づまり治療薬が効いたことは副鼻腔性頭痛の診断根拠にはならないのである。副鼻腔性の頭痛だと思っている患者に，より片頭痛に特異的な治療薬を投与すると，さらに反応することが多い。ある研究によれば，副鼻腔性の頭痛と自己診断した患者の大部分がトリプタンを使用したところ，50％以上の頭痛の軽減を認めたという。

　Sinus, Allergy, and Migraine Study (SAMS) で

は，自分の頭痛は副鼻腔由来だと信じている患者100人を対象に詳細な病歴聴取と身体診察を行ったところ，わずか3％しか鼻副鼻腔炎性頭痛と診断されなかった．残りは52％が前兆のある/ない片頭痛の診断基準を満たし，23％がおそらく片頭痛，12％が慢性片頭痛かその他の一次性頭痛と診断された．別の研究では，自己診断もしくは医師による診断で副鼻腔性の頭痛とされていた3,000人近い患者のうち，80％が前兆のある/ない片頭痛の診断基準を満たしたという．つまり，片頭痛を鼻副鼻腔炎と誤診しやすいのは明らかである．

もちろん鼻副鼻腔炎と片頭痛が併存している場合もあり，診断を難しくする．実際に，副鼻腔性の頭痛と考えている患者の多くはアレルギー性鼻炎や急性鼻副鼻腔炎，(やや頻度は低くなるが)慢性鼻副鼻腔炎の既往がある．ただし，これらの診断が本当に正しいかどうかは定かでない．SAMS研究の対象患者の1/3は慢性の頭蓋自律神経症状を訴えており，これが増悪すると片頭痛も悪くなると報告されている．本研究の著者らは，季節性アレルギー性鼻炎は片頭痛の誘因になることもあると解釈している．

診断

前兆のない片頭痛と慢性鼻副鼻腔炎

💡Tip

鼻副鼻腔炎による頭痛を診断する際には，まずは臨床的診断をつけてから，画像所見または鼻内視鏡所見で確定する．鼻副鼻腔炎と誤診すると，不要な抗菌薬治療や手術によって患者に害を及ぼすし，もっと有効な片頭痛治療が行われないことになる．

ライム病のあとの慢性頭痛

症例

28歳の女性．以前から反復性の片頭痛があるが，これまでとは違う新規の頭痛を訴えて受診した．今回の頭痛は持続的な圧迫痛で，4/10程度の痛み．悪心はないが，光・音過敏を伴う．同時に，これまでの典型的で間欠的な片頭痛発作も週に平均1回あるが，スマトリプタンによく反応する．毎日の頭痛をコントロールするため，バルビツール酸を含む頭痛治療薬を1日6～8錠服用している．

患者は，今回の新たな頭痛は慢性ライム病のせいではないかと疑っている．ライム病流行地に住んでいて，4年前にダニに咬まれた跡に気づいた．すぐにドキシサイクリンを経験的に服用したが，友人から「抗菌薬を短期間内服してもライム病は治らないことが多いから，ライム病の専門家にみてもらったほうがいい」と助言をもらった．彼女を診察した専門家は，高用量ビタミン剤と，カテーテル挿入によるセフトリアキソン静注で治療した．システムレビュー(review of systems：ROS)をとると，さまざまな症状をもっており，これを患者は慢性ライム病のせいだと解釈している．

神経学的所見は正常．脳MRIと髄液検査も正常．髄液の蛋白は正常で，*B. burgdorferi*抗体も陰性である．

▍ライム病患者に起こる頭痛の頻度は？ この患者の頭痛は，ライム病の持続的神経感染によるものか？

ライム病の患者に頭痛は多いが，必ず起こるわけではない．ライム病抗体が新たに陽性となった患者の約半数が頭痛を訴える．頭痛は，その他の中枢神経症状や全身症状よりも頻度は高い．頭痛と髄液中抗体陽性の所見しかない場合には，頭痛は片頭痛か緊張型頭痛に類似する．

ライム病で頭痛しか症状がない場合はまれで，髄液検査で特徴的な異常である蛋白増加，リンパ球増加，*B. burgdorferi*特異的抗体が陽性という所見がないと，通常は診断できない．

この患者が，持続的神経感染症やライム病による

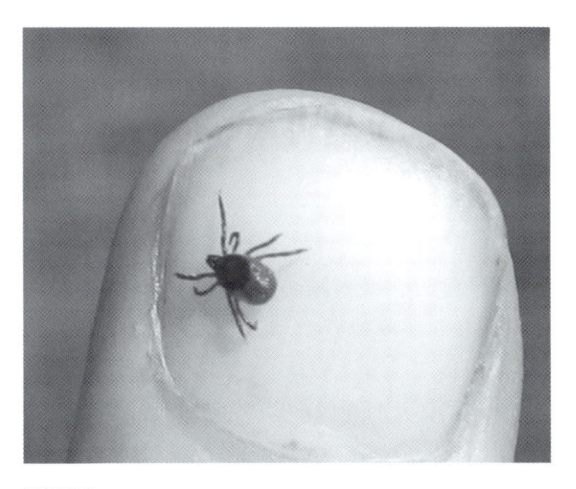

図2.2 ▶ ライム病を媒介するシカダニ

頭痛である可能性は低い。ライム病に特徴的な遊走性紅斑を発症しなかったし，ダニ咬傷後すぐに適切な抗菌薬治療を受けている。ライム病による神経ボレリア症と合致するような末梢神経障害や髄液異常がまったくない。むしろ，長期にわたる反復性片頭痛の病歴と，毎日鎮痛薬を服用していることから，診断としては薬剤の使用過多による頭痛（薬物乱用頭痛）や慢性片頭痛のほうがライム病よりもはるかに可能性が高い。

慢性ライム神経ボレリア症の症状は？治療法は？

慢性ライム神経ボレリア症は通常，ライム病が未治療または治療に失敗して全身に広がり，脳や神経を侵すことで起こる。ダニに咬まれたあと，1カ月以上してから神経学的合併症が生じる。症状としては，Bell麻痺や有痛性髄膜神経根炎，髄膜炎がある。髄膜炎はライム病の合併症としてはまれであり，子供にやや多く，うっ血乳頭をしばしば伴う。ライム神経ボレリア症の晩期合併症には，脳血管炎，進行性脳炎，脳脊髄炎がある。ライム病脳炎では，神経画像検査で非特異的な実質の異常を認める。脳実質の異常がなければ経口抗菌薬治療で通常は十分とされているが，一部の患者は症状に悩まされ続けるため，静注のセフトリアキソンかペニシリンGによ

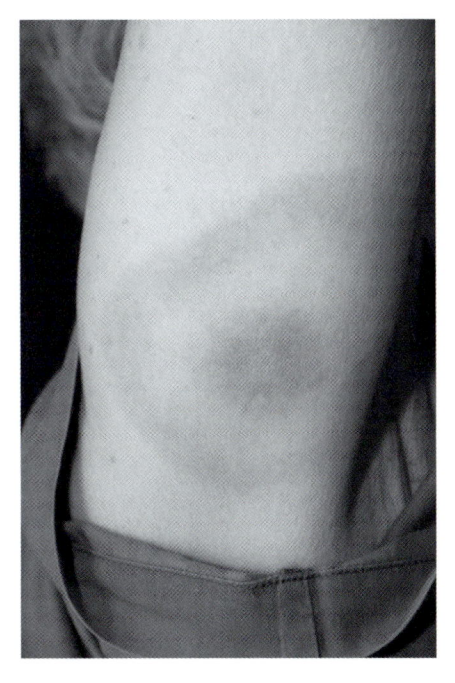

図2.3 ▶ ライム病に特徴的な遊走性紅斑
出典：https://commons.wikimedia.org/wiki/File:Erythema_migrans_-_erythematous_rash_in_Lyme_disease_-_PHIL_9875.jpg#

る治療が必要な場合がある。

解説

ライム病は，シカダニ（図2.2）を介して感染するスピロヘータの *Borrelia burgdorferi* が原因で，米国でみられる風土病である。感染のリスクは，ニューイングランド地方の森林地帯や北太平洋沿岸，五大湖周辺が最も高い。合併症のない早期ライム病は，ダニ咬傷歴と典型的な遊走性紅斑（図2.3）といった所見から臨床的に診断される。発熱や頭痛，関節痛，倦怠感，その他の全身症状を呈する場合がある。ライム病の血清検査は病早期では陰性になることが多く，診断には必要ない。遊走性紅斑があれば十分である。感染初期は経口抗菌薬（ドキシサイクリンなど）を短期間投与すれば十分に反応する，というのが多くの診療ガイドラインのコンセンサスである。

主観的な症状がライム病治療後半年以上経過しても続く場合を，"ライム病後症候群（post-Lyme disease syndrome）"と呼ぶことがある。こうした

患者ではたいてい頭痛が主症状となる。しかし，本症例ではライム病に罹患した可能性は低い。患者は反復性片頭痛を長期間患っており，この慢性の頭痛は，薬物乱用頭痛もしくは慢性片頭痛への移行と考えたほうがよい。ライム病後症候群の患者では長期の抗菌薬治療で転帰が改善するというエビデンスは乏しい，というのが専門家の多数意見である。実際，長期間のセフトリアキソン投与による胆道系の障害など，抗菌薬によるさまざまな副作用が報告されている。

診断

薬物乱用頭痛，もしくは前兆のない慢性片頭痛

💡Tip

客観的な神経系の異常を伴わない頭痛は，ライム病の持続感染が原因であることはほとんどない。

顎関節の異常に伴う頭痛

症例

42歳の女性。慢性頭痛の評価のために頭痛クリニックを受診。高校時代から頭痛があり，自身を「頭痛もち」と称している。初期の頃は間欠的であったが，ここ3年間は毎日頭痛がする。朝のほうがつらい。痛みが最も強いのは左右のこめかみと顎関節部である。鈍痛で，4/10の痛み。ひどいときは拍動性で，光・音・匂い過敏，悪心，ときに嘔吐を伴う。ストレスや不安，顎の緊張がひどいと頭痛が増悪し，月経期間中も頭痛が悪化すると感じている。

　最近，常に歯を食いしばっていることに気づいて歯科を受診し，顎関節（図2.4）がずれていると診断された。これは顎関節症の一種である。さらに，歯ぎしり症と咀嚼筋の筋膜痛と診断された。夜間，歯ぎしりをしないようにマウスピースをつけたものの，頭痛は良くならない。患者は顎関節の機能不全が慢性頭痛の原因だと疑い，歯ぎしりを減らして頭痛を改善するため，オーダーメイドのマウスピースを歯科医からいくつも購入した。これは医療保険が適用されないため，全額自己負担となった。それでも頭痛が続くので，顎関節手術を勧められた。今回，手術を受けるべきかどうか，セカンドオピニオン目的で受診したのである。

連日起こる頭痛は，顎関節症の病態によるものなのか？

歯をこすったり，歯ぎしりする人は多いし，顎も時々は痛くなることがあるから，顎関節症による頭痛と確定診断するのは難しい。ICHD-3βでは，顎関節，咀嚼筋，あるいはその関連組織に臨床的または画像上の異常所見がある場合にのみ，顎関節症に伴う頭痛と診断できるとしている。それに加え，病態の変化と相関して頭痛が出現したり変化する，もしくは顎の能動的・受動的な動きや顎関節の疼痛誘発手技によって頭痛も増悪する，という条件がある。また，顎関節症が片側性の場合には，頭痛は同側になければならない。

　顎関節症があるかどうか評価する際に有用な病歴や身体所見のポイントはいくつもある。例えば，顎に限局した痛みがある，身体所見で顎関節の可動域

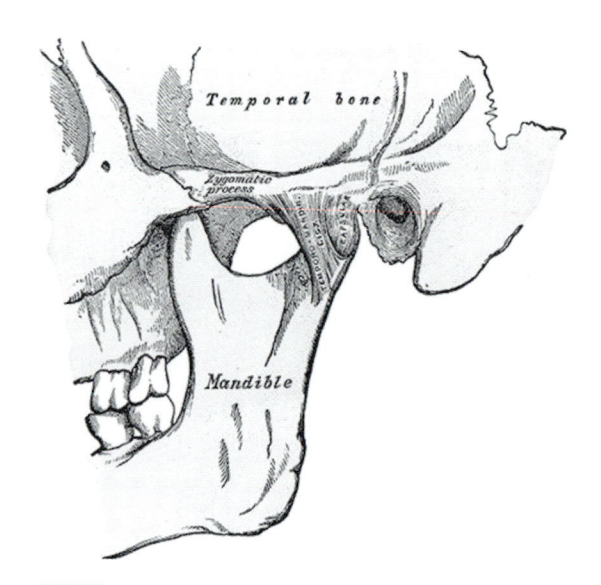

図2.4 顎関節
出典：https://commons.wikimedia.org/wiki/File:Gray309.png#/

26

制限がある，顎関節の動きでクリック音などがする，顎関節や筋肉の圧痛がある，などである．

　本症例では，患者が最初に歯科診察を受けた際の詳しい情報はなかったが，頭痛クリニック受診時に顎関節の病態と明らかに関連するような頭痛の病歴はなかった．さらに，顎関節の開放障害もなく，顎関節部の圧痛もない．病歴の細部を検討すればするほど，悪心や嘔吐，音・光過敏を伴う点など，慢性片頭痛が疑われる．顎関節の治療は取りやめて，もっと片頭痛の積極的予防治療を行うように指導したところ，頭痛は間欠的になり，たとえ生じても片頭痛治療薬で容易にコントロールできるようになった．

解説

顎痛は頻度が高く，頭痛クリニックを訪れるような患者の多くはすでに歯科医を受診しており，顎関節の異常に対する治療を受けている．顎関節症の真の有病率を測るのは難しいが，ある大規模なレビューによれば，人口の約10％，特に中年層に起こるという．片頭痛と同様，女性に多い．片頭痛と顎関節機能不全が併存している患者も多いだろうが，だからといって顎の問題が頭痛の原因や増悪因子であるとは限らない．ICHD-3βによる顎関節症に起因する頭痛の診断基準を表2.3にまとめる．

診断

慢性片頭痛

💡 Tip

顎関節症の臨床的特徴と片頭痛との違いを頭に入れておけば，片頭痛を顎関節症と混同しないで済む．

表2.3 顎関節症による頭痛の臨床的特徴

- 顎関節，咀嚼筋，もしくはその関連組織に，臨床的または画像上の異常所見を認める
- 顎関節症の病態と頭痛との因果関係を示す証拠がある．すなわち，病態の変化と一致して頭痛が発症または増悪する．能動的/受動的な顎の動きで頭痛が増悪するか，咀嚼筋や顎関節に圧迫を加えるなどの疼痛誘発手技で頭痛が増悪する

出産後の頭痛

症例

24歳の女性．正常経腟自然分娩の6時間後に急性の頭痛を発症した．出産時には硬膜外麻酔を受けた．前兆のある片頭痛の既往があったが，妊娠中は良くなっていた．

　分娩後，急性でひどい両側前頭の頭痛をきたし，悪心と視力障害を伴った．患者によれば，以前までの片頭痛発作と似ているが，今回のほうがいつもよりはるかにひどい痛みだという．頭痛と悪心は坐位で増悪するようである．神経学的所見は，腱反射が全体的に軽度亢進している以外は正常である．

　急性発症だったので，頭部単純CT，造影MRI/MRA/MRVが施行されたが，いずれも陰性であった．尿検査では蛋白陰性で，血圧は132/85 mmHg．鎮痛薬が静脈内投与され，検査が終わる頃には頭痛は改善してきたので，患者は髄液検査を勧められたが断った．

■ 出産後の頭痛の鑑別診断は？

出産後の頭痛の鑑別診断は数多くある．一部を**表2.4**に示す．片頭痛のような良性の一次性頭痛もあれば，危険な二次性の頭痛，例えば脳静脈血栓症もある．詳細な頭痛の病歴聴取と丁寧な神経診察は一次性頭痛と二次性頭痛の鑑別に有用ではあるものの，二次性頭痛を強く疑うことが大切である．出産後の頭痛が以前の頭痛と似ていて，妊娠中もずっとあったのなら，おそらく良性のものであろう．神経学的所見に異常がないのも安心材料である．本症例では腱反射が亢進しているが，臨床的意義は不明である．また患者が，今回の急性の頭痛がこれまでよりもひどいと訴えるのも心配な点である．

■ 精査すべきか？　もしするならどのような検査？

二次性頭痛の原因探しをすべき患者のレッドフラグサインは，出産後頭痛であってもなくても同じである．新規発症の頭痛，いつもと違う頭痛，意識障害，新規発症の神経巣症状，おさまることのない嘔

表 2.4 出産後の頭痛の主な原因

一次性頭痛
片頭痛
その他の一次性頭痛

二次性頭痛
血管性
　脳梗塞
　脳出血（くも膜下出血など）
　静脈洞血栓症
　可逆性脳血管攣縮症候群（RCVS）
　動脈解離
　血管炎
　高血圧脳症/可逆性後頭葉白質脳症（PRES）
非血管性
　子癇前症・子癇
　特発性脳圧亢進症
　硬膜穿刺後頭痛

解説

女性の 1/3 が出産後に頭痛を訴える。特に片頭痛の既往のある女性では，一次性頭痛も二次性頭痛も頻度が高い。出産後の頭痛のリスク因子にはほかに，硬膜穿刺，頭痛の既往，多産がある。

出産後頭痛の原因の 25〜50％が二次性である。これについては他章で詳述する。一次性頭痛の中で出産後頭痛の原因になるものは，片頭痛が最も多いだろう。出産後に頭痛を訴えた 1,000 人の女性を対象とした研究によると，75％は片頭痛など一次性頭痛が原因であった。片頭痛は分娩後 1 週間〜1 カ月後に再発することもあり，エストロゲン減少や睡眠不足，ストレスとの関連が指摘されている。

出産後頭痛の患者に片頭痛の診断をつけたとしても，トリプタンなどの血管収縮薬を使うのは避けたほうがよいだろう。片頭痛患者の産褥期は，トリプタンの血管収縮作用が亢進している場合があるからである。

吐や頭痛である。出産後の頭痛の場合，片頭痛が既往にあっても安心できない。なぜなら片頭痛は，周産期脳梗塞，子癇前症，血管障害や可逆性脳血管攣縮症候群（RCVS）といった危険な頭痛のリスクになるからである。

どのような精査を行うかは，どの二次性頭痛を疑っているかによる。脳血管障害の可能性を考えるなら，画像検査が必要なことが多い。頭蓋内出血とくも膜下出血を否定するためには，頭部 CT と髄液検査を行う。血管炎や脳血管攣縮，脳静脈血栓症を評価するには MRA/MRV が良い。脳血管攣縮や動脈瘤を強く疑う場合には，脳血管造影が必要になることもある。硬膜穿刺後頭痛では造影 MRI で硬膜造影所見がみられるし，髄液検査で初圧が低くなる。子癇前症を考えるなら蛋白尿，腱反射亢進，血圧上昇を確認する。

本症例では二次性頭痛の初期検査は陰性で，MRI/MRA/MRV のあとに頭痛が改善し始め，これらの画像検査も正常であったため，髄液検査は行わなかった。分娩後 3 日間は周産期病棟で経過観察したが，頭痛の再発はなく，退院時には無症状であった。

診断

前兆のない片頭痛

💡 Tip

出産後の頭痛では，危険な原因を積極的に検索するのが適切ではあるが，片頭痛もちの妊婦の出産後頭痛で最も多い原因はやはり片頭痛である。

小脳扁桃が下垂している中年男性

症例

49 歳の男性。頻発する頭痛を訴えて受診。片頭痛の家族歴があるが，本人には小児期の頭痛や片頭痛関連の周期的症状（乗り物酔いなど）の既往はない。頭痛は 30 代半ばに始まったが，頻度は低かった。痛みは頭全体で，中等度。ひとたび頭痛が起こると数日

間持続し，鎮痛薬はあまり効かなかった。鼻副鼻腔炎のせいだろうと思っていた。

　頭痛は30代後半になってひどくなり，片頭痛様の症状である悪心を伴うようになった。医療機関で片頭痛と診断され，経口ゾルミトリプタン5 mgが処方された。この経口薬は，1回1回の頭痛発作にはよく効いたが，40代半ばになると週2〜3回はひどい頭痛に悩まされるようになった。さらに，頭と後頭部に持続的な圧迫感を次第に感じるようになり，患者によれば，頭と首に"きついベルトを巻かれているような"感覚がするという。神経学的所見に異常はなかったが，頭部MRIでは，大後頭孔に軽度下垂する小脳扁桃を認めた（図2.5）。

　脳外科医を受診したところ，キアリ奇形Ⅰ型の症状であるため手術を勧める，と言われた。セカンドオピニオン目的で別の脳外科医を受診すると，手術は絶対しないほうがいいと助言され，頭痛専門外来に紹介された。

　頭痛専門外来を受診した頃には週3回頭痛の増悪発作があり，1回の発作は1〜2日間続く。これに加えて常に持続する頭重感がある。朝起きたときからひどい頭痛がして，拍動性で，痛みの部位は頭全体。光過敏と悪心を伴う。患者は市販の頭痛薬をたびたび服用しており，別で処方されたバルビツール酸系鎮痛薬を併用することもあった。仕事はしているが，頭痛のせいで運動はできていない。この1年間に約13.5 kgの体重増加があり，睡眠が細切れになって日中眠気に襲われるという。神経学的所見は正常。髄液検査も正常で，初圧も正常である。

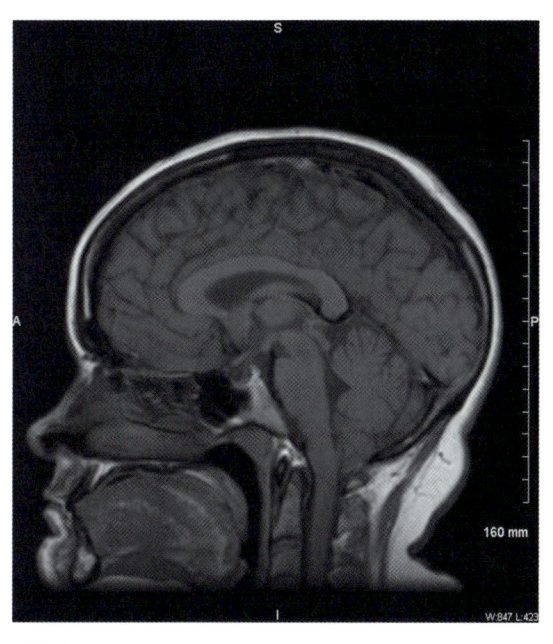

図 2.5　T1強調矢状断MRI像
小脳扁桃が中等度下垂している。

表 2.5　キアリ奇形Ⅰ型による頭痛の臨床的・MRI画像上の特徴

臨床的特徴
下記，(1)〜(3)のいずれかを満たす。(1)頭痛は後頭部か後頭下部の痛みで，Valsalva手技で誘発される，または，持続時間が5分以内。(2)頭痛症状はキアリ奇形Ⅰ型の発症や変化と相関する。(3)頭痛は後頭蓋窩の機能不全を伴う。例えば下位脳神経や頚髄機能不全，聴神経や脳幹の症状（浮動性めまい，回転性めまい，動揺視など）

画像上の特徴（MRIでキアリ奇形Ⅰ型が認められる）
小脳扁桃が尾側へ5 mm以上下垂している。または，小脳扁桃が尾側へ3 mm以上下垂していて，後頭蓋窩の圧迫所見（下記）がある 　小脳後側部の髄液腔が圧排されている 　上後頭骨の高さが低い 　小脳テントの角度が急峻である 　延髄がよじれている

表 2.6　咳嗽性頭痛の臨床的特徴

- 咳嗽やいきみ，Valsalva手技でのみ誘発される
- 突然発症
- 痛みの部位がはっきりしない
- 持続時間は1秒〜60分

キアリ奇形Ⅰ型による頭痛の診断はどのようにするか？

キアリ奇形Ⅰ型による頭痛は後頭部に限局した痛みで，持続痛というよりは間欠的なのが典型的である。咳やくしゃみといった，頭蓋内圧を一時的に上昇させる手技や動きで頭痛が誘発されることが多い。通常，片頭痛やその他の一次性頭痛とは異なり，悪心や光過敏などの随伴症状はない。**表 2.5**に，その臨床的・画像的特徴を挙げる。

　キアリ奇形Ⅰ型による頭痛と咳嗽性頭痛は混同しやすい。咳嗽性頭痛の特徴を**表 2.6**に示す。咳嗽性頭痛とは，咳やValsalva手技などで誘発されるが，頭蓋の構造異常などがない一次性頭痛を指す。

したがって除外診断であり，画像検査で後頭蓋窩の異常がないことが条件である。

咳嗽性頭痛だと思われる患者を精査すると，約40％でキアリ奇形Ⅰ型を認める。ほかに，咳嗽やValsalva手技で誘発される頭痛には，頸動脈や脳底動脈の疾患，脳動脈瘤による二次性の頭痛がある。したがって，一次性頭痛と二次性頭痛を鑑別するために神経画像検査は重要である。

キアリ奇形Ⅰ型は，慢性頭痛でさまざまなパターンを呈することもある。運動で悪くなる人もいれば，そうでない人もいる。痛みの部位は通常，後頭部か後頭下部である。ほかの神経症状や症候があれば診断は難しくないが，発症時に頭痛しかないか，頭痛が唯一の症状である場合が多い。

本症例では画像上，小脳扁桃が下垂しているものの，キアリ奇形Ⅰ型による頭痛とは考えにくい。患者は咳で増悪する頭痛を訴えていないし，頭痛のパターンは片頭痛に典型的である。小脳扁桃の下垂は特発性低髄液圧症候群患者でみられることがあるので，髄液検査で髄液漏の可能性を評価したほうがよい。

■この患者の治療はどうすべきか？

この患者の過去の頭痛は前兆のない反復性片頭痛であろう。ただし非典型的なのは，発症年齢が遅いことと，頭痛の性状が非特異的なことである。その後，典型的な片頭痛のパターンが出現し，反復性片頭痛が慢性片頭痛へと移行してきている。キアリ奇形Ⅰ型など二次性の頭痛を疑わせるような後頭部の圧迫感を訴えているが，キアリ奇形Ⅰ型に伴う頭痛であることを支持する病歴や診察所見がない。また患者のMRIを注意深く検討すると，小脳扁桃の下垂は3mm未満であり，キアリ奇形Ⅰ型による頭痛の画像上の定義も満たさない。

頭痛の病歴から臨床診断がはっきりつけられないときには，神経画像検査など精査が必要になることもある。ただし画像所見を誤って解釈すると状況は混乱する。この患者には，MRI上の所見が頭痛と関連している可能性は否定しきれないものの，下垂所見はたまたま見つかった可能性が高く，頭痛に対しては一次性頭痛として対応したほうがよいと説明した。

短期のステロイド治療と，毎日内服していた鎮痛薬の中止で患者は改善し，アミトリプチリンとトピラマートを予防薬に加えて，頭痛増悪にはトリプタンを再開した。睡眠時無呼吸症候群の評価・診断・治療も行った。再診時，この治療レジメンによって頭痛のコントロールは良好となり，毎日運動できるようになっていた。

解説

キアリ奇形Ⅰ型は，小脳扁桃が少なくとも3～5mm，大後頭孔より下垂する小脳の奇形である。これは単独で生じる場合もあれば，脊髄空洞症，水脊髄症，水頭症と合併することもある。先天性の病変と考えられているが，症状はたいてい成人にならないと出現しない。この遅れは，加齢に伴う髄液動態の変化や結合組織の経年変化によるのかもしれない。小脳扁桃の下垂がある人の多く（約1/3）が無症状である。

小脳扁桃の下垂は，ほかの理由で撮影した脳MRIでしばしばみられる偶発的所見である。結構な頻度で，人口のおよそ0.5％にみられると推定される。男女比は2：3である。小脳扁桃下垂の度合いと頭痛の臨床的重症度との間に明らかな相関はない。したがって，画像所見だけですぐに外科的介入をすべきではない。臨床情報を慎重に検討することが重要である。キアリ奇形Ⅰ型による頭痛は後頭部や後頭下部に起こることが多く，咳，Valsalva手技，体位の変換や前傾姿勢でしばしば増悪する。

多くの患者のデータをもとに，キアリ奇形Ⅰ型のMRI所見の検討がなされている。小脳扁桃が斜台の先端と大後頭孔の辺縁を結ぶ線より3～5mm下垂しているというのが，最もよく用いられている定義である。これよりも短い下垂は小脳扁桃偏位と呼び，症状は起こさないとされる。ほかのMRI所見としては，小脳扁桃が伸長する，脳幹や第四脳室が尾側へ偏位する，後方窩が混み合ってくも膜下腔が

表 2.7 ▶ キアリ奇形の分類

タイプ	奇形についての説明
Ⅰ型	小脳扁桃，小脳下葉が伸長して円錐状に下垂する。延髄も脊柱管に引き込まれる
Ⅱ型	小脳虫部下方と橋，延髄が偏移し，第四脳室が伸長する（多くの症例が二分脊椎症を合併する）
Ⅲ型	小脳全体が脊椎管に陥入する。このタイプは重度の神経障害を合併する
Ⅳ型	小脳低形成

閉塞する，延髄-頸髄が折れ曲がり脳幹と頸髄が境界で急な角度を形成する，などがある。図 2.5 には上記の所見の 1 つを示した。キアリ奇形のタイプと特徴を表 2.7 に示す。

診断

慢性片頭痛と小脳扁桃の偏移

Tip

小脳が下垂している患者に頭痛がある場合は，慎重な検討を要する。キアリ奇形Ⅰ型による頭痛の診断は，患者に重大な合併症を招きうる不必要な手術を受けさせないためにも，注意深く行う。

群発頭痛が歯科の問題として発症するとき

症例

49 歳の女性。20 年前から左側の反復性頭痛があり，その評価のために受診。毎年春先から 1～2 カ月，毎日頭痛が起こることが多い。ただし数年間頭痛がない期間もある。1～2 カ月集中的に起こるときには左眼の奥に限局した頭痛で，流涙を伴い，痛みは頬か歯に放散する。鋭く，刺すような耐えられない痛みで，患者によれば"出産のときよりひどい，間違いなく 10/10 の痛み"という。1 回の頭痛は最長で 30 分続き，通常は夜に起こる。

歯科を受診して親知らずを抜歯したが，頭痛は変化なし。顎関節症と診断されてマウスピースをつけた。少しは良くなったかにみえたが，翌年，頭痛が再発したため歯科を再受診した。詰物を交換し，怪しい歯は抜いた。そのたびに一過性に頭痛が良くなるようだったが，しばらくすると同じようなパターンの頭痛が再発する。頭痛発作中，患者は部屋を歩き回る。ベッドで休むよりも楽になるという。

かかりつけ医は群発頭痛を疑い，神経内科に紹介した。紹介受診時には頭痛はオピオイドにも反応がなく，頭痛発作の間隔は半年に縮まっているという。患者はいら立ちながら「この 20 年間，治療法を探し続けたわ。痛みは左だけなの」と訴えた。

本症例のもっともらしい診断は？

この患者は反復性群発頭痛の診断基準を確かに満たす。それにもかかわらず 20 年間，正しい診断がつかなかった。群発頭痛は，片側の眼から側頭部にかけてひどい痛みが 15 分～3 時間続き，同側の自律神経症状（流涙，鼻閉，眼瞼浮腫，眼瞼下垂，結膜充血など）を伴うのが特徴である。

群発頭痛は男性に多いが，女性にも起こる。最近の疫学統計によると，かつていわれていたほど男性に偏っているわけではなく，男女比は 2：1 と推定されている。

反復性群発頭痛の発作は通常 2～12 週間続き，その後，痛みのない期間が少なくとも 2 週間あるが，典型的にはもっと長い寛解期がある。群発頭痛発作が 1 年間以上発現しているか，寛解期があっても 1 カ月未満にとどまる場合，慢性群発頭痛とする。

本症例の頭痛のパターンは反復性群発頭痛の診断基準を満たすものの，発作の頻度が増加している。反復性群発頭痛から慢性群発頭痛へ移行し始めている可能性がある。群発頭痛がまれな疾患で片側性であることから，患者だけでなく医師も副鼻腔や歯の問題と混同して，誤った精査治療に走ってしまう場合が多い。

■ 歯科治療の適応はあったのか？

この患者が受けた歯科治療はおそらく不要であった。群発頭痛の診断に慣れていない歯科医は、頭痛を局所の歯の問題と勘違いしやすい。頭痛が片側性で，しばしば顎に痛みを感じることから，患者も歯科受診する場合が多い。群発頭痛患者の約半数は，群発頭痛と診断される前に歯科を受診しているとする研究結果がある。不幸なことに，頭痛を改善するために多くの患者が繰り返し侵襲的歯科治療を受ける。本症例のように，群発頭痛の診断が正しくなされるまで何年もかかることがある。群発頭痛の内科的治療がしばしば著効することを考えると，不幸な事態と言わざるを得ない。

解説

さまざまな理由で反復性群発頭痛の診断は難しく，最長で発症から5年かかるともいわれる。女性ではさらに遅れることもある。反復性群発頭痛患者はときに歯科を受診し，診断が見逃される場合がある。ある研究によると，のちに群発頭痛と診断された患者の約半数は頭痛の初期検査で歯科を受診し，その多くが頭痛のために不要・不適切な歯科治療を受けることになる。

現在の国際頭痛分類（ICHD-3β）の群発頭痛の診断基準には，眼窩部・眼窩上部・側頭部いずれか1つ以上の部位の痛み，とある。ただし，痛みが同側の顔面や歯に放散することはまれではない。顔面の中央に限局する痛みを伴ったり放散したりすることはよく知られており，これが歯科医が誤診する原因になっていると考えられる。今後の改訂版では，顔面の中央を痛みの部位に加えることで混乱を防ぐことが提案されている。

歯科治療のあと群発頭痛が悪化，もしくは誘発されることも報告されている。これは，治療部位の痛覚神経が求心路遮断されて脳幹・脊髄の痛覚伝導路のトリガーになることが原因の1つと考えられている。歯科治療が群発頭痛の誘因になりうることから，誤診を避けて不要な歯科治療を受けさせないことも重要であるといえよう。

群発頭痛は痛みがひどく，障害も大きいので，歯科関係者は群発頭痛のパターンを頭に入れておくべきである。なぜなら歯科医が初診医になるかもしれないからだ。診断を正しくつけ，不要で不適切な歯科治療を避けるためにさらなる努力が必要である。患者の障害を最小限にして時宜にかなった治療を開始するのが目標である。

診断

反復性群発頭痛

💡Tip

群発頭痛は片側性の痛みで，しばしば歯科的問題と誤診される。群発頭痛の典型像を押さえることで，高価で不要な歯科治療を避けられる。

神経巣症状のある，頭痛がない高齢女性

症例

71歳の女性が救急部を受診。5時間前，雑誌を読んでいたら突然，視覚障害が出現した。文字がぼやけて見え，1つ1つの文字を読むことができなくなった。夫の顔を見ることはできた。その数分後，右眼の上方視野に明るい細い線が見え始め，20分間続いた。同時に左頬のしびれが出現し，次第に鼻と口角にまで広がった。舌のしびれはなし。さらに5分経って夫は，妻がものを言えなくなり，意味のわからない言葉を発していることに気づいた。視覚症状は40分，言語の問題は10分，顔のしびれは1時間持続した。頭痛はなかった。

1カ月前にも同様のことがあった。そのときも救急受診し，脳の画像検査，Holter心電図，頸動脈の画像検査を含めて精査されたが，問題はなかった。一過性脳虚血発作（TIA）と診断されて，アスピリン81mg/日を処方された。既往に変形性関節症と高血圧があり，血圧はリシノプリルでコントロール良好，その他の問題はなし。非喫煙者で，コレステロール値は正常であった。

患者は過去に，周期性で拍動性の片側頭痛発作に，今回と同じような神経症状を伴うことがあった。以前の頭痛は片頭痛と診断されていたが，ここ20年間はひどい頭痛発作はまったくなかった。神経内科の当直研修医は，今回のイベントを2回目のTIAと診断し，アスピリンを服用しているにもかかわらず起こったことに懸念を抱いた。抗血小板薬，スタチン，抗凝固薬の追加が必要だろうかと考えた。

1カ月前の精査は問題なし。今回も精査を行うべきか？ これは良性の疾患だろうか？

2回目のTIAに対して精査を追加する必要はおそらくないだろうが，神経内科研修医の不安ももっともなことである。この患者の年齢からすれば，TIAや脳梗塞は頻度が高い疾患である。しかも神経脱落症状をはっきりと訴えている。ただし一過性の症状なので，脳梗塞というよりはTIAが疑われる。以前，血栓や塞栓の精査を行ったにもかかわらず，そのような証拠はまったくない。実のところ，この患者の症状は，有名な神経内科医C. Miller Fisherが名づけた"高齢の片頭痛随伴症（late-life migraine accompaniments）"に合致するようである。

Fisherによる"高齢の片頭痛随伴症"の診断基準（表2.8）は現代でも臨床的に有用で，本症例の理解に役立つ。

表2.8 C. Miller Fisherによる"高齢の片頭痛随伴症"の臨床的特徴

- 最も多い前兆は視覚症状，続いてしびれ，失語・構音障害，まれではあるが麻痺を起こすこともある
- 症状は，1つずつ積み重なるように出現することが多い
- 症状が連続して広がり，一連の流れとして出現することもある
- ある症状から次の症状へと進展していくことが多い
- 確定診断には，2回以上同じような発作が繰り返されることが必要である
- 各症状の持続時間は通常，15〜25分である
- 症状に頭痛が伴うことも，伴わないこともある
- 通常は良性の経過をたどる
- ほかの疾患が除外される。脳の画像診断が正常であることが必須

高齢の片頭痛随伴症の疫学は？治療は？

Framingham研究のデータでは，高齢者の片頭痛の視覚随伴症状はまれではないことが示されている。2,000人以上を対象にした調査によれば，片頭痛に伴う視覚症状を訴えたのは1.23%であった。その大半が典型的な発作症状で，3/4以上の患者でこのような随伴症状は50歳を過ぎてから出現したという。半分以上で頭痛もなく視覚症状が現れ，典型的には持続時間は15〜60分であった。TIAと診断された患者に比べて，その後に脳梗塞になるリスクは非常に低い。この調査報告の著者らは，このような発作症状はまれではなく，良性であり，侵襲的な検査や治療は通常不要であると述べている。

TIA患者に低用量アスピリンのような抗血小板薬を用いることがあるが，高齢の片頭痛随伴症やその他の前兆にも有用であるというエビデンスはない。過去には，将来の脳虚血イベントを減らすために血小板凝集能を抑制すべきであると考える専門家もいた。

しかしこのような考え方は，最近のWomen's Health Studyのデータ解析によって疑問が呈されている。ランダム化試験のサブグループ解析を行ったところ，前兆のある片頭痛をもつ女性にアスピリン100 mgを隔日投与した群は，非投与群に比べてその後に心筋梗塞になるリスクが"高かった"。サブグループ解析の結果であり，リスクが高かったのは喫煙女性もしくは高血圧の女性であったとはいえ，注意が必要であることは間違いない。アスピリンが有用であるというデータはないこと，もしかしたら有害でさえあるかもしれないことを考慮すると，前兆症状に対してアスピリン投与は勧められないと我々は考える。

解説

片頭痛患者は年をとるにつれ，頭痛のない前兆症状だけの発作が多くなる。高齢の片頭痛随伴症を訴える患者の多くは，若い頃に前兆のある片頭痛の既往をもつ。片頭痛の既往がないのに，片頭痛を伴わな

い前兆という診断をつけることはできないと我々は考えている。

頭痛の大家であるWilliam B. Young医師は、"高齢の片頭痛随伴症"というよくある症状についてのFisherのすばらしい臨床診断基準に関して、「この症状群を1回覚えれば、何度も何度も経験する。診断は簡単で、実に明快である。Fisherの診断基準は、提唱当時からいささかも改訂の必要がない。論文の構成は導入部、結果、結論がごちゃまぜになっていて今日の標準からは相当外れているものの、学びの多い症例がいくつも提示されている。1度じっくり読めば、この疾患の感触をつかむことができる。そうすれば次に症例に当たったときに安心して対応できるし、患者を安心させることもできる。そして常識的なマネジメントができる」とコメントしている。

> **診断**
> 典型的前兆のみで頭痛を伴わないもの（高齢の片頭痛随伴症、もしくは"頭痛のない片頭痛"）

💡Tip
高齢の片頭痛随伴症に合致する症状を訴える患者には、網羅的な診断、治療、精査を行う必要はない。アスピリンなどの抗血小板薬は、TIA患者には有用だろうが、高齢の片頭痛随伴症についてはエビデンスがない。

長引く前兆

> **症例**
> 36歳の男性が救急部を受診。20年前から典型的な視覚性前兆のある片頭痛をもつ。4時間前から、典型的な前兆である閃輝と暗点が出現した。暗点が徐々に消えてから約1時間後、右側の頭痛が生じた。ゾルミトリプタンによく反応したが、閃輝が見えるのは続いた。以前は、頭痛に伴う視覚症状はどんなに長くても40分程度であった。受診時の神経学的診察では眼底も含め正常であった。緊急眼科コンサルトとなったが、眼自体は問題なく、右上と右下1/4の視野欠損がある。ほかに問題はなく、頭部単純・造影CTは正常。血算、生化学検査も正常。発症後6時間で視覚症状も自然に消失した。救急受診から1カ月後の頭部MRIも正常であった。
>
> その後、患者は通院歴なく4年後に再受診した。コンサルタントとしての仕事で出張が多いという。長引く前兆症状が反復しており、40分以内でおさまる典型的な視覚性前兆の発作も時々ある。出張先のさまざまな土地で救急部を受診し、何度か頭部CTや脳波、髄液検査もなされたが、いずれも異常なしだった。

■本症例の診断は？

この患者の視覚性前兆は完璧に典型的であるが、持続時間が長い。このような症状は当然脳梗塞を疑わせるが、精査しても脳虚血は認めない。こうした持続時間の長い前兆を的確に表現する診断名は、現在の国際頭痛分類（ICHD-3β）には残念ながらない。典型的な視覚性前兆の基準には、前兆症状は60分を超えないとある。一方、"遷延性前兆で脳梗塞を伴わないもの"という診断名もあり、前兆症状が1週間以上続くのに神経画像検査が正常である、と定義されている。

前兆症状の持続時間が60分～1週間の場合、もしくは前兆症状の間に短時間無症状になる場合、診断名がつかない"死角"になっている。このような臨床状況を表す言葉として、"複雑片頭痛"、"持続性視覚性前兆"、"前兆遷延性片頭痛"、"片頭痛前兆重積"などが使われてきた。前兆が長引く患者は、ほかにも何らかの前兆の定義を満たす発作がある場合が多いので、ICHD-3βではその他の診断名を適用することを推奨している。持続時間以外は典型的前兆の診断基準を満たしているなら、前兆のある片頭痛疑いと分類し、非典型的な特徴（遷延性前兆、突発性前兆など）を括弧書きするとよい。

■ 遷延性前兆の鑑別診断は？

長引く前兆の鑑別診断には，椎骨脳底動脈のTIA，頸動脈または椎骨動脈の解離，脳血管炎，可逆性脳血管攣縮症候群（RCVS），後頭葉てんかん，脳静脈血栓症がある。本症例ではさまざまな検査が正常であったので，これらの可能性は除外できている。経過中に合併症が起こっていないことからも，遷延性前兆を説明するような危険な疾患である可能性は低い。不運にも，この患者は出張が多いために危険な疾患を除外する目的で何度も検査されている。

解説

前兆が長引く患者は特に多いわけではないが，数々の症例報告をみれば起こりうることは明らかである。遷延性の視覚性前兆は患者にはしばしばつらいものであり，運転できないとか運転するのが怖くなると訴えることが多い。図2.6に，5週間も続く前兆発作を繰り返す70歳の男性が描いた絵を示す。前兆発作が持続することがいかにつらいものであるか，この絵から想像できる。絵に対するコメントの中で前兆症状の専門家は，この患者の症状を「毎回，緩やかにうねる灰色の線が出現するところから始まり，数分後には，左眼の視野に風車のようにぐるぐる回る明るい輪に変化する。さらに数分経つと回転がゆっくりになり，消失する。このような幻覚が1週間以上続いたあとに，患者は左手に"電気が走るような"しびれを一瞬感じる。このしびれは，視覚症状よりは頻度は低い。視覚症状としびれが交互に来ることも来ないこともある。このようなつらい症状を繰り返す間，右眼の上に鈍い頭痛が持続する」と描写している。このような症状を呈する患者は比較的まれであるため，大規模な臨床研究はなく，推奨できる治療ガイドラインもない。症例報告によれば，ラモトリギン，アセタゾラミド，バルプロ酸などを経験的に使ってみるとよいようだ。

診断

前兆のある片頭痛

💡 Tip

60分～1週間続く前兆症状は分類が難しい。典型的な前兆症状が60分でおさまることもある場合には，前兆のある片頭痛と診断して差し支えない。

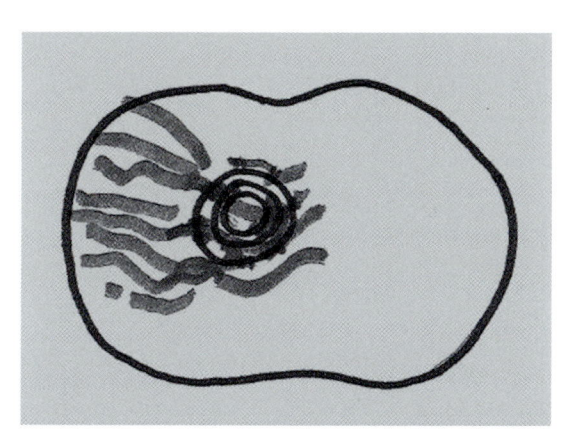

図2.6 視覚性前兆発作を繰り返す患者が描いた視覚症状の再現イラスト

Haas A. Prolonged migraine aura status. *Ann Neurol.* 1982;11:197-9. www.drpaulrizzoli.com より許可を得て転載。

回転性めまいを訴える，片頭痛の既往がある中年女性

症例

54歳の女性。片頭痛性めまい疑いで，かかりつけ医より頭痛専門外来に紹介となった。20代から前兆のない片頭痛があるが，30代後半で最後に出産して以降はほとんどなくなった。3年ほど前から，回転性めまい発作が時々起こる。発作は2時間程度持続し，最初の頃は月に2回の頻度であった。回転性めまいは頭位変換で増悪する。脱水など，環境要因がトリガーになるようなことはない。回転性めまいに頭痛は伴わないが，光・音過敏を伴うことは時々ある。

患者は耳鼻科を受診した。受診時症状はなかったが，診察結果は正常であった。Dix-Hallpikeテストでも，眼振は誘発されなかった。脳MRIは正常。良性発作性頭位性めまい（BPPV）と診断され，メクリジン内服が開始されたが，無効であり倦怠感も出現し

た．かかりつけ医は片頭痛の既往との関連を疑って，頭痛専門外来に紹介したのであった．

この患者の回転性めまいは，片頭痛によるものだろうか？

国際頭痛分類の第1版，第2版には，片頭痛性めまいや片頭痛関連めまいの診断基準は記載されていなかった．しかし第3版beta版(ICHD-3β)には前庭性片頭痛という項目が付録にあり，今後の研究蓄積と検討を要するとはいえ診断基準が掲載されている．この診断基準には，中等度～重度の前庭症状が5分～72時間持続し，発作の少なくとも50％は，頭痛または視覚性前兆または光・音過敏を伴う，とある．そして，現在または過去に片頭痛の確かな病歴がなければならない．

回転性めまいは，"脳幹性前兆を伴う片頭痛"の中の脳幹症状の1つにも含まれている．この片頭痛は以前には，脳底片頭痛や脳底型片頭痛などと呼ばれていた．臨床的特徴を**表2.9**に示す．前庭性片頭痛と脳幹性前兆を伴う片頭痛は一部重複するが，前庭性片頭痛の場合，回転性めまいは1時間以上続くことが多い．また，典型的前兆を伴う片頭痛患者では前兆に続き(短時間のうちに)頭痛発作が現れるのに対して，前庭性片頭痛の場合，頭痛との関連ははっきりしない場合が多い．すなわち，回転性めまいに常に頭痛を伴うわけでもないし，めまいと頭痛が順序よく現れないで同時に出現することもある．脳幹性前兆を伴う片頭痛の場合には，脳幹症状に加えて典型的な視覚性前兆がなければならない．

表2.9 脳幹性前兆を伴う片頭痛の臨床的特徴

- 前兆のあと，1時間以内に頭痛が起こる
- 前兆は，以下の脳幹症状(意識レベル低下，耳鳴，回転性めまい，構音障害，複視，難聴，運動失調)のうち少なくとも2つ以上を呈する
- それぞれの症状の持続時間は5～60分で，少なくとも1つの前兆症状は片側性である．また少なくとも1つの症状は徐々に広がる，あるいは2つ以上の症状が連続して出現する

この患者の治療法は？

最近まで，前庭性片頭痛は診断基準すらなかったため，治療についての研究は乏しかった．片頭痛関連の回転性めまいに関するランダム化比較試験(RCT)はなく，優れたエビデンスに基づく治療ガイドラインもない．ある小規模研究によれば，ゾルミトリプタンが急性期治療に有用であるらしい．大規模なカルテレビューや患者調査によると，片頭痛治療薬は一般的に，回転性めまいにも片頭痛にもよく効くとのことである．小規模の介入研究(多くはオープンラベル試験)では，β遮断薬，三環系抗うつ薬，カルシウム拮抗薬，抗てんかん薬について検討されている．ある介入研究によると，一部の患者には食事内容の変更が有効であった．ただしオープンラベルの研究デザインであるため，結果の解釈には注意を要すると我々は考えている．

確たるエビデンスがないので我々は，前庭性片頭痛の患者には通常の片頭痛と同じような治療から開始する．発作が多い場合には予防に力を入れる．予防薬としてはプロプラノロール，アミトリプチリン，トピラマートをよく使う．生活指導としては，十分で規則正しい睡眠時間の確保や適切な水分摂取，健康的な食生活を強調する．急性の頭痛やめまい発作については，トリプタン製剤を試してみるとよい．これは片頭痛様頭痛を伴わないめまい発作についても当てはまる．メクリジンやベンゾジアゼピン系のような鎮静薬は末梢性めまいによく用いられるが，前庭性片頭痛にも使ってよい．理学療法や前庭リハビリテーションを考慮してもよい．

解説

回転性めまい(vertigo)の症状は，頭や体が動いていないにもかかわらず，回転しているように感じることである．患者は，体が回転しているとか部屋が回っているなどと表現する．これが"ほかのめまい(dizziness)"との相違点である．回転性めまいは，自然に起きることもあればトリガーがあることもある．トリガーとして多いのは頭位変換であるが，視覚的誘因によることもある．回転性めまいに片頭痛

様症状，頭痛や光・音過敏を伴うことがあり，随伴症状から前庭性片頭痛を疑うことになる。

　前庭症状の持続時間はさまざまで，数分から数日まで幅がある。前庭性片頭痛の病態生理はよくわかっていないが，前庭からのインプットと片頭痛の回路との間に重なりがあるといわれている。臨床でも研究でもここ数年，この疾患概念に注目が集まっている。ICHD-3βによると，前庭性片頭痛では典型的な前兆のパターン（持続時間が5～60分で，そのあとすぐに頭痛が出現する）を呈することはまれである。したがって，前庭性片頭痛の発作を片頭痛の前兆ととらえることはできない。

　ICHD-3βは，この疾患概念をさらに解明する研究を促すためにその診断基準を含めているが，ほかの診断基準もある。例えば耳鼻科では，Neuhauser基準が用いられている。この基準によれば，片頭痛性めまいの確定診断には(1)前庭性回転性めまいを繰り返す，(2)国際頭痛学会(International Headache Society：IHS)による片頭痛の診断基準を満たす，(3)少なくとも2回の回転性めまい発作中に以下の片頭痛様症状（片頭痛様の頭痛，光過敏，音過敏，その他の前兆）の少なくとも1つを伴う，(4)他疾患による回転性めまいを除外できる，が必要となる。片頭痛性めまいの可能性が高いものは，(1)と(4)を満たし，片頭痛のほかの特徴がある（IHSの診断基準を満たす片頭痛がある，回転性めまい発作中に片頭痛様症状がある，片頭痛でめまいが誘発される，または片頭痛治療薬に反応する）ことが条件となる。

　めまい症状の慢性化は文献上あまり報告されていないが，発作性めまい症が慢性めまい症に移行する例を経験することがある。これは，頭痛の発作が慢性化するのに似ている。時間が経つにつれてめまいの重症度は軽くなるが，頻度が高くなったり持続的になったりすることがある。これは片頭痛のほかの症状，例えば光過敏の慢性化がしばしばみられるのと同様である。回転性めまいが頭痛を伴わない場合や，頭痛との時間的関連がない場合には，めまい症状が片頭痛によるものかどうかは明らかでない。こうした症例では，経験的に慢性片頭痛に準じた治療を行う。

診断

前庭性片頭痛

💡 **Tip**

前庭性片頭痛の診断は，片頭痛の既往があり，回転性めまいに頭痛以外の片頭痛様症状を伴う患者で，めまいを起こす他の疾患が除外されたときに考慮する。

参考文献

副鼻腔性の頭痛

Eross E, Dodick D, Eross M. The Sinus, Allergy and Migraine Study(SAMS). *Headache*. 2007;47(2):213-24.

Schreiber CP, Hutchinson S, Webster CJ, et al. Prevalence of migraine in patients with a history of self-reported or physician-diagnosed"sinus"headache. *Arch Intern Med*. 2004;164(16):1769-72.

ライム病

Halperin JJ, Shapiro ED, Logigian E, et al. Practice parameter: treatment of nervous system Lyme disease(an evidence-based review): report of the Quality Standards Subcommittee of the American Academy of *Neurology*. *Neurology*. 2007;69(1):91-102.

Nord JA, Karter D. Lyme disease complicated by pseudotumor cerebri. *Clin Infect Dis*. 2003;37(2):e25-6.

顎関節症

LeResche L. Epidemiology of temporomandibular disorders: implications for the investigation of etiologic factors. *Crit Rev Oral Biol Med*. 1997;8(3):291-305.

Schiffman E. Diagnostic criteria for headache attributed to temporomandibular disorders. *Cephalalgia*. 2012;32(9):683-92.

出産後の頭痛

Cardona L, Klein AM. Early postpartum headache: case discussions. *Semin Neurol*. 2011;31(4):385-91.

Klein AM, Loder E. Postpartum headache. *Int J Obstet Anesth*. 2010;19(4):422-30.

キアリ奇形

Grazzi L, Andrasik F. Headaches and Arnold-Chiari syndrome: when to suspect and how to investigate. *Curr Pain Headache Rep*. 2012;16(4):350-3.

Massimi L, Peppucci E, Peraio S, Di Rocco C. History of Chiari type I malformation. *Neurol Sci*. 2011;32(Suppl 3):S263-5.

Mea E, Chiapparini L, Leone M, et al. Chronic daily headache in the adults: differential diagnosis between symptomatic Chiari I malformation and spontaneous intracranial hypotension. *Neurol Sci*. 2011;32(Suppl 3):S291-4.

Pascual J, González-Mandly A, Martín R, Oterino A. Headaches precipitated by cough, prolonged exercise or sexual activity: a prospective etiological and clinical study. *J Headache Pain*. 2008;9(5):259-66.

Taylor FR, Larkins MV. Headache and Chiari I malformation: clinical presentation, diagnosis, and controversies in management. *Curr Pain Headache Rep*. 2002;6(4):331-7.

群発頭痛が歯科の問題として発症するとき

Bahra A, Goadsby PJ. Diagnostic delays and mis-management in cluster headache. *Acta Neurol Scand*. 2004;109(3):175-9.

Balasubramaniam R, Klasser GD. Trigeminal autonomic cephalalgias. Part 1: cluster headache. *Oral Surg Oral Med Oral Pathol Oral Radiol Endod*. 2007;104(3):345-58.

Bittar G, Graff-Radford SB. A retrospective study of patients with cluster headaches. *Oral Surg Oral Med Oral Pathol*. 1992;73(5):519-25.

Gross SG. Dental presentations of cluster headaches. *Curr Pain Headache Rep*. 2006;10(2):126-9.

Rozen TD, Fishman RS. Female cluster headache in the United States of America: what are the gender differences? Results from the United States Cluster Headache Survey. *J Neurol Sci*. 2012;317(1-2):17-28.

Shoji Y. Cluster headache following dental treatment: a case report. *J Oral Sci*. 2011;53(1):125-7.

高齢の片頭痛随伴症

Fisher CM. Late-life migraine accompaniments as a cause of unexplained transient ischemic attacks. *Can J Neurol Sci*. 1980;7:9-17.

Kurth T, Diener H-C, Buring JE. Migraine and cardiovascular disease in women and the role of aspirin: subgroup analyses in the Women's Health Study. *Cephalalgia*. 2011;31(10):1106-15.

Wijman CA, Wolf PA, Kase CS, Kelly-Hayes M, Beiser AS. Migrainous visual accompaniments are not rare in late life: the Framingham Study. *Stroke*. 1998;29(8):1539-43.

Young WB. A knockout punch: C. Miller Fisher's migraine accompaniments. *Headache*. 2000;48:726-7.

長引く前兆

Chen WT, Fuh JL, Lu SR, Wang SJ. Persistent migrainous visual phenomena might be responsive to lamotrigine. *Headache*. 2001;41:823-5.

Haan J, Sluis P, Sluis LH, Ferrari MD. Acetazolamide treatment for migraine aura status. *Neurology*. 2000;55:1588-9. http://www.migraine-aura.org/content/e25968/e26078/e26305/index en.html

Haas DC. Prolonged migraine aura status. *Ann Neurol*. 1982;11:197-9.

前庭性片頭痛

Bisdorff AR. Management of vestibular migraine. *Ther Adv Neurol Disord*. 2011;4(3):183-91.

Furman JM, Marcus DA, Balaban CD. Vestibular migraine: clinical aspects and pathophysiology. *Lancet Neurol*. 2013;12(7):706-15.

Lempert T, Neuhauser H, Daroff R. Vertigo as a symptom of migraine. *Ann NY Acad Sci*. 2009;1164:242-51.

Neuhauser H, Leopold M, von Brevern M, Arnold G, Lempert D. The interrelations of migraine, vertigo, and migrainous vertigo. *Neurology*. 2001;56:436-41.

Chapter 3 危険な頭痛の見逃し

背後に危険な原因が潜んでいる頭痛患者は，その原因疾患を明確に示す症状や所見をもっているものである。危険な二次性の頭痛を示唆する代表的な所見は，発熱や意識障害，神経学的異常所見である。見逃されにくい危険な頭痛の原因の1つは巨細胞性動脈炎であり，その臨床像は典型的には高齢の新規発症頭痛で，貧血や顎跛行，側頭動脈の蛇行を伴う。

しかし，このような症状や所見が目立たないか存在しないとき，危険な頭痛を見逃したり，他の疾患と間違えたりする。また，頭痛は多くの疾患でみられる。患者はときに複数の疾患をもっていて，いずれも頭痛を呈する原因となりうるため，評価が難しい。

数多くの疾患が，片頭痛や緊張型頭痛など，一見すると危険ではない一次性頭痛に類似した症状をきたす場合がある。この2つの頭痛は頻度が高い。そのため，患者がどちらかの頭痛と一致した既往歴を携えて，頭痛を主訴に来院することは十分にありうる。例えば，片頭痛は重症な頭痛の原因として頻度が高く，一生のうちに女性なら44％，男性なら18％が罹患する。

新規発症の頭痛や今までにないタイプの頭痛では，片頭痛や緊張型頭痛の既往があっても安心材料にはならない。実際，明らかな良性頭痛の病歴があると，危険な頭痛が出現しても以前からの良性頭痛であると取り違える可能性が高い。

本章では，頭痛の背後にある医学的・器質的異常が認識できず，危険でない頭痛や他の疾患と間違えられた症例を扱う。

高齢女性の新規発症頭痛

症例

75歳の女性が頭痛専門外来に紹介されてきた。頭痛の既往も家族歴もない。2カ月前から頭痛があるとのこと。発症は緩徐であったが次第に進行し，毎日，持続的に出現するようになった。痛みの部位は頭頂部で，前額部や顔面に放散していた。痛みの性状はさまざまで，ときには鈍く，ときには圧迫される感じで，"頭が飛んでいってしまいそう"になることもあった。頭痛はここ2週間でどんどんひどくなり，0〜10の痛みスケールで4〜6程度。問診の結果，頭痛には光・音過敏を伴うが，悪心，嘔吐，運動や体位変換での増悪は認めなかった。

患者は顎跛行，視覚異常や随伴する自律神経症状を否定した。副鼻腔が"つまった"感じを訴えており，くしゃみをすると頭痛が一過性に改善することがあった。頭痛に対して市販のアセトアミノフェンとフェニレフリンを併用していた。昨年から体重が7kg近く減少し，ずっと貧血を指摘されていた。最近，ひどい頭痛のために救急部を受診したが，神経学的所見は正常で，頭部CTでは頭痛の原因を説明できる所見を認めなかった。そのときの収縮期血圧は160〜180mmHgだった。コントロール不良の高血圧による頭痛と診断され，降圧薬が処方された。

血圧のコントロールは良好であったが，頭痛は改善せず，外来で副鼻腔CTが施行された。患者が持参した検査結果報告は以下のとおりである。

印象：
1. 多発する副鼻腔病変を認め，両側の前・後側の篩骨蜂巣，蝶形骨洞，左前頭洞まで及んでいる。この病変は患者の頭痛の原因となりうる。

2. 頭蓋内に急性発症の異常は認めない。

患者は，1週間前からアモキシシリン・クラブラン酸を1日2回内服しているが，頭痛は続いている。

■最も可能性の高い診断は？ 精査をどのように進めていくべきか？

高齢者の新規発症頭痛は"危険"な状況であり，その背後に潜む原因をすみやかに，注意深く検索すべきである。高血圧や鼻副鼻腔炎は，患者の問題に対する説明としては説得力があるようにみえるが，体重減少や貧血など気になる症状を完全に説明できるものではない。巨細胞性動脈炎は，50歳以上の新規発症頭痛なら全員に，鑑別として考慮すべき疾患である。

頭痛専門外来に紹介された後，患者には血液検査，画像検査が行われた。結果は，ヘマトクリット（Hct）30％，赤血球沈降速度（ESR）94秒（正常値は1〜20），C反応性蛋白（CRP）34.6 mg/dL（正常値は0〜5）。MRAでは，脳血管は正常であったが，蝶形骨洞と篩骨蜂巣の著明な粘膜肥厚と前頭洞の中等度の粘膜肥厚を認めた。アモキシシリン・クラブラン酸の1日2回内服が継続され，側頭動脈生検が施行されたのち，さらにプレドニゾン60 mgの毎朝内服となった。頭痛は2日間で改善し，側頭動脈生検の結果から巨細胞性動脈炎の診断に至った。

■なぜ正しい診断が遅れたのか？

驚くべきことに，この高齢患者はかかりつけ医の診察を受け，頭痛を主訴に救急部も受診したというのに，ESRもCRPも確認されていなかった。代わりに，頭痛の原因は高血圧であるとされ，その後は副鼻腔感染症疑いとの診断を受けていた。

振り返ってみれば，最初にこのような鑑別疾患を挙げた時点で，担当医たちが患者の症状に対して他の鑑別疾患を考えていなかったのは明らかである。これは認知エラーとしてよく知られる早期閉鎖（premature closure）に当たる。誤診の1つである早期閉鎖は，"つじつまが合う"診断をいったん見つけてしまうと，可能性のある他の診断を考えなくなってしまうことであり，診断の見逃しの最多原因である。

本症例では，最初の診断は，臨床像の一部の"つじつまが合う"だけだった。患者の血圧は救急部では確かに高かったが，ほかに高血圧性脳症と合致する所見はなかった。血圧が突然上昇したときにのみ頭痛の原因となりうるが，そのような状況は考えにくい。慢性の高血圧も頭痛の原因とは考えにくい。さらに，この患者の頭痛は血圧のコントロールが良くなっても改善しなかった。

CTでは，頭痛を説明できるような広範囲に及ぶ副鼻腔病変があり，実際に放射線科医はそのように報告していた。しかし，抗菌薬治療で症状が和らぐことはなかった。副鼻腔感染症の中には抗菌薬への反応が悪いものもあるし，実際，鼻副鼻腔炎はこの患者の症状に寄与していた可能性もあるが，これだけが唯一の原因とは考えにくい。巨細胞性動脈炎では，診断の遅れはまれではない。もうお気づきのとおり，診断の遅れは，顎跛行や視覚異常などの"典型的"な所見を伴わない本症例のような患者でよくみられる。

巨細胞性動脈炎で最も恐ろしい合併症は失明である。新規発症頭痛と同時に視覚症状があれば，多くの医師は巨細胞性動脈炎を考えるだろう。しかし，視覚症状は，初診の段階ではわずか1/3〜1/4にみられる程度である。本症例でも初期症状は頭痛であった。頭痛は，初期症状としては最も頻度が高く，約90％の患者でみられる。ほかにも有力な原因がある場合は，残念ながら頭痛だけで巨細胞性動脈炎を想起するのは難しい。

解説

巨細胞性動脈炎の確定診断におけるゴールドスタンダードは側頭動脈生検である。ほとんどの患者では，炎症反応の上昇もみられる。CRPはESRよりも感度が高いとされているが，側頭動脈炎の診断がすでについている患者でも，どちらかが正常値を示す場合がある。したがって，診断の感度を上げるために

両方調べることが多い。

　巨細胞性動脈炎の臨床像はかなり幅が広く，診断は難しい。巨細胞性動脈炎が強く疑われる場合は，本症例のように，ステロイドによる治療をすぐに開始すべきである。2〜3日のステロイド治療では生検の陽性適中率が下がらないことは，多くの専門家の間でコンセンサスがある。側頭動脈生検の結果が正常であっても，巨細胞性動脈炎を除外したことにはならない。病気に侵されていない部分（いわゆる"飛び石病変"）が採取された場合，偽陰性になるからである。本症例では，臨床的に巨細胞性動脈炎が非常に強く疑われ，担当医は，生検結果が正常でもステロイド治療を開始することに同意していた。鼻副鼻腔炎を合併している可能性も十分に考えられ，担当医は耳鼻科医へのコンサルトを予定していた。

> **診断**
> 巨細胞性動脈炎

💡 Tip
高齢患者の多くは，新規発症頭痛の理由となる病態や疾患をいくつも抱えている。重要なのは，つじつまが合うような初期診断で結論づけるのではなく，頭痛を説明できるあらゆる原因を考えることである。

頭痛，悪心，発熱のある若い男性

> **症例**
> 生来健康な22歳の男性。新規発症の頭痛を訴えて救急部を受診。2週間前から間欠的な重度の左眼痛，頭痛，顔面痛を自覚するようになり，そのうえ発熱，悪寒，悪心・嘔吐が出現してきたという。痛みは咳やくしゃみ，体を動かすことで増悪する。頭痛は頭頂部，後頭部，三叉神経第1枝（眼神経）領域の顔面にかけて認めた。頭痛が起こる1週間前に上気道感染があったが，受診時は鼻や呼吸器に症状はみられなかった。38.3℃の発熱がある以外は，身体所見，神経学的所見に異常はなかった。新規発症の片頭痛と診断され，プロメタジン静注による治療で症状はいくらか改善した。

■ 本当に片頭痛なのか？

この患者の頭痛の症状のうちいくつかは片頭痛と一致するが，発熱や悪寒などは一致しない。頭痛は新規発症で，痛みは片側に固定されていた。これらのことから，精査が必須であるといえる。本症例では救急部で頭部CTが撮られているが，同時に行われた治療により頭痛は軽減している。CT所見では，左の蝶形骨洞に鏡面形成（air/fluid level）を認めた。救急部での血液検査では，CRP 12 mg/dL，ESR 32秒であった。

　新規発症頭痛と発熱の病歴，炎症反応の上昇などが考慮され，腰椎穿刺と血液培養も行われ，経口抗菌薬が開始された。髄液所見は異常なし，初圧も正常，48時間後の培養結果は陰性だった。しかし，血液培養からはインフルエンザ菌（*Haemophilus influenzae*）が分離された。

■ マネジメントの次の一手は？

血液培養が陽性だったことから，敗血症であることが確定した。重篤な眼痛，頭痛や顔面痛，CTでの副鼻腔の異常所見を考え合わせると，感染巣は左蝶形骨洞である可能性が最も高い。頭頸部の感染巣検索では注意深く，耳，鼻，咽頭を入念に診察しなければならない。本症例では，耳鼻科医が左上鼻甲介からの排膿を認めており，臨床的には急性蝶形骨洞炎の診断となった。患者は，高用量の抗菌薬投与と蝶形骨洞のデブリドマンにより無事回復した。

　急性蝶形骨洞炎はあまりお目にかかる疾患ではない。鼻副鼻腔炎の典型的な所見を欠くため，診断は難しいかもしれない。例えば，鼻閉や鼻汁，後鼻漏などの症状は蝶形骨洞炎ではあまりみられず，頭痛や発熱を伴う場合が多い。痛みは頭頂部や後頭部，眼周囲でしばしばみられ，悪心もよくみられる症状

表3.1	蝶形骨洞炎で侵されうる蝶形骨の隣接構造物

- 第Ⅱ脳神経（視神経）
- 第Ⅲ脳神経（動眼神経）
- 第Ⅳ脳神経（滑車神経）
- 第Ⅴ脳神経第1枝（眼神経）
- 第Ⅴ脳神経第2枝（上顎神経）
- 第Ⅵ脳神経（外転神経）
- 硬膜
- 下垂体
- 海綿静脈洞
- 内頸動脈
- 翼口蓋神経節
- 蝶口蓋動脈
- 翼突管動脈および神経

である。痛みはたいてい，咳や体を動かすことで増悪する。このような臨床像のため，いかに片頭痛と誤診されやすいかがおわかりいただけるであろう。本症例もそうであった。ただ，本症例では最初に片頭痛と診断されていたが，幸いにも二次性頭痛の精査が行われていた。

急性蝶形骨洞炎は非常に重篤な場合があり，積極的な治療が推奨される。蝶形骨洞は中頭蓋窩の蝶形骨内部に位置しており，多くの重要な構造物と隣接している（表3.1）。それらには下垂体や海綿静脈洞も含まれている。感染が海綿静脈洞やくも膜下腔まで達すると，致命的な合併症を引き起こしうる。最も頻度の高い起因菌は細菌で，特にブドウ球菌やレンサ球菌が多いが，ときに真菌やグラム陰性菌による感染も起こる。

■ 鼻腔の侵害受容性神経支配とは？

鼻粘膜および副鼻腔からの感覚は，三叉神経の第1枝，第2枝および顔面神経の大浅錐体神経枝にてわずかに支配されている。特に蝶形骨洞と篩骨洞は，三叉神経第1枝由来の鼻毛様体神経後篩骨枝より支配を受けている。これが，蝶形骨洞炎での著明な眼痛と眼周囲痛の理由となる。なぜなら，副鼻腔からの疼痛は通常，一致するデルマトーム（皮膚分節）に放散するからである。

対照的に，上顎洞は上歯槽神経や三叉神経第2枝の眼窩枝に支配されており，上顎洞炎では軽度の顔面痛がよくみられる。前頭洞は，三叉神経第1枝の眼窩上神経や滑車上神経により支配されている。

解説

鼻副鼻腔炎は重篤になることがある。これは蝶形骨洞炎で特に当てはまる。治療しなければ，感染は海綿静脈洞にまで達し，髄膜炎を引き起こす。頭痛は最も頻度の高い初発症状であり，いくつかの症例報告によれば，しばしば睡眠中に痛みで目が覚めるほどひどいという。突然発症する非常に激しい頭痛，いわゆる"雷鳴頭痛"の鑑別には蝶形骨洞炎も加えることができる。これはおそらく，副鼻腔壁を越えて感染が広がることで起こる。

頭痛の部位はさまざまである。多くの場合，頭頂部に加えて，顔面や副鼻腔領域にも及ぶ。三叉神経第1枝，第2枝領域の感覚異常や中鼻甲介，上鼻甲介での排膿があれば診断に役立つが，これらの所見は常にみられるわけではない。X線やCTでは，副鼻腔の混濁像や粘膜肥厚像を認めるかもしれないが，画像上の混濁の程度と疾患の重症度に明らかな相関はみられない。鼻副鼻腔炎の診断には，おそらくCTのほうがMRIよりもいくらか有用だが，初期評価としてはどちらでも十分である。CTとMRI合わせて300回分のレビューでは，蝶形骨洞はすべての症例で確認可能であった。

診断

急性蝶形骨洞炎

💡 Tip

急性蝶形骨洞炎を見逃しやすいのは，片頭痛と同じように眼周囲痛や悪心を伴う場合である。新規発症の頭痛で，特に頭頂部の痛みを伴う発熱や炎症所見をみたら，急性蝶形骨洞炎を想起する。

週末の頭痛

症例

23歳の女性。ここ6カ月の間に，頭痛を訴え何度も受診。叔母には片頭痛の病歴があるが，本人に頭痛の既往はない。頭痛は常にあるという。初期の頃は週末や休日だけであったが，すぐに毎日起こるようになった。頭痛はたいてい早朝にひどくなり，持続性で，週末にはさらに悪化する。痛みは拍動性で，6/10であった。

頭痛はめまい，悪心，ときに嘔吐を伴い，意識を失うことも2回あった。2回とも救急部に連れて来られた。頭部MRIや心電図，Holter心電図，脳波などの検査が行われたが，ときおり上室頻拍を認める以外に異常はみられなかった。

観察のため短期間の入院となったが，2回とも入院中に症状は徐々に改善し，慢性片頭痛と診断された。しかし，片頭痛に対する治療は効かなかった。抗炎症薬で痛みは一時的に少し改善するというが，トリプタン系薬は無効で，プロプラノロールやトピラマートなどの予防薬でも効果はなかった。

■臨床経過から考えられる診断は？

患者の年齢や性別，拍動性という性状，持続時間や頻度，さらに悪心・嘔吐などの随伴症状はすべて，慢性片頭痛の診断と合致する。片頭痛患者の多くは，週末，休日，長期休暇，またはストレスから"解放されたい"ときに頭痛をよく訴える。

しかし，この患者の他の特徴は片頭痛とは合致しない。片頭痛では通常，意識障害に至ることはないし，これほど早く慢性タイプに進展することもまれである。本症例は，その名が示すとおりの慢性頭痛である新規発症持続性連日性頭痛(NDPH)なのだろうか？ しかし意識障害のエピソードは，この診断でも説明がつかないだろう。

本症例では，頭痛の発症後の早期進展や原因不明の意識障害，そして片頭痛特異的な治療には抵抗性であることから，ほかの診断を検討すべきである。診断の難しい頭痛症例で，多くの専門家が同意する最も大事な次のステップは"病歴，病歴，ひたすら病歴"である。

問診により，患者には頭痛の既往がないことがわかっている。技術編集者として働いており，仕事の多くを自宅で行うことが可能であった。頭痛が悪化するにつれ，ますます自宅で過ごす時間が長くなった。「最後に職場にいたのがいつだったか思い出せない…。頭痛がひどくなったら家で過ごすようになるし，家で過ごすようになると，ますます頭痛がひどくなるような気がするし」とつぶやくのである。頭痛の病歴をもつ親族に関して質問すると，患者は再び叔母のことについて言及した。また，客室乗務員である姉と同居しており，彼女も最近になって軽度の頭痛と悪心を訴えるようになったという。ただし，姉の頭痛はそれほどひどいものではないようだった。

■追加された病歴によって診断は変わるか？

患者が何気なくつぶやいた「自宅で過ごすほど悪化する」という言葉と，同居者が同様の不調を訴えていることが，本症例の診断の手掛かりである。初期の頃，頭痛が最も顕著だったのは週末で，患者はそのほとんどを自宅で過ごしていた。病状が進むにつれて自宅で過ごす時間が増え，その時期から頭痛は増悪し，連日起こるようになった。

これらの事実はすべて，頭痛の原因が自宅での中毒性物質への曝露にあることを示唆している。担当医は，寒くなってきた昨年10月より頭痛が始まっていることに気づき，一酸化炭素への曝露の可能性を疑った。検査では，患者本人の一酸化炭素ヘモグロビン濃度は28％，姉は18％であった。自宅調査で暖炉の故障が判明した。

一酸化炭素中毒の診断はかなり難しい。というのも，暖房器や台所のガスレンジ，暖炉などの故障が原因の慢性的な一酸化炭素曝露によって起こるからである。症状は非特異的であり，片頭痛のような他の疾患のせいにされやすい。本症例では患者の年齢や性別，週末に起こりやすいといった頭痛の特徴はすべて，片頭痛の診断と一致していたのである。

片頭痛は，若年女性では非常にありふれた疾患で，

ほとんどの医師が想起しやすい。これは，"アベイラビリティバイアス"として知られる認知バイアスの好例である。アベイラビリティバイアスとは，想起しやすい疾患に鑑別診断が強く影響を受けることである。この症例の場合，患者が訴えていた週末の頭痛を，片頭痛の誘発に典型的な"ホッとしたいとき"の頭痛（"letdown" headache）と考えるのは簡単だが，そもそも，仕事を休んだことや自宅環境への曝露が頭痛と関連しているというのを想起するのは容易でない。こうした要因が担当医に，環境曝露による頭痛を思い起こさせたのであろう。

解説

一酸化炭素は無臭であり，被害者は曝露に気づかない。一酸化炭素は酸素よりもヘモグロビンと強く結合しやすいため，脳や他の組織への酸素供給が障害される。静脈血の一酸化炭素ヘモグロビン濃度が10％を超えると，中毒の診断となる。

一酸化炭素中毒で最も多い症状は頭痛で，これは低酸素血症による脳血管拡張に起因するとされている。悪心や全身倦怠感，風邪症状もよくある。一酸化炭素濃度が高くなるほど，曝露時間が長いほど，長期予後は悪くなる。慢性脳症は高濃度または長期曝露の結果，発症する。

一酸化炭素中毒の治療は曝露の回避と酸素投与である。100％酸素を数時間投与するのが一般的である。ガイドラインでは，一酸化炭素ヘモグロビン濃度が25％を超える場合は，利用可能なら2～3気圧の高圧酸素療法を推奨している。高圧酸素療法は，血漿中に融解する酸素量を迅速に増加させ，一酸化炭素ヘモグロビンの室内気での半減期を4～5時間から20～25分まで短縮させる。緊張性気胸や脳浮腫など，高圧酸素療法による合併症が起こることもある。慢性閉塞性肺疾患（COPD）の患者には禁忌である。

ある研究では，冬の数カ月間に都市部の救急を受診した頭痛患者のおよそ15％で，血中の一酸化炭素濃度が上昇していたと報告されている。別の研究によれば，ヘビースモーカー，暖房としてのストーブ使用，家族に同様の症状がある，などは一酸化炭素中毒の予測因子であり，環境曝露に関する病歴をしっかりとる必要がある。

診断

一酸化炭素中毒

💡Tip

週末の頭痛は片頭痛の顕著な特徴ではあるが，そのすべてが片頭痛というわけではない。潜在的な一酸化炭素中毒は頭痛の原因になるものの，片頭痛と見分けるのは難しい。冬場に，似た症状をもつ同居者がいる治療抵抗性の頭痛患者をみたら，一酸化炭素中毒を強く疑う必要がある。

若い女性の痙攣を伴う頭痛

症例

19歳の女性。てんかんの既往がある。痙攣後に起こるひどい頭痛の治療のため，頭痛クリニックに紹介された。2年前に複雑部分発作と診断され，抗てんかん薬による治療が行われていた。痙攣はトピラマートにより頻度が減ったが，それでもまだ2カ月に1回は起こっていた。

痙攣に続いて，光過敏，悪心，嘔吐を伴う片側性のひどい拍動性頭痛があるとのこと。自己評価では0～10の痛みスケールで"10＋"であり，1日中続くと訴えていた。痛みにイブプロフェンは無効であった。患者と担当のてんかん専門医は痙攣のコントロールに関心が向いており，頭痛に関しては最近まであまり気にしていなかった。

さらに問診すると，痙攣後の頭痛とは別に，軽度ではあるが同様の頭痛が月経の前に時々起こることがわかった。また，患者の母親は若い頃に，"悪心を伴う頭痛"の持病があった。

■痙攣と頭痛の関係は？

国際頭痛分類 第3版 beta版（International Classification of Headache Disorders 3rd. ed. Beta ver.：ICHD-3β）には，てんかん発作と関連のある頭痛が2つ記載されている。1つはてんかん性片側頭痛で，これは頭痛が痙攣の初発症状として出現する。診断基準としては，頭痛は数秒〜数分間持続する，片頭痛の臨床的特徴をもつ，頭痛は部分てんかん発作と同時に発現し痙攣終了後すぐにおさまる，などが挙げられる。痛みは，痙攣の焦点（てんかん性放電）と必ず同側である。てんかん性片側頭痛は比較的まれである。

もっとずっと頻繁にみられるのがてんかん発作後頭痛で，これは痙攣後に頭痛が生じる。診断基準は，緊張型頭痛または片頭痛の特徴をもつ，部分または全般てんかん発作の終了後3時間以内に始まり72時間以内におさまる，などである。有病率は25〜50％といわれている。

片頭痛がてんかん発作の誘発因子と見なされるものを，片頭痛てんかん（migralepsy）という。これは非常にまれで，診断名については議論の余地がある。片頭痛とてんかんは共通の特徴が多い。両者とも，反復性の症状と増悪を伴う長期にわたる慢性神経疾患である。また，両疾患とも症状は発作性で，"全か無か"の臨床像が特徴である。

前兆のない片頭痛の正確な病態生理は明らかでないが，片頭痛の前兆は大脳皮質の過度な興奮と関連しており，それは痙攣も同様である。片頭痛では，理論上は大脳の興奮性が亢進し，大脳皮質拡延性抑制（大脳皮質の表面を脱分極の波が規則的に伝播していくこと）の閾値を下げるとされている。次に，ニューロンが再分極しようともがく期間である皮質活動の抑制期が続く。大脳皮質拡延性抑制は，片頭痛前兆の原因として一般的に認識されている。

片頭痛とてんかんでは，類似した多くの分子学的メカニズムが少なくとも複数の重要な役割を担うとされている。イオンチャネルの異常がグルタミン作動性電位を上昇させるのも，その1つである。両疾患は疫学的に併存しやすいことからも，その背景にあるいくつかのメカニズムが共通している可能性はある。てんかんの有病率は，一般人口（0.5〜1％）よりも片頭痛患者（1〜71％）のほうが高い。てんかん患者における片頭痛の推定有病率は8.4〜24％である。

本症例では，複雑部分発作の診断が確定しており，痙攣とその後の頭痛との関連は明らかである。したがって，てんかん発作後頭痛と診断してよいだろう。痙攣がないときにも同様の頭痛が起こったという病歴から，片頭痛が合併している可能性も高い。

■ 治療の選択肢は？

痙攣後にだけ頭痛が起こるような場合，最も有効な治療は，抗てんかん薬による痙攣の予防である。痙攣のないときにも頭痛が起こる場合は，頭痛にも効果のある抗てんかん薬を使用するとよい。トピラマートやバルプロ酸などの抗てんかん薬は，痙攣にも片頭痛にも効果的であろう。ガバペンチンに関しては，エビデンスがまだ確かでない。

てんかん発作後頭痛の対症療法については，指針となるほどのエビデンスがほとんどない。てんかん発作後頭痛が片頭痛の特徴をもっているなら，症例報告および臨床経験上，片頭痛薬の使用が支持される。ちなみに，てんかん発作後頭痛と片頭痛を併発している患者の中には，てんかん発作後頭痛は通常の片頭痛よりもはるかに痛いと訴える人もいる。

まれではあるが，トリプタンや非ステロイド性抗炎症薬（NSAIDs）がてんかん発作後頭痛に効果的でない場合，例外的にバルビツール酸系鎮痛薬やオピオイドを使用する。通常の片頭痛治療と同様に，頭痛の主な随伴症状が悪心である場合は，制吐薬の使用を検討すべきである。

本症例では，スマトリプタンの皮下投与と経口プロクロルペラジンで治療が行われた。これは，痙攣後と発作間欠期に起こるほとんどの頭痛に効果があった。その後の外来で，患者はこの処方でも改善しないひどい頭痛がまだ少しあると訴えており，そのときに使用するバルビツール酸系鎮痛薬が処方された。

> **解説**

てんかんと頭痛は併存することはあるが，臨床上は区別するのが一般的である．そのため，脳波は典型的な頭痛患者の初期評価には役立たない．これは米国神経学会（American Academy of Neurology）の診療指針に記載されている．脳波の使用は，後頭葉てんかんが考慮されるような非典型的な視覚性前兆をもつ患者で推奨される．

頭痛がてんかんの唯一の症状となるのは非常にまれだが，一方で，痙攣後に頭痛がほかの症状と随伴して起こるのは珍しくない．てんかん発作後頭痛は比較的よくみられ，てんかん患者の半分にまで及ぶ．小児ではもっと頻度が高い．一般的であるにもかかわらず，てんかん発作後頭痛はしばしば見過ごされている．これは，頭痛がそれほどひどくなかったり，痙攣に関心が注がれ，その後に続く頭痛が"覆い隠されてしまう"せいかもしれない．このような頭痛はときに厄介で，一般的な鎮痛薬が効かないため，しばしば医学的な関心を集める．

> **診断**
>
> てんかん発作後頭痛，片頭痛との合併

> 💡 **Tip**
>
> てんかん発作後頭痛はコモンな疾患で，重篤となることがある．てんかん患者への問診時，てんかん発作後頭痛や片頭痛の症状を確認しそびれると，治療が遅れることになる．

間欠性の充血眼と頭痛

> **症例**
>
> 44歳の女性．頭痛に伴う間欠性の右眼の充血と眼球突出を訴えている．最近5年間は，この症状は少なくとも1年に1回は起こり，最長で2週間程度続いた．症状のある期間は，同側に10/10のひどい頭痛が起こり，片頭痛の特徴はない．症状が終わる頃には，視界がぼんやりする．抗菌薬やステロイドの点眼薬で治療されていたが，効果はなかった．最近では，症状は今までよりも長くなり，入院中の家族への面会に病院を訪れた際，通りすがりの医師が患者に救急受診するよう勧めてきたという．

■ 間欠性の充血眼を伴う頭痛の鑑別疾患は？

眼の充血は，自律神経障害や静脈うっ滞，炎症性疾患により引き起こされる．本症例では，症状が間欠的，片側性であり，発熱など他の随伴症状はないので，眼窩蜂巣炎のような炎症性疾患は考えにくい．蜂巣炎が自然寛解することもありえない．

群発頭痛は片側の充血眼と同側に痛みを呈するが，定義上は個々の頭痛発作が3時間以上持続することはない．慢性群発頭痛の患者では，眼窩部や側頭部に慢性の軽度な不快感を訴える場合もあるが，本症例の激しい痛みとは合致しない．

間欠性の急性閉塞隅角緑内障も鑑別に挙げられるが，通常は2週間も持続することはない．典型的な閉塞隅角緑内障の持続時間は30～60分である．通常，光暈（halo）のようなほかの症状も随伴するが，この患者が訴えていたのは視界の不鮮明さだけだった．さらに，暗い環境，長時間の手先の作業，くしゃみなど，急性閉塞隅角緑内障の誘因となるような状況はこの患者にはなかった．

眼球突出は群発頭痛や緑内障の特徴ではない．眼窩内や眼窩後部の腫瘍性病変は可能性がないわけではないが，間欠性の眼球突出や充血眼の原因とは考えにくい．海綿静脈洞血栓症はこれらの症状をきたすことがあるが，通常は寛解したり再発したりすることはない．

■ この患者に必要な検査は？

間欠性の眼の腫脹と充血は血管病変の可能性を示唆しており，脳血管の画像検査が必要である．症状があるときに診察してみると，右眼球の突出や眼瞼下垂，右眼の軽度視力低下と上強膜血管の拡張がみられた．視神経乳頭は正常だったが，右眼の網膜はい

くらか静脈怒張を認めた。眼球突出時に患者が「自分の心拍が聞こえる」と言ったことがきっかけで，内頸動脈海綿静脈洞瘻が疑われた。

MRAでは瘻孔は認めなかったが，右側の海綿静脈洞は拡張していた。脳血管造影検査で右側の内頸動脈海綿静脈洞瘻が確認された。

解説

内頸動脈海綿静脈洞瘻による眼の痛みや視力障害，眼球突出は，眼球および脳静脈のうっ滞によって起こりうる。本症例では，患者自らに聞こえた眼窩の血管雑音など疑わしい所見と，症状が再発・寛解するといった特徴から内頸動脈海綿静脈洞瘻が示唆された。

内頸動脈海綿静脈洞瘻では，通常は内頸動脈，外頸動脈の硬膜枝を介して頸動脈と海綿静脈洞との間に異常交通（動静脈瘻）が形成されている。この瘻孔は外傷でも生じるが，非外傷性の原因はまだわかっていない。

海綿静脈洞の圧上昇は眼球の著しい静脈うっ滞を招き，視力障害を引き起こす。小さな瘻孔は自然に塞がることもあるが，症状を伴う大きな病変の場合は，異常交通を閉鎖するために血管内手術を要するのが一般的である。

診断

内頸動脈海綿静脈洞瘻

💡 Tip

充血眼，眼球突出を伴う頭痛は一次性頭痛とは合致せず，精査が必要である。

朝の頭痛を訴える若い女性

症例

24歳の女性。新規発症した両側の，前頭部および眼窩後部痛を訴えている。頭痛は毎日，朝に始まり，その日のうちには寛解する。随伴症状はなく，頭痛の既往歴もない。神経学的所見は正常であった。鼻・副鼻腔疾患による頭痛と診断され，市販の鼻づまり治療薬を勧められた。

頭痛は一旦は改善したが，3カ月後により激しくなって再燃した。患者は，カルテに"神経学的異常なし"と書いていた担当医のもとに舞い戻った。頭部CTが指示され，神経学的評価のために紹介となった。

本症例で画像検査をするのは妥当なのか？

頭痛はコモンな疾患で通常は良性であり，その場合，随伴する異常はなく神経所見は正常である。このような患者が，片頭痛や緊張型頭痛のような一次性頭痛の診断に当てはまるなら，精査する意義はないだろう。こうした状況では，神経画像検査で臨床的に意味のある異常を発見できる可能性は0.1％程度である。画像検査の代わりに，患者に安心感を与えたり，想定される良性疾患の治療を行うことが適切である。

しかし本症例では，明らかな鼻副鼻腔炎の所見がないにもかかわらず，鼻・副鼻腔疾患による頭痛という診断が下された。患者は片頭痛を発症しやすい年齢ではあるが，悪心や光・音過敏といった典型的な片頭痛の特徴はなかった。初期には改善したにもかかわらず，頭痛は進行性である。したがって，頭痛の原因となりうる疾患を評価するために神経画像検査を行うのは適切であろう。

頭部CTでは頭蓋内病変を認め，眼底検査では，初期のうっ血乳頭が神経内科医によって確認された。頭部MRIでは左後頭蓋窩に4cm大の造影病巣がみられ，小脳および隣接する脳幹を著しく圧排し，第四脳室も部分的に圧迫していた。患者はさらなる精査のために入院となり，最終的には髄芽腫の診断となった。

本症例は良性疾患のようにみえた。何を見逃していたのか？

これは新規発症の頭痛で，一次性頭痛のどの基準に

も明確には合致しないものであった。初診時には神経学的所見はないとされたが，カルテには眼底所見の記載はなかった。これでは神経学的に正常とはいえないことは明らかである。眼底鏡による検査を注意深く行っていれば，うっ血乳頭を見つけ，髄芽腫をもっと早く診断できたかもしれない。初期に頭痛が改善したことも，誤った安心感につながってしまったのだろう。

解説

脳腫瘍患者の50%はどこかの時点で頭痛を呈するが，初発症状として出現するのはまれである。にもかかわらず医師が心配するのは，頭痛を発症し，ほかに随伴症状がない患者が実は致死的な脳腫瘍であった，といった今回のようなケースである。

このような症例を理解したうえでも，すべての新規発症頭痛の患者にむやみに画像検査を行うべきではない。新規発症の頭痛であっても随伴症状が皆無であれば，危険な疾患による頭痛の検査前確率は低い。本症例ではそうではなかったが，ほとんどの画像所見は"偶発的に見つかった"無症候性の腫瘍であり，治療方針に影響を与えない。

むしろ本症例では，個々の新規発症頭痛患者に対する，眼底鏡での診察を含めた包括的な神経学的検査の重要性が浮き彫りになった。また，外来での経過観察と臨床的評価が大切であることもわかる。初診時には頭痛の原因である脳腫瘍を見逃しているが，症状が増悪した際には適切な検査が行われている。

診断がはっきりしないときは，頭痛の臨床経過を注意深く観察し，情報を集めることが最適な方法である。この"注意深い経過観察（watchful waiting）"という戦略により，過剰な検査による有害事象や無駄なコストを避け，重要な問題を見逃す可能性を最小限にとどめることができる。

診断

髄芽腫

Tip

頭痛の評価で眼底鏡による診察を怠ると，誤診につながる。眼底の注意深い診察は，頭痛を訴える患者において身体診察の基本である。

もう1つの朝の頭痛

症例

58歳の肥満男性。10代の頃から反復性片頭痛があり，1年前から始まった亜急性の慢性頭痛を訴えて受診。頭痛は頭全体に起こり，中等度〜重度で拍動性の痛み。軽度の光・音過敏を伴い，運動により増悪する。前兆はない。毎朝，目覚めると痛みがあり，頭痛で起きることもあった。睡眠は途切れがちで，これまでずっと"いびきかき"であったという。ガールフレンドは，患者がここ2年間以上，周期的に無呼吸になることに気づいていた。よく眠れなかった日の翌朝は，頭痛はひどくなるのが常だった。脳のMRIは正常だった。片頭痛疑いという診断のもと，片頭痛治療薬や予防薬が数多く処方されたが，わずかに効果があるだけだった。日常生活は著しく制限されてしまった。

考えられる診断は？
次に行うべき検査は？

この患者には一次性頭痛，すなわち反復性片頭痛の病歴があり，連日の頭痛は，反復性片頭痛から慢性片頭痛への移行と説明できそうである。いびきと睡眠時の病的呼吸は，いずれも片頭痛増悪のリスク因子である。

頭痛は毎日，朝に始まり，朝が一番ひどいというのは，多くの重症慢性頭痛患者によくみられる。これは特定の診断を示す特徴ではない。しかし，夜間の低酸素症は朝の頭痛の原因となり，睡眠時無呼吸症候群と関係する。ガールフレンドが証言していた睡眠時無呼吸とも合致すると考えられる。

ポリソムノグラフィの結果は，中等度の閉塞性睡眠時無呼吸症候群であった。持続気道陽圧（CPAP）による治療が開始され，毎日の頭痛は1週間で改

表 3.2	閉塞性睡眠時無呼吸症候群（OSAS）の徴候

- 朝の頭痛
- いびき
- 日中の眠気
- イライラする
- 眠ってもスッキリしない
- 肥満
- 首周囲径が太い
- コントロール不良の高血圧

善した。しかし，時々起こる間欠性の片頭痛は続いていた。

解説

閉塞性睡眠時無呼吸症候群（obstructive sleep apnea syndrome：OSAS）はしばしば頭痛を伴い，反復性片頭痛から慢性片頭痛へ移行させるリスク因子となる。慢性頭痛か起床時の頭痛を訴える患者全員に，夜間の頻回の覚醒がないか，一緒に寝る人が睡眠時無呼吸を目撃していないか，睡眠でスッキリしない・日中の傾眠傾向がある・イライラする，などのOSASの症状を問診すべきである（**表3.2**）。OSASのリスク因子〔肥満指数（BMI）の上昇，下顎後退，首周囲径が大きいことなど〕も定期外来診療で簡単に確認できる。患者によっては完全に無呼吸ではないものの，夜間の低酸素症をきたし，無呼吸と同様に頭痛の原因となっている場合もある。

OSASと夜間の低酸素症は，酸素飽和度を持続測定できるポリソムノグラフィで評価できる。治療抵抗性の頭痛をもつ患者で，OSASの症状を訴える場合やそのリスク因子を複数もつ場合は，睡眠専門医やポリソムグラムの専門家へ紹介すべきである。予備的研究では，頭痛とOSASをもつ患者のほとんどは，疾患が適切に治療されれば頭痛も軽減すると報告されている。

本症例の患者では既知の一次性頭痛があり，これが他の刺激による頭痛の呼び水となり，今回はその刺激がOSASであった。しかし，片頭痛の治療だけでは頭痛は完全には改善しなかった。OSASの治療が開始されると，頭痛は以前の反復性片頭痛のパターンに戻った。このように，既知の一次性頭痛をもつ患者でその性状が変化した場合には，他の潜在的な原因や頭痛の増悪因子を探し出すことが重要である。

診断

閉塞性睡眠時無呼吸症候群（OSAS）により，反復性から慢性に移行した片頭痛

💡Tip

OSASは治療が難しい慢性頭痛の原因となる。頭痛は無呼吸の治療により軽快することが多い。

中年男性の片側固定性の頭痛

症例

35歳の男性。5年前から，左側に固定された（右側に移動しない）反復性の頭痛に悩まされている。頭痛は激しくなることもあり，コントロール不良であった。片頭痛など慢性頭痛の家族歴はないものの，患者は片頭痛と見なされていた。脳MRIでは小さな下垂体腺腫があったが，他への圧排や伸展は認めなかった。内分泌学的症状はなし。患者は，このMRI所見が頭痛の原因とは考えにくいとの説明を受け，片頭痛治療が進められていた。

3年後，この頭痛は激しい慢性頭痛となり，患者は仕事ができなくなった。再び施行された脳MRIでは，腺腫の大きさは増大していたが，圧排や伸展の所見はまだみられていなかった。注意深く問診したところ，早期の先端巨大症に合致する所見が得られた。靴や手袋のサイズが大きくなったり，歯茎の肥厚などである。脳神経外科医による診察では，蝶形骨洞的アプローチによる外科的切除が提案された。手術の1カ月後，頭痛はほぼ完全になくなり，患者は復職を計画している。

最初の MRI 所見は頭痛と無関係である，と説明すべきだったのか？

おそらく，そのような説明はすべきでなかった。なぜなら下垂体腺腫の患者では，頭痛は驚くほどよくみられる。実際，初発症状の 40〜70％を占めるのである。これは腫瘍の大きさとは関係ないようである。ある小規模後向き研究によれば，頭痛に悩まされる下垂体腫瘍患者の半数近くは手術後に頭痛の改善を認めており，因果関係の存在が示唆されている。しかし患者の 15％は，術後に頭痛が悪化している。このように因果関係ははっきりしないため，一般的には，頭痛単独では手術の十分な適応とはならない。

下垂体腫瘍の患者における頭痛の特徴は？

ある研究で，下垂体腺腫の患者 84 人における頭痛の特徴が調べられた。頭痛は患者の 88％で片側固定性，その半分以上が拍動性であった。実際に，大多数の患者は片頭痛の特徴を多く併せもっていた。片頭痛の特徴の有無は片頭痛の家族歴と関連していた。おそらく，片頭痛の遺伝的素因のある患者では下垂体腺腫による頭痛が起こりやすい。

このように，"脳腫瘍による頭痛がある患者は緊張型頭痛の特徴をもつ"という一般原則には一致せず，下垂体病変に関連した頭痛は，反復性片頭痛または慢性片頭痛の診断基準に合致しやすい。

そのほか下垂体病変と関連する頭痛のタイプには，群発頭痛，SUNCT（結膜充血および流涙を伴う短時間持続性片側神経痛様頭痛発作），一次性穿刺様頭痛などがある。腫瘍の種類と頭痛のタイプに関連はない。興味深いことに，下垂体病変による頭痛のうち，脳腫瘍による頭痛と，（視床下部あるいは）下垂体の分泌過多または分泌不全による頭痛の診断基準を満たすものはわずかであるため，分類法の改訂が提唱されている。半数近くの患者は，頭痛のために日常生活が著しく制限されている。

解説

下垂体病変と関連する頭痛は典型的な片頭痛よりも重篤で，片側の場合，しばしば固定性となる。頻度は低いが，群発頭痛や他のまれな一次性頭痛と紛らわしいこともある。また，慢性の頭痛となり，日常生活を妨げる。成長ホルモン産生またはプロラクチン産生下垂体腫瘍は，ホルモン非産生腫瘍よりも頭痛と関連することが多い。頭痛と腫瘍の径・体積・圧排が関係しないことから，物理的な牽引が頭痛の主な要因ではないことが示唆される。これらの頭痛の病態生理は，腫瘍の物理的特徴ではなく，ホルモン活性と関連している可能性が高い。

成長ホルモン産生腫瘍へのソマトスタチンアナログ（例：オクトレオチド）の使用や，プロラクチン産生腫瘍へのドパミン作動薬（例：カベルゴリンやブロモクリプチン）の投与により，激しい頭痛から解放された症例が報告されている。

診断

成長ホルモン産生下垂体腺腫に関連した頭痛

💡 Tip

下垂体腺腫は，頭痛患者の神経画像でよく見かける偶発的な所見で，これが頭痛の原因となっているか判断するのは難しい。頭痛が片側で固定性の場合，病歴上の特徴はその頭痛が片頭痛以外の原因である場合が多いことを示唆する。

死に至る片頭痛

症例

53 歳の男性。片頭痛の長い病歴があり，前兆として，視覚性前兆と言語障害を伴う。2 カ月続く重度の左側頭痛の果てに死亡した。この頭痛は持続する視覚障害を伴い，これまでの視覚性前兆と一致していた。片麻痺も頭痛とともに出現していたが，いつもの片頭痛のとりわけ長いパターンと考えられていた。

■ 片頭痛で死亡することがあるのか？

ここで，我々は少しズルをしている。なぜなら本症例は，我々が経験したものではないからだ。実をいうと，この症例は約130年前，フランスの著名な神経内科医であるJean-Martin Charcotのもとで研修生活を過ごしたFéréによる記録である。BousserとWelchは，これを"史上初の致死的な片頭痛性脳卒中（lethal migrainous stroke）"と称した。ただし，"剖検が行われていないため，正確な死因は不明である"とも記している。

"致死的片頭痛（fatal migraine）"という言葉は神経学領域の文献で見かけることがあるが，通常は，明らかな片頭痛前兆が持続し，やがては最高点に達して脳卒中となり死亡した症例でこう呼ばれている。当然だが，このような症例で，頭痛が脳卒中の初期症状であったのか，頭痛によって脳卒中が起きたのかを判断するのは常に困難である。

■ 前兆のある片頭痛は，どのようにして脳卒中を引き起こすのか？

これは明確にはわかっていない。最も可能性が高いのは，片頭痛前兆によって生じた脳の低灌流により，脳梗塞が引き起こされたとする説である。脳血流の低下は片頭痛前兆で起こることが知られているが，通常は虚血症状を呈するほどではない。前兆のある片頭痛は頻度が高く長期にわたり，生涯のうちに何百という前兆をきたす。真の片頭痛性脳梗塞はまれだが，脱水や過凝固に片頭痛前兆が重なると，脳血流がさらに低下し脳梗塞をきたしうる。

ほかにも，前兆のある片頭痛は卵円孔開存や脳動脈解離など，他の脳梗塞の原因と関連しているとする説がある。個々の片頭痛発作に使用する血管攣縮治療薬が脳卒中の原因となっている可能性もある。また，片頭痛は血管内皮障害など，脳卒中の危険性を高める血管リスク因子と関連しているとする説もある。最後に，片頭痛になりやすい脳の目印である"大脳皮質拡延性抑制"の閾値の低下は，全体的に脳虚血への感受性を促進する。

解説

現在のICHD-3βでは，"片頭痛性脳梗塞（migrainous infarction）"という診断名は，既知の前兆のある片頭痛患者にのみ使用される。脳梗塞は典型的な前兆の最中に発生し，神経画像検査では，関連する脳の部位に虚血性梗塞病変が描出される。脳梗塞を起こしうる他の原因は，慎重な精査のうえで除外されなければならない。片頭痛性脳梗塞の基準に合致する患者でも，のちに脳梗塞のまれな原因である心臓粘液腫や脳動脈瘤などが証明されたとする報告が複数ある。

驚くことではないが，真の片頭痛性脳梗塞は大半が後頭葉に起こる。これは，前兆のほとんどが視覚症状であり，同部位から生じていることに一致する。さらに片頭痛性脳梗塞では，脳梗塞が発症するまで長時間続く前兆が数多く報告されている。遷延性前兆と真の片頭痛性脳梗塞の鑑別には，拡散MRIの技法の1つとして知られる拡散係数画像が利用されている。

過去にあったもう1つの症例を紹介して，この章を締めくくろう。47歳の男性は，長期にわたり典型的な視覚性前兆のある片頭痛を患っていた。視覚性前兆は毎回，左側に閃輝暗点があり，それは徐々に出現し20分程度で消えていく。その後に，片頭痛の診断に合致する頭痛が出現する。ある日，彼は典型的な視覚性前兆に見舞われたが，視覚異常は改善せず，永続的な左上1/4の視野欠損が残ってしまった。これについてどう考えるか？

これは実際にあった症例で，病理医Frank Malloryの身に起きたものである（Polyakに師事し，BousserとWelchによって報告された）。Malloryには前兆のない片頭痛があり，47歳のとき，典型的な視覚性前兆の最中に，永続する左上1/4の視野欠損が生じた。30年後に死亡した際に剖検が行われ，鳥距溝の梗塞が明らかとなった。

> **診断**
>
> 最初の症例は片頭痛性脳梗塞による死亡として矛盾はないが，130年前の症例であり，剖検が行われていないために"致死的片頭痛"の確定診断は不可能である。

💡Tip
真の片頭痛性脳梗塞はまれであり，他の原因による脳梗塞の症候性前兆や，遷延性前兆で脳梗塞を伴わないものと鑑別するには，注意深い評価が必要である。

新米の母親を襲ったひどい頭痛

> **症例**
>
> 28歳の女性。硬膜外麻酔下で鉗子での補助経腟分娩を行ったが，その6時間後に急性の頭痛が出現した。患者には前兆のある反復性片頭痛の既往があり，いつもはスマトリプタンで治療していた。この頭痛は妊娠中も改善することはなかったが，アセトアミノフェンとベッド上安静のみでしのいでいた。
>
> 分娩の8時間後に，悪心と視界のぼやけを伴う重度の両側前頭部の頭痛を訴えた。これは，以前の片頭痛と似てはいたが，はるかに激しかった。神経学的診察では，軽度の全体的な腱反射亢進を認めたが，その他の異常はみられなかった。尿一般検査では蛋白尿は認めず，血圧は132/82 mmHg。患者は分娩後のひどい頭痛を予測していたといい，スマトリプタンで治療できないか尋ねている。

■ この患者にスマトリプタンを投与するか？
患者はもはや妊娠しておらず，胎児への予期せぬ影響を恐れてスマトリプタンの使用を避ける理由はない。米国小児学会（American Academy of Pediatrics）では，授乳婦へのスマトリプタン使用を容認しており，乳児への授乳も絶対禁忌とならない。

頭痛は産褥期の女性の1/3に発症し，片頭痛の既往をもつ女性ではより頻度が高い。実際に，産褥期の頭痛がある女性1,000人を対象とした研究では，3/4の症例で原因は片頭痛か別の一次性頭痛であった。この患者には前兆のある片頭痛の既往があり，妊娠中も明らかな改善はみられなかった。このことは，前兆のある片頭痛の女性は前兆のない片頭痛の女性と比べて，妊娠による改善を示さないという疫学的証拠とも合致する。

以上の事実から，本症例の頭痛は片頭痛であり，スマトリプタンが適切な治療であることは容易に理解できる。ところが，スマトリプタンを投与しても頭痛は改善しなかったのである。事実，患者は徐々に意識が朦朧となり，混乱状態となった。そして，2回目のスマトリプタン投与後数時間で全般性痙攣をきたした。

■ 本症例は片頭痛ではないのか？
この患者の頭痛は，もはや片頭痛によるものとは思えない。片頭痛という診断は"つじつまが合う"ようにみえるが，本症例ではそうではないようだ。認知エラーの1つである早期閉鎖（premature closure）に陥ったようである。産褥期に起こる頭痛で，頻度の低いほかの原因もまた，"つじつまが合う"かもしれない。

例えば，子癇前症は周産期に発症し，片頭痛の既往をもつ女性でより頻度が高く，特に前兆のある片頭痛に多い。本症例では，患者の血圧は産褥期に予想される値よりも高く，診察では腱反射亢進を呈した。さて，彼女は今，痙攣している。これは本当に子癇前症なのだろうか。

産褥期に起こる頭痛の鑑別診断は多く，本症例で起こった所見を合理的に説明できる疾患はほかにも複数ある。二次性の産褥期頭痛は，血管性（脳卒中，静脈洞血栓症，動脈解離，血管炎，可逆性脳血管攣縮症候群（RCVS）〕と非血管性（子癇前症/子癇，特発性頭蓋内圧亢進症，硬膜穿刺後頭痛）に分類され

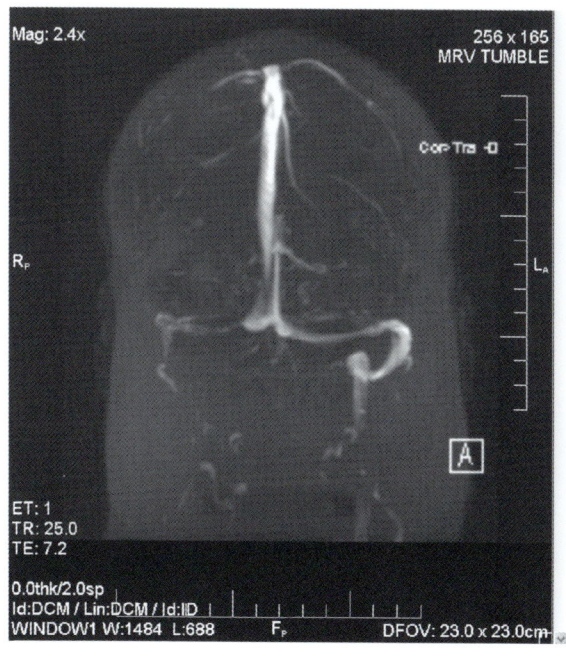

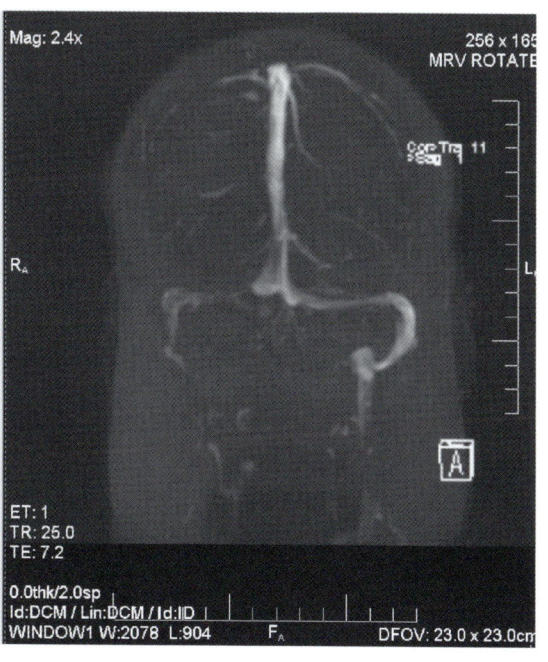

図 3.1 ▶ 右横静脈洞の流速低下を示す，脳静脈血栓症の MRV 像

る。とりわけ，脳静脈血栓症のおよそ40％は痙攣をきたし，子癇前症/子癇とともに鑑別疾患の一番手に挙がる。

本症例では直ちにマグネシウムとフェニトインが静注され，血管の異常を検索するために MRI，MRA，MRV が行われた。MRV で横静脈洞血栓症（図3.1）の存在が明らかとなった。患者には，低分子ヘパリンと経口のワルファリンが投与された。

解説

脳静脈血栓症を最も発症しやすいのは妊娠第3三半期と分娩後1カ月である。頭痛は最多の症状で，約90％の症例でみられる。ある報告では，約1/3の症例で片頭痛様の頭痛を呈するとされており，脳静脈血栓症による早期の頭痛と片頭痛との鑑別が難しいことがよくわかる。

脳静脈血栓症での頭痛は，おそらく，突然の脳静脈うっ滞による頭蓋内圧亢進によって生じる。うっ血乳頭はよくみられる所見である。脳静脈血栓症患者の約1/3は頭蓋内出血を併発する。頭痛は，脳静脈血栓症の治療後も遷延することがある。

米国心臓協会（American Heart Association）/米国脳卒中協会（American Stroke Association）のガイドラインでは，脳静脈血栓症を発症した女性に対して，第Ⅴ因子 Leiden，プロテイン S 欠損症，プロテイン C 欠乏症などの血栓傾向の素因を検査することと，次回以降の妊娠での低分子ヘパリン投与が推奨されている。

急性発症の重篤な頭痛は，特にそれが局所神経症状と関連する場合には，血管性の原因を示唆する。このような臨床像では，たとえ患者の病歴が良性頭痛を示すものであっても，積極的な検索が推奨される。本症例では，スマトリプタンが直接患者に危害を加えたとは考えにくいが，かといって可逆性脳血管攣縮症候群のような，産褥期頭痛のよくある他の原因によるともいえない。このような症例では，トリプタンやエルゴタミンのような血管収縮薬の使用は，脳卒中を引き起こすこともある。

診断

脳静脈血栓症

💡Tip

産褥期の頭痛はよくあるが，最大 1/4 は片頭痛以外の原因で起こり，例えば血管収縮薬で増悪するもの，深刻な血管病変によるものがある．そのため，産褥早期の頭痛では，トリプタンやエルゴタミンといった血管収縮薬の使用は避けたほうが無難である．

参考文献

巨細胞性動脈炎

Ezeonyeji AN, Borg FA, Dasgupta B. Delays in recognition and management of giant cell arteritis: results from a retrospective audit. *Clin Rheumatol*. 2011;30(2):259-62.

Graber ML, Franklin N, Gordon R. Diagnostic error in internal medicine. *Arch Intern Med*. 2005;165(13):1493-9.

Poole TR, Graham EM, Lucas SB. Giant cell arteritis with a normal ESR and CRP. *Eye*. 2003;17(1):92-3.

蝶形骨洞炎

Digre KB, Maxner CE, Crawford S, Yuh WTC. Significance of CT and MR findings in sphenoid sinus disease. *AJNR Am J Neuroradiol*. 1989;10:603-6.

Lew D, Southwick FS, Montgomery WW, Weber AL, Baker AS. Sphenoid sinusitis. A review of 30 cases. *N Engl J Med*. 1983;309(19):1149-54.

Proetz AW. The sphenoid sinus. *BMJ*. 1948;2:243-5.

一酸化炭素中毒

Balzan MV, Agius G, Galea Debono A. Carbon monoxide poisoning: easy to treat but difficult to recognise. *Postgrad Med J*. 1996;72:470-3.

Heckerling PS. Occult carbon monoxide poisoning: a cause of winter headache. *Am J Emerg Med*. 1987;5(3):201-4.

Heckerling PS, Leikin JB, Maturen A, Perkins JT. Predictors of occult carbon monoxide poisoning in patients with headache and dizziness. *Ann Intern Med*. 1987;107(2):174-6.

てんかん発作後頭痛

Förderreuther S, Henkel A, Noachtar S, Straube A. Headache associated with epileptic seizures: epidemiology and clinical characteristics. *Headache*. 2002;42(7):649-55.

Ito M, Nakamura F, Honma H, *et al*. A comparison of post-ictal headache between patients with occipital lobe epilepsy and temporal lobe epilepsy. *Seizure*. 1999;8(6):343-5.

Jacob J, Goadsby PJ, Duncan JS. Use of sumatriptan in post-ictal migraine headache. *Neurology*. 1996;47(4):1104.

Rogawski MA. Migraine and epilepsy - shared mechanisms within the family of episodic disorders. In: Noebels JL, Avoli M, Rogawski MA, Olsen RW, Delgado-Escueta AV, editors. *Jasper's Basic Mechanisms of the Epilepsies*[Internet], 4th edition. Bethesda, MD, National Center for Biotechnology Information(US). 2012.

Scher AI, Bigal ME, Lipton RB. Comorbidity of migraine. *Curr Opin Neurol*. 2005;18(3):305-10.

内頸動脈海綿静脈洞瘻

Miller NR. Dural carotid-cavernous fistulas: epidemiology, clinical presentation, and management. *Neurosurg Clin N Am*. 2012;23(1):179-92.

髄芽腫

Ang C, Hauerstock D, Guiot MC, *et al*. Characteristics and outcomes of medulloblastoma in adults. *Pediatr Blood Cancer*. 2008;51(5):603-7.

Chan AW, Tarbell NJ, Black PM, *et al*. Adult medulloblastoma: prognostic factors and patterns of relapse. *Neurosurgery*. 2000;47(3):623-31; discussion 631-2.

Leary SE, Olson JM. The molecular classification of medulloblastoma: driving the next generation clinical trials. *Curr Opin Pediatr*. 2012;24(1):33-9.

Malheiros SM, Franco CM, Stávale JN, *et al*. Medulloblastoma in adults: a series from Brazil. *J Neurooncol*. 2002;60(3):247-53.

閉塞性睡眠時無呼吸症候群(OSAS)

Bigal ME, Lipton RB. Modifiable risk factors for migraine progression. *Headache*. 2006;46(9):1334-43.

Bigal ME, Lipton RB. What predicts the change from episodic to chronic migraine? *Curr Opin Neurol*. 2009;22(3):269-76.

Neau JP, Paquereau J, Bailbe M, *et al*. Relationship between sleep apnoea syndrome, snoring and headaches. *Cephalalgia*. 2002;22(5):333-9.

下垂体病変に関連した頭痛

Giustina A, Gola M, Colao A, *et al*. The management of the patient with acromegaly and headache: a still open clinical challenge. *J Endocrinol Invest*. 2008;31(10):919-24.

Levy MJ, Matharu MS, Meeran K, Powell M, Goadsby PJ. The clinical characteristics of headache in patients with pituitary tumours. *Brain*. 2005;128(Pt 8):1921-30.

Melmed S, Casanueva F, Cavagnini F, *et al*. Consensus statement: medical management of acromegaly. *Eur J Endocrinol*. 2005;153(6):737-40.

片頭痛患者に生じた脳卒中

Bousser MG, Welch KMA. Relation between migraine and

stroke. *Lancet Neurol*. 2005;4:533-42.

Féré C. Note sur un cas de migraine ophtalmiqueàaccès répétéssuivis de mort. *Rev Med*(*Paris*). 1883;3:194-201.

Kurth T, Chabriat H, Bousser MG. Migraine and stroke: a complex association with clinical implications. *Lancet Neurol*. 2012;11:92-100.

Polyak S. *The Vertebrate Visual System*. Chicago, IL, University of Chicago Press, 1957.

脳静脈血栓症

Breteau G, Mounier-Vehier F, Godefroy O, *et al*. Cerebral venous thrombosis 3-year clinical outcome in 55 consecutive patients. *J Neurol*. 2003;250:29-35.

Saposnik G, Barinagarrementeria F, Brown RD Jr., *et al.*; on behalf of the American Heart Association Stroke Council and the Council on Epidemiology and Prevention. Diagnosis and management of cerebral venous thrombosis: a statement for healthcare professionals from the American HeartAssociation/American Stroke Association. *Stroke*. 2011;42(4):1158-92.

Chapter 4 検査のピットフォール：画像検査と髄液検査

頭痛の多くの原因は，病歴と身体所見から同定できる。一次性頭痛の診断基準を明らかに満たす患者では，追加の検査は一般に不要である。しかし，症例によっては別の診断が臨床的に疑われ，危険な疾患を"除外"するのに検査が必要となる。これはたいてい，占拠性病変などの解剖学的な異常や機械的圧迫といった原因が頭痛を引き起こしていないかを考える場合である。そのため，良い症例では，画像検査と髄液検査が頭痛診療で最も重要なツールとなるような症例もあるが，逆に検査の誤りや有害事象を引き起こす場合も多い。

必要な検査を指示しなかったり，検査の結果を誤って解釈したり，憂慮すべき検査結果を追跡しないと，避けられたはずの害が生じることは皆知っているだろう。しかし，不必要な検査で生じる害や，ほかの検査に伴って生じる定量化しにくい害について考えることには，皆あまり慣れていない。例えば，偽陽性の結果がもたらす医原性の不安や，放射線検査による発癌リスクなどの晩期障害がある。

本章では，画像検査や髄液検査が過剰に行われたり，逆に行われなかったり，誤って行われた症例をみていく。また，検査の結果，合併症が生じた症例についても扱う。これらの症例に一貫する教訓は，検査を指示するという臨床決断と検査結果の解釈は，個々の患者と固有の臨床状況に基づいて行わなければならないということである。臨床像に合わない検査結果が出た場合は，患者の状況を注意深く再評価すべきである。検査に伴う合併症やその適切な管理もまた，頭痛診療の重要な側面である。

救急部での難治性片頭痛

> **症例**
>
> 救急医から夜間に相談の電話がかかってきた。かかりつけ医として診ている20歳の女性患者が，間欠的なひどい頭痛で救急受診しているという。患者の頭痛発作は月に平均2回あり，片頭痛の診断基準を満たしている。いつもはスマトリプタン内服がよく効くが，ときおり強い頭痛と嘔吐で目が覚めてしまい，服用できないこともある。そういうときは救急部に治療を受けに行っており，今回もそのパターンであった。
>
> カルテによると，過去3年間に同様の頭痛で6回の救急受診歴があるという。救急医によれば，患者の神経学的所見は正常で，これまでに行った頭部CT 3回，頭部MRI 1回，髄液検査1回はいずれも正常とのこと。

■ 追加の検査は必要か？

答えは"不要"である。コントロールできない激しい痛みは緊急性があり，救急受診の理由として適切である。しかし，患者の臨床状況には頭痛の危険な原因を疑う要素はなく，追加検査の必要性も示唆しない。この患者は片頭痛の診断基準を満たしている。同様の頭痛で過去に救急受診歴がある。嘔吐が頭痛に頻回に合併しており，そのために内服薬を飲めないというのが今回の主な受療動機である。

頭部CTや他の検査を追加しても，その後の診療方針を変えるほどの結果が得られるとは考えにくい。さらに，画像検査に伴う放射線被曝のリスクは

無視できるものではない。このリスクは年齢に大きく依存し，成人よりも小児のほうが高い。診断的CT検査のリスクに関する最近のレビューでは，次のように結論されている。「まとめると，疫学的研究から以下の直接的なエビデンスが得られている。すなわち，頻回のCT検査による各臓器単位の放射線被曝量は…癌のリスクを高める。このエビデンスは成人では確実であり，小児では非常に確実性が高い」。

本症例における合理的な診療プランは，追加の検査を控えて，スマトリプタン皮下注射で治療することであろう。この治療が有効で患者が注射に耐えられるなら，スマトリプタン自己注射を処方する。そうすれば，患者は経口薬が摂取できないときでも皮下注射を自分で行える。他章でも述べたとおり，片頭痛に伴う著明な嘔吐の病歴がある患者では，このような非経口の"レスキュー"治療を選択肢に加えることが有益である。

頭部単純CTの1回あたりの放射線リスクは定量化できるのか？

答えは"できる"である。放射線量は，体重1kgあたりに吸収された電離放射線のエネルギー量で測定される。これは画像検査の種類，検査中に行われる走査の数，使用される装置などの因子によって変動する。

CTの放射線量は単純X線の線量よりもかなり高い。例えば，通常の頭部CT検査による推定放射線量は340ミリシーベルトである。1回の頭部単純CTの線量は少なくみえるが，この程度の線量への曝露でさえ，生涯における発癌リスクは統計学的に有意に上昇するという良質な研究報告がある。このリスクは，より高線量の被曝に関する研究から推定されたのではなく，同程度の放射線量を受けた患者群の長期追跡結果に基づいている。例えば，20歳時での1回の頭部単純CTの生涯寄与リスクは約0.01％と見込まれる。10歳時では0.02％である。個々の患者ではリスクは低いものの，人口レベルでいえば，放射線検査での被曝は全悪性腫瘍の1.5〜2％の原因と推定される。

解説

画像検査を何度も受けている頭痛患者に遭遇することはまれではなく，その多くは電離放射線に被曝している。おそらくは不要であるはずの画像検査が繰り返し指示されるのは，医師や患者が，治療に反応しない頭痛や何か見逃しているのではないかという恐れでいら立っているときである。また，以前の画像検査の結果が簡単には入手できないために，担当医が以前の検査の存在を知らず検査を指示してしまう場合もある。

不必要な検査のリスクは救急部で特に高い。というのも，医師が患者のことをよく知らない場合が多いし，重篤な疾患を見逃すことを恐れるからである。しかし，検査を指示する際には，可能性のある有害事象と予測される利益を比べて検討しなければならない。本症例では，いかなる追加検査も，患者への利益と害のバランスから考えると好ましくない。

診断

片頭痛

💡 Tip

頭痛の検査を指示する際には，放射線被曝による健康被害の可能性を考慮に入れる。

安定した頭痛を訴える若い女性

症例

22歳の女性。4年前から始まった，月2回生じる頭痛の治療を求めて受診。最もひどいときは拍動性で，痛みは左か右のこめかみの後ろにあり，悪心と光過敏を伴う。普段はアセトアミノフェン，アスピリン，カフェイン合剤の市販薬を内服すると，よく反応す

る．ときにはこの治療が効かず，仕事を1日休むこともあった．眼底検査をはじめ神経学的所見は正常で，他の合併疾患もなく，頭痛以外で内服している薬もない．

友人が同様の頭痛を抱えていたが，アルモトリプタンがよく効いているという．患者はその薬の処方を希望した．さらに頭部MRIも希望し，「私の頭痛が何か重い病気のせいだとは思わないけど，検査してみないとわからないですよね．検査結果が正常なら安心できます」と言った．医師は片頭痛と診断し，MRIを指示し，アルモトリプタンを処方した．

1カ月後，患者はフォローアップのため外来受診し，MRI検査の結果を確認しに来た．前回受診から頭痛は1回だけであったが，処方されたアルモトリプタンはよく効いているとのこと．MRIでは，占拠性病変もほかの異常も認めなかったが，放射線科医の読影では，後頭蓋窩に小さなくも膜嚢胞があると記されていた．この所見が頭痛と関連しているとは考えにくいと説明したものの，患者は納得しなかった．そして後日，電話をかけてきて，脳外科医への紹介とセカンドオピニオン目的の画像検査のコピーを希望した．

■ この患者に，MRI検査を行う医学的根拠はあったのか？

本症例の患者は片頭痛の診断基準に合致する．病状はこの数年間，安定していた．米国神経学会（American Academy of Neurology）のガイドラインでは，このような状況での画像検査および他の検査は推奨されていない．なぜなら，このような臨床状況で意味のある異常が存在する可能性は低く（約0.2％），95％信頼区間の上限値で約0.6％である．この患者で脳の画像検査が医学的に必要であったかを議論するのは難しい．臨床医の多くは本症例のように，医学的な適応はないものの，不安を和らげるために検査を希望する患者に直面している．

■ 検査で患者は安心するのか？

頭痛のある患者について，このクリニカルクエスチョンを調べた研究は1つしかない．その研究では，慢性の連日性頭痛がある患者を対象にベースラインのうつ状態と健康不安に関するレベルが測定され，頭部MRI検査を受ける群と受けない群にランダムに割り付けられた．その結果，検査群では，非検査群と比べて3カ月後の健康不安が低くなっていた．しかし1年後には，両群間で不安レベルの差はなくなっていた．それでも，検査群に使われた総医療費は非検査群よりも低かった．

この研究の患者群は全員MRI結果が正常だったため，この研究結果を本症例のような，検査をしてみたらいわゆる偶発腫瘍が見つかった状況に当てはめることはできない．つまり，偶発腫瘍とは，検査結果が臨床的に意義をもつとは考えがたい異常を示した状況である．

この研究結果は，慢性の連日性頭痛の患者では，短期間ではあるが検査で不安が軽減することを示唆するものの，他の臨床状況における同様の研究では，検査で患者が安心するという結果は明確には得られなかった．さまざまな状況における5つの比較試験のシステマティックレビューでは，5つのうち4つの試験で，患者は安心しないという結果が得られた．このレビューの著者らは，「本研究の結果が指し示すのは，検査をすれば安心できるとは言いがたい，ということである」と結論づけた．さらに，「明確な説明と注意深い経過観察により，不要な検査を避けられる」と述べ，「検査を行う際には，正常結果の示す意味を検査前に患者に十分に説明しておくことが重要である」との見解を示した．

■ 検査適応がある場合，偶発的な所見が見つかる可能性を事前に伝えておくべきか？

検査結果が"返ってくる前"に，可能性のある結果について患者と話し合っておくのが望ましい．というのも，もし患者が自分の症状が深刻であると強く確信していると，正常または臨床的に関連のない所見であると説明してもその結果に疑念をもち，不安を抱えたままとなってしまうからである．ある研究の著者らは，「検査の前に正常結果が示す意味を説明しておけば，病気に対する患者の先入観を和らげ，検査結果を理解してもらいやすくなる」と提案して

いる。著者らはこの仮説を，負荷心電図検査のために紹介されてきた胸痛患者に対してランダム化比較試験を行って検証した。正常結果の意味について事前に話し合いをもった患者群では，安心できたという割合が1カ月後，3カ月後でより多かった。また，1カ月後に心臓の薬を飲んでいる割合も低かった。

　上記エビデンスや我々の経験からいっても，検査に"送る前"に，生じうる結果について患者と話し合うよう心がけるべきである。これには，たとえ小さな異常が見つかっても診断や治療に影響を与えないという点について話しておくことも含まれる。

解説

多くの医師は，良性の病態について検査で何も異常がないと証明されないかぎり患者は安心しない，と感じている。不要と思われる検査を，患者の希望でやむなく指示することはまれではない。善意に基づくとはいえ，検査により意図していなかった有害事象を引き起こす場合がある。結果が正常でない場合には，逆に不安が増してしまうこともある。検査を指示することで，患者の"何かおかしい"という思い込みを強めてしまうかもしれない。検査によっては放射線被曝を受けるため将来の発癌リスクを上昇させる。

　検査結果の臨床的意義がはっきりしていないと，追加の検査を行ったり，害を伴う治療を施行する方向に陥ってしまう。これは，"医学的カスケード反応"と呼ばれる状態（異常な検査結果が契機となって，不要な追加検査や処置が行われること）である。不要な検査は，医療費増大を招く重要な要因である。正常の結果が出ても，患者が不安を感じ心配し続ける可能性もある。

診断

片頭痛

💡 Tip
頭痛の原因を心配している患者が検査で安心する，という意見を支持するエビデンスは少ない。検査の結果，臨床的に関連性のない小さな異常所見があった場合，患者を安心させるのは難しいこともある。

安定した頭痛を訴える若い男性

症例

19歳の男性。安定した軽度の頭痛と，週に数回生じる強い頭痛に対して治療を希望している。幼少の頃から，車酔いと間欠的な頭痛があるとのこと。母親と妹を含め家族の多くが重度の反復性頭痛を患っており，片頭痛と診断されている。

　子供の頃，頭痛は月に平均2回程度だったが，1年ほど前から徐々に悪化し，持続性となった。増悪発作は頭部全体に及び，拍動性で，光・音過敏，悪心，嘔吐を伴うという。この増悪エピソードは感情的ストレスでもたらされるようで，トリプタンとNSAIDs（アスピリンなど）に反応する。頭痛により学校や家庭での日常生活に支障をきたすことはなく，痛みが軽いときは運動もできるとのこと。

　システムレビュー（review of systems：ROS）ではすべて陰性で，特記すべき既往歴もない。一般的・神経学的所見は正常。担当医は，この患者にさらなる検査の適応はないと考えた。予防薬として少量のアミトリプチリンを開始し，ひどい頭痛にはこれまでどおりトリプタンを使用するようアドバイスした。

この患者に，画像検査の医学的適応はあったか？

この患者の頭痛は慢性片頭痛の診断基準に合致する。頭痛パターンが変化しており，"レッドフラッグサイン"を含む病歴に変わってきているかもしれない。しかし，幼児期からの反復性頭痛が慢性頭痛に変化したのは1年前のことで，その進行は緩徐だった。また，患者の神経学的所見は正常であった。さらに，強い家族歴があり，片頭痛と車酔いの既往

があることは安心材料である。車酔いは，片頭痛に先行する小児期の症状として多くみられる。

本症例のような患者は，頭痛専門外来で働く医師には馴染みが深い。事実，このような幼児期発症の片頭痛がほぼ毎日の頭痛に徐々に進行するという臨床像は，非常に典型的なものである。この患者の臨床像から，初めの段階で画像検査すべきであったと思わせる特徴はほとんどない。

初回のフォローアップ外来では，アミトリプチリンで頭痛がかなり良くなっており，アルモトリプタンが強い頭痛にもよく効いているとのことであった。しかし，患者の両親は息子の頭痛を非常に気にかけており，画像検査を希望した。担当医はMRIを指示し，その結果，右頭頂葉の腫瘍が認められた。そして精査の結果，低悪性度星細胞腫と判明した。

■ 片頭痛の診断基準を満たす安定した頭痛には，画像検査は推奨されない。今回のような検査結果と，どう折り合いをつけるか？

この結果は確かに驚きである。こうした症例を1つでも経験すると，検査に対する考え方にバランスを欠くような影響が生じうる。この所見が最初の頭痛評価で同定されず，その後にわかったとしたら，患者の家族は重要な診断が遅れたか見逃されたと考えてしまうだろう。

低悪性度星細胞腫は緩徐成長型の神経膠腫で，多くは若者に生じる。悪性転化もありうるので，通常は治療が推奨され，長期の生存が望める。この患者は幸運にも腫瘍が発見されたことで，長期予後が改善したと考えられる。

■ 本症例での経験を踏まえ，今後の診療方針を変えるべきか？ 重篤な疾患がないと言い切ることは絶対にできないので，頭痛患者全員に画像検査を行うべきではない？

これらの疑問には，正解も不正解もない。個々の医師が自身で決めるべき問題である。法的責任のリスクを減らすために検査を無差別に行うというアプローチが本当にいいのか，医師は十分に熟慮すべきである。医学倫理の専門家は，防御的に検査を行うこと(defensive testing)は"本質的に，検査の目的が患者(のケア)から医師(の自己防衛)に変換している"と指摘している。これは，医師自身の利益よりも患者の利益を優先するという，専門職としての医師の義務と矛盾する。検査は患者に害にもたらす可能性があるので，適応のない検査を指示することもまた，医師の倫理的義務である"何よりもまず害をなすなかれ(first do no harm)"と矛盾する。

最後になるが，このようなアプローチが本当に医療過誤の訴訟リスクを減らすのかは定かでない。というのも，多くの研究によれば，患者が訴訟を起こす確率は，実際の医療過誤やこうむった害の程度とほとんど関係がないとされているからである。過剰に検査に依存することは，未熟な医師に多くみられる。神経内科医の検査指示の行動を調べた研究では，高齢の医師，自分の診断に自信をもっている医師，専門医試験で認定された医師ほど検査を少なく指示していた。

解説

医師は，珍しい症例や特に劇的な経過をたどる症例に強く影響される。そして，そういった症例が実際よりも高頻度に生じるものだと誤って認識してしまう。このような症例は記憶にとどまり想起しやすい。この現象は，診断名が想起しやすい〔手に入りやすい(available)〕ため，"アベイラビリティバイアス"と呼ばれることもある。画像検査の適応がほとんどない状況で深刻な問題が見つかるという今回の特殊な症例によって，"全例で画像検査しなければ何かを見逃してしまう"と医師が強く考えるようになったとしてもおかしくない。

"防御的な医療"とは，まれではあるが重症の病態を見逃してしまった場合に，医療過誤として医師が告発されることがないように医学的適応がなくても検査を行う診療を指す。つまり，今回のような状況である。本症例のように，異常所見があることがわ

かっているという状況では，患者の頭痛が片頭痛によるものであると陪審員を納得させることはおそらく不可能であろう。では，まれで深刻な疾患の可能性があれば，医師は"念のため"に詳細な検査を行うべきなのだろうか？

本症例のいくつかの特徴から，腫瘍は患者の頭痛と関係がなく，偶然に見つかった所見であることが示唆される。この患者の病歴は，長期にわたる片頭痛と合致しており，これは脳腫瘍があるはずのない時期から始まっている。本症例のような脳腫瘍が，反復性片頭痛と引き続く慢性片頭痛への移行という臨床像を呈するとも考えにくい。さらに，患者の頭痛は片頭痛に対する治療で改善していた。全体像をとらえれば，脳腫瘍は，発見された時点では無症状であった可能性のほうがずっと高い。事実，この患者はその後，腫瘍切除によって頭痛が一時は改善したものの，術後早期に頭痛が再発し，慢性パターンに戻ったのである。患者は慢性片頭痛に対して，もとの頭痛専門外来で治療を再開した。

こういった理由から，本症例が，まれな診断を見逃さないために全例で画像検査を行う根拠になるとは考えられない。むしろ，"まれなことはまれにしか起こらない"が，強烈なインパクトを与え，診療の原則から逸脱させてしまうことを我々に思い出させる症例と考えるべきだろう。

診断

慢性片頭痛，偶然発見された低悪性度星細胞腫

💡 Tip

頭痛患者全員に画像検査を行うことは，現実的でなく不可能で，望ましくない。原則に忠実に，適応のある患者にのみ画像検査を行うことを勧める。

芝刈り中の突然の激しい頭痛

症例

44歳の女性。1時間前に突然発症した非常に強い頭部全体の痛みを訴え，救急部を受診。さほど暑くない夏の日で，発症時は芝刈りをしていた。悪心と軽度の光過敏を合併していたが，音過敏はない。痛みがとてもひどいので，患者は動きたがらなかった。頭痛の前兆はなかったという。20代の頃に片頭痛はあったものの，最近はなかった。過去の片頭痛とはまったく異なる頭痛とのこと。

■ 突然発症の非常に強い頭痛を表す臨床用語は？　その鑑別診断は？

突然発症の非常に強い頭痛は"雷鳴頭痛（thunderclap headache）"と呼ばれる。典型的な臨床像では，発症から数秒〜数分で痛みの強度はピークに達する。雷鳴頭痛は診断名というよりも臨床像であり，鑑別診断は多岐にわたる（**表 4.1**）。非常に劇的な経過をたどるので，雷に打たれたと例えられることも多い（雷鳴よりもずっと視覚的にイメージがわくだろう！）。

一次性と二次性の両方の疾患が雷鳴頭痛を引き起こす。最も有名で最も恐ろしい原因はくも膜下出血で，最初の検査はこの可能性に十分に焦点をおいたものになる。ほかの原因としては，脳出血，可逆性脳血管攣縮症候群，動脈解離，脳梗塞，脳静脈血栓症などがある。血管性の原因が多いということは，雷鳴頭痛の鑑別診断では"血管を考えよ"という経験則が成り立つことを意味する。しかし，非血管性の原因も存在する。例えば，第三脳室を間欠的に閉塞させる大きなコロイド嚢胞（一過性の水頭症を生じる）や下垂体卒中などがある。

二次性の原因が除外できたら，次は，雷鳴頭痛を呈しうる一次性頭痛を考える。これには，何らかの活動で誘発される頭痛（一次性運動時頭痛，一次性咳嗽性頭痛，性行為に伴う一次性頭痛など）や一次性雷鳴頭痛がある。もっと議論の余地があるのは，いわゆる"crash migraine"である。これは，一部

表 4.1 雷鳴頭痛の主な原因

一次性
一次性雷鳴頭痛
一次性運動時頭痛
一次性咳嗽性頭痛
性行為に伴う一次性頭痛

二次性
可逆性脳血管攣縮症候群（RCVS）
くも膜下出血
脳出血
脳静脈血栓症
動脈解離
脳梗塞
下垂体卒中
コロイド嚢胞

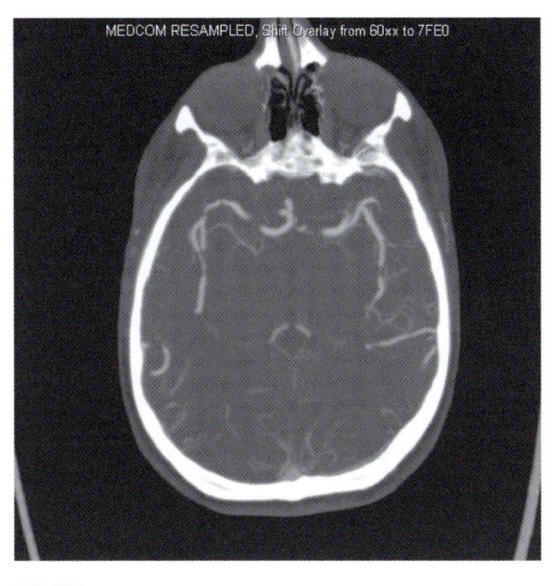

図 4.1 ▶ CT 血管造影像
可逆性脳血管攣縮症候群（RCVS）に特徴的な，区域性血管狭窄が多巣性にみられる。

の頭痛専門医が使う非公式な診断用語で，通常の片頭痛にみられるような徐々に痛みが強くなるものではなく，痛みの強さが急激にピークに達するような片頭痛発作を指す。

本症例では，上記すべての診断を考慮しなければならない。過去に片頭痛の病歴があるからといって，二次性の原因が除外できるわけではない。雷鳴頭痛の危険な原因を急いで評価する必要があり，頭痛の既往がない患者と同じように徹底的に調べるべきである。

■ この患者に行うべき検査は？

本症例の患者を含め，雷鳴頭痛をきたして救急受診した患者には全員，くも膜下出血の評価を目的に頭部単純 CT 検査を行うべきである。しかし，よく知られているとおり，くも膜下出血症例の 5％は CT が陰性になるので，その場合は引き続き髄液検査を行うことが必須である。ただし，頭痛発症から数時間後にしかキサントクロミーが出現しない可能性があるので，髄液検査も偽陰性になってしまうことがある。つまり，頭痛発症後早期に腰椎穿刺を行っても，髄液の目視だけではキサントクロミーを確認できない場合がある。その場合は分光光度法が有用である。

しかし，くも膜下出血を適切な検査で除外できたとしても，さらなる検査をしっかりと考慮すべきである。可逆性脳血管攣縮症候群（reversible cerebral vasoconstrictive syndrome：RCVS）は昨今，雷鳴頭痛のよくある原因として認識されてきている。RCVS では，脳血管に区域性狭窄が生じ，典型的なビーズ状の血管像を呈する。通常，この狭窄は遠位の血管から始まり，近位側へ伸展していく。RCVS は（動脈解離と同じく）MRI や MRA で同定できる。病歴によっては MRV も適応になる。本症例の患者では，初回の CT 検査と髄液検査は正常だったが，CT 血管造影で RCVS に特徴的なビーズ状の血管が描出された（図 4.1）。

解説

雷鳴頭痛は，救急現場における頭痛の重要な臨床像である。我々の経験では，ほとんどの医師は頭部 CT を施行することの重要性を認識しており，CT が陰性であれば髄液検査を行っているはずだ。逆に，RCVS や他の潜在的に危険のある雷鳴頭痛の原因に関しては，注意を払っている医師は少ないようである。とはいえ，このような症例の標準治療は急速

に進歩しており，雷鳴頭痛ではCT所見と髄液所見が正常であれば追加の検査は必須といえる．

二次性に雷鳴頭痛を起こす疾患の多くは生命を脅かすので，上記のレベルまで検査を行うのは理にかなっている．RCVSが疑われる場合は，最近の物質使用について詳細な病歴を聴取することが有用である．血管収縮を引き起こす物質は，処方薬であれ違法薬物であれ，RCVSと関連することが多い．鼻づまり薬やコカインなどの交感神経刺激薬の使用に関して，注意深く問診する．選択的セロトニン再取り込み阻害薬（SSRI）や選択的セロトニン・ノルアドレナリン再取り込み阻害薬（SNRI）も，マリファナと同様，RCVSの原因になる場合がある．

雷鳴頭痛の治療は原因によって異なる．RCVSが見つかるか，画像上陰性でも強く疑われるときは，多くの医師は，ベラパミルやnimodipineといったカルシウム拮抗薬の使用を考慮するだろう．雷鳴頭痛の二次性の原因が確信をもって除外できたら，通常は順を追って一次性頭痛の治療を行う．カルシウム拮抗薬を用いたり，一次性運動時頭痛が疑われればインドメタシンなどを使用する．また，患者の不安を取り除くことも重要である．薬物乱用頭痛や一次性雷鳴頭痛の多くは，通常数カ月以内に自然軽快する．ただし，この期間は血管収縮薬を避けることが大事である．とはいえ，この期間以降も血管収縮薬を避け続けることを支持するエビデンスはない．

診断

雷鳴頭痛をきたした可逆性脳血管攣縮症候群（RCVS）

💡Tip

雷鳴頭痛は，診断名というよりも臨床像である．救急部での雷鳴頭痛の検査は，頭部単純CTと髄液検査から始める．これらが陰性であれば，RCVSの評価のために，MRIやMRAもしくはCT血管造影を強く考慮する．

片頭痛患者に偶然見つかった脳白質病変

症例

34歳の女性．14歳から続く間欠的な頭痛を訴えて受診．頭痛発作のうち3/4は先行する視覚性前兆があり，45分程度持続する．過去に4回，この視覚症状が6〜8時間続くことがあった．この病歴を聴取した患者のかかりつけ医は，脳卒中や他の頭蓋内病変の可能性を心配して，頭部MRIを指示した．

放射線科医の読影では，「T2強調像とFLAIR像で，両半球の白質に小さな異常高信号域を数個認める．片頭痛でもみられる所見だが，他の脱髄性疾患は完全には否定できない．患者の臨床像と照らし合わせることを勧める」と記されていた．孤発性のT2高信号域は片頭痛患者でよくみられるため，心配はいらないと説明したが，患者は納得していないようだった．その後，患者は電話で，ライム病診断のための追加検査と多発性硬化症の専門家への紹介を希望した．

片頭痛患者の脳白質病変についてわかっていることは？

脳MRI検査でとらえられる白質病変は，一般人口よりも片頭痛患者でよく認められる．オランダの集団ベース研究では，片頭痛患者群は，対照群よりも深部白質病変をきたす頻度が高いことがわかっている．ある症例対照研究のメタ解析でも，片頭痛患者で白質病変のリスクが上昇することが示されている．片頭痛患者での小脳梗塞のリスク上昇を示唆する研究報告も多い．

上述のオランダの研究では，前兆のある片頭痛患者は前兆のない患者に比べて，また発作頻度の高い（少なくとも年間12回）片頭痛患者は発作頻度の低い患者に比べて，白質病変のリスクが高かった．9年後のフォローアップでは，もともとの病変は残存していたが，サイズの増大は認めなかった．しかし，片頭痛をもつ女性患者では，新規白質病変の発生率が増加していた．それでも，病変の総体積は低いままであった．男性では，このように病変が進行する

というエビデンスは得られず，片頭痛も他の脳病変の進行と関連性はなかった。白質病変の存在と認知情報処理やその速度との間にも関連はなかった。これは，片頭痛と認知症・軽度認知障害との間に関連性がないとするフランスの研究結果と合致する。

■本症例で精査や治療は必要なのか？

本症例のように，白質病変が小さく，数も少なく，片頭痛以外に症状がなければ，追加の検査は推奨されない。病変が広範で1つ1つが大きいか，特定の脱髄性疾患に特徴的な分布をしているなら，精査をすべきであろう。MRIで認める白質病変は，鑑別診断が多岐にわたる。考慮すべき診断としては，多発性硬化症，CADASIL（皮質下梗塞および白質脳症を伴った常染色体優性脳動脈症），ミトコンドリア病，血管炎，そしてライム病などの感染症がある。これらの疾患の多くは，特徴的な画像所見を示す。また，頭痛のみならず神経学的徴候や症状を伴うため，片頭痛以外の診断が示唆される。

　白質病変に対して特異的な治療法はない。当然ながら，通常は，初期の臨床像に応じた頭痛の治療が推奨される。片頭痛の予防治療が新規白質病変の発生リスクを減らすかはわかっていない。白質病変患者へのトリプタンやエルゴタミンの使用は禁忌ではなく，これらの薬物と白質病変発生の関連性もない。しかし複数の研究から，白質病変のある患者は，ない患者と比べて喫煙や高血圧などの心血管リスク因子を多く抱えていることが明らかになっている。片頭痛患者の一部で，白質病変のみならず，虚血性の脳病変のリスクが増加している可能性は残る。したがって，片頭痛患者で介入しうる心血管リスク因子を検索し，是正することが賢明である。

　白質病変のある片頭痛患者に，低用量アスピリンなどの抗血小板療法や抗血栓療法の使用を支持するエビデンスはない。事実，Women's Health Studyの研究データを解析した最近の報告では，前兆のある片頭痛の女性が，毎日アスピリンを内服する群と非内服群にランダムに割り付けられたが，内服群は非内服群よりも心筋梗塞の発症リスクが上昇していた。この結果を鑑みると，白質病変をもつ片頭痛患者でアスピリン治療の他の適応疾患もない場合，アスピリン療法は推奨されない。

解説

片頭痛の患者でMRI上に白質病変が認められても，その病変が小さく散在している場合は，危険な疾患を示唆するものではないと患者に説明して安心させることができる。しかし，結果が予想外のものであったり，特に放射線科医の読影レポートが可能性のある診断（多発性硬化症など）に言及したりしている場合には，患者に安心感を与えるのは難しい。画像検査を"指示する前"に，起こりうる結果について患者と話し合っておけば，結果が返ってきたときの不安を和らげるのに役立つ。例えば我々は，脳MRIを指示するときに，画像上に"白くて明るい点々"が見つかることはまれではないと，ルーチンに患者に説明している。さらに，これらの所見の重要性は定かでないが，心配するようなものではまったくないと考えている，ということも伝えている。

　なぜ片頭痛患者に白質病変が生じるのかは明らかでない。右左シャント（例えば，卵円孔開存）の存在が白質病変の多寡と関連するかどうかについて，エビデンスは相反している。白質病変は，片頭痛やその前兆がある時に一過性に局所性低灌流が起こることで生じる，という説がある。これは深部穿通血管への血流低下もしくは神経の過剰興奮によって起こると考えられている。また，片頭痛やその前兆は，髄膜の小血管の透過性亢進と関連があり，片頭痛前兆の病態として一般的に認められている大脳皮質拡延性抑制によって引き起こされている，とする説もある。理論上は，この血液脳関門の破綻が血管周囲の白質への神経毒性物質の流入を引き起こし，これが何らかの形で作用して白質病変が生じるのかもしれない。

診断

前兆のある片頭痛

💡Tip
FLAIR像での非特異的な白質高信号域は，片頭痛患者のMRIでみられることが多く，そのパターンが他の疾患を示唆しないかぎり，追加の検査や治療は必要ない．これらの所見はよくみられ，どのような合併症とも関連がないことを患者に伝え，安心させるべきである．

家族性の脳白質病変

症例
44歳の女性．脳MRIで異常がみられ，精査目的で頭痛クリニックに紹介されてきた．ここ3カ月，ほぼ毎日頭痛があり，同時期から職場でも家庭でもかなりストレスを感じているとのこと．痛みは軽度〜中等度で両眼の奥に位置しており，"きつい帽子で締めつけられる感じ"だという．頭痛があるときは"ぼんやり"して，物事を考えることが難しいが，悪心や嘔吐，光・音過敏は伴っていない．頭痛にはイブプロフェンがよく効いており，追加治療は希望していない．かかりつけ医が頭痛の精査のために頭部MRI検査を指示したため，紹介されたのである．画像上には白質病変が認められ（図4.2），放射線科医によれば，患者の年齢では異常な所見とのこと．

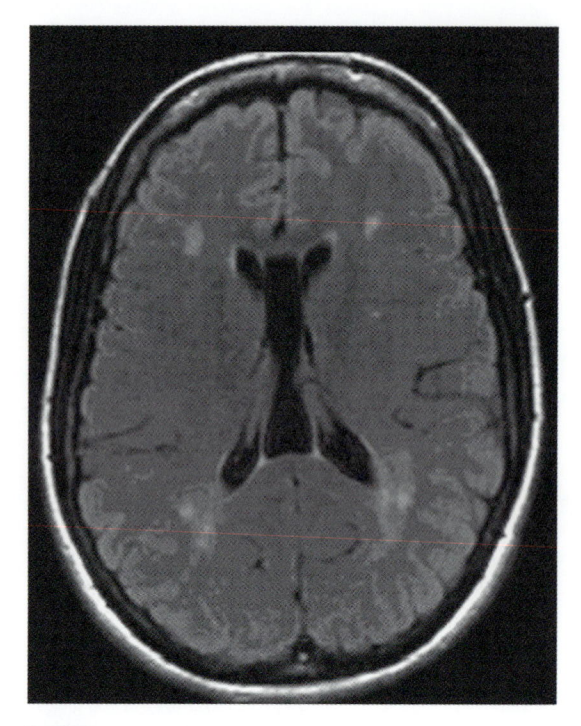

図4.2 44歳女性のMRI像
広範な白質病変がみられる．

■このパターンの白質病変の鑑別診断は？
白質病変を生じる病態は多岐にわたる．脱髄性，炎症性，腫瘍性，外傷性，先天性，代謝性，中毒性，変性，血管性疾患のいずれでも生じうる．この患者は高血圧の既往も喫煙歴もなく，糖尿病も合併していない．ライム病の検査や血液凝固検査は陰性であった．神経学的所見は，感情鈍麻とわずかな認知障害を除けば，正常だった．

患者によれば，71歳の母親は長年にわたり厄介な頭痛を抱えていて，最近では認知機能の問題が生じているという．母親は10年以上前に，下垂体腫瘍のため放射線療法を受けていた．2年前から精神錯乱をきたすようになり，家族が認知症の評価のために病院に連れて行った．そこで髄膜腫が見つかり切除されるも，認知機能障害は続いた．患者によれば，母親も"同じようにMRIで何か別の異常があると言われていた"が，何であったかは思い出せないとのことだった．

■次の一手は？
この患者の白質病変は年齢のわりに広範である．患者本人の軽度の認知機能障害と，母親の頭痛とMRI異常の病歴を合わせて考えると，家族性の症候群の可能性が高い．本症例での次のステップは，母親のMRI画像を取り寄せて比較することである．

頭痛を合併し白質病変を呈する遺伝性疾患はかなり少なく，ミトコンドリア病〔ミトコンドリア脳筋症・乳酸アシドーシス・脳卒中様発作症候群（MELAS），ragged-red fiberを伴うミオクローヌスてんかん（MERFF）など〕か，神経線維腫症などの神経皮膚症候群である．しかし，これらの疾患は，関連する身体所見や検査異常によりCADASILと容

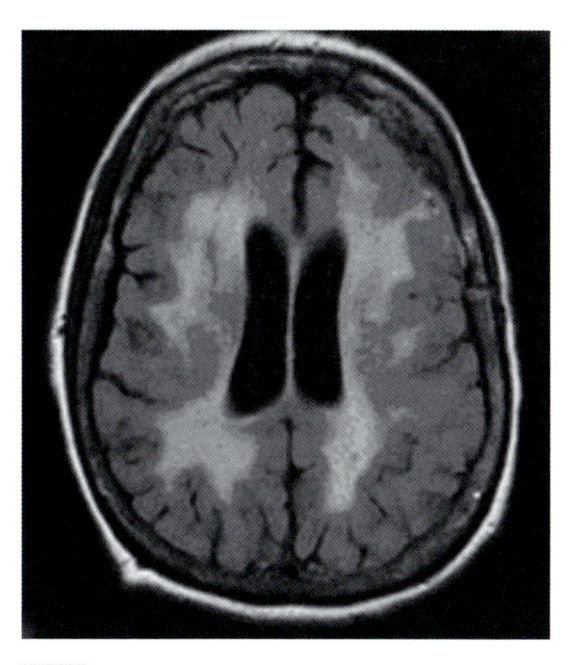

図 4.3 ▶ 患者の母親の MRI 像
白質病変が広範囲にみられ，皮質下梗塞および白質脳症を伴った常染色体優性脳動脈症(CADASIL)に合致する大きさ，分布を示す。

易に鑑別できる。本症例では，母親の画像所見で広範囲の白質病変が認められ，CADASIL の診断に合致する大きさ，分布を示していた(図 4.3)。

解説

皮質下梗塞および白質脳症を伴った常染色体優性脳動脈症(cerebral autosomal dominant arteriopathy with subcortical infarcts and leukoencephalopathy：CADASIL)は，19番染色体上の NOTCH3 遺伝子の変異に起因する遺伝性疾患である。初期の症状には，片頭痛様の頭痛や漠然とした精神症状がある。この疾患は通常，主に脳の機能障害を呈するが，実際には，NOTCH3 蛋白が血管平滑筋と脳に異常蓄積することで起こる全身性疾患である。同様の臨床像を呈する常染色体劣性遺伝の単一遺伝子疾患である脳動脈症が最近発見され，皮質下梗塞および白質脳症を伴った常染色体劣性脳動脈症(cerebral autosomal recessive arteriopathy with subcortical infarcts and leukoencephalopa-

thy：CARASIL)と名づけられている。

CADASIL を疑う場合は，NOTCH3 遺伝子を同定するために分子遺伝学的検査を行う。NOTCH3 蛋白は，脳血管のみならず末梢の平滑筋細胞膜にも蓄積するので，皮膚生検もまた診断に役立つ。しかし，この検体は，深部真皮と上部皮下組織の間の境界領域を含むように深くから採取しなくてはならない。本症例では，遺伝カウンセリングへの紹介と CADASIL の検査が提案されたものの，紹介は受け入れられず，患者は"注意深い経過観察"を希望した。

診断

CADASIL 疑い

💡 Tip

頭痛と神経学的異常の家族歴があり，広範な白質病変を呈する患者では，遺伝性の症候群を即座に想起する。

腰椎穿刺後に頭痛をきたした若い男性

症例

28 歳の男性。腰椎穿刺後 12 時間以内に頭痛を発症した。頭痛は，起立すると数分以内に悪化し，横になると即座に軽快する。悪心と光過敏を伴い，痛みは重度。数日間，ベッド上安静や補液，カフェインで保存的に治療されたが，頭痛は改善しなかった。臨床像から，硬膜穿刺後頭痛と診断された。硬膜外血液パッチが行われ，1 日は頭痛がある程度良くなったものの，その後すぐにもとの痛みに戻ってしまった。神経学的所見は良性のもので，ガドリニウム造影脳 MRI 検査では，橋の平坦化と硬膜造影像を認めた(この患者の画像ではないものの，図 4.5 と同様の所見である)。

この患者には，神経画像評価などの追加検査が必要か？

この患者は，腰椎穿刺の直後に体位性の頭痛をきたしている。逆に，発熱や局所神経症状など，頭痛の不吉な原因を示唆するほかの所見は呈していない。最も可能性の高い診断は，脳脊髄液の持続性漏出による硬膜穿刺後頭痛であった。

硬膜穿刺後頭痛の診断基準によれば，硬膜穿刺後5日以内に生じた体位性頭痛があれば，神経画像検査や他の検査による診断の確定は不要である。同基準では，頭痛は立位15分以内に悪化し，臥位15分以内に軽快する，と規定されている。また，悪心，光過敏，難聴，耳鳴，項部硬直のうち少なくとも1つを合併する。さらに，1週間以内に自然軽快するか，漏出の有効な治療が行われて48時間以内に軽快する，とされている。

したがって本症例では，診断を下すのに神経画像検査は不要である。しかし，この患者にはガドリニウム造影MRI検査が行われ，硬膜穿刺後頭痛の診断を支持する特徴的な異常所見である脳のたわみとびまん性の硬膜造影像が認められた。同様に，硬膜穿刺後頭痛の診断には，髄液検査で低髄液圧を証明する必要もない。しかし，硬膜穿刺の既往がなければ，"低髄液圧による頭痛"の確定診断には，次のいずれかの証明が必要となる。MRI上の硬膜造影像，（脊髄造影や脳槽造影による）髄液漏出の証拠，坐位での腰椎穿刺で初圧が60 mmH$_2$O未満，である。

硬膜外血液パッチは一時的な効果しかない。硬膜外生理食塩液注入や静注カフェインで治療すべきか？

硬膜外生理食塩液注入，静注カフェイン，腹帯使用のいずれも，低髄液圧による頭痛の治療に有用であると報告されている。しかし，これらの手段に頼る前に，硬膜外血液パッチを繰り返すことが適当である。最近のCochraneレビューでは，硬膜穿刺後頭痛の治療における硬膜外血液パッチの有益性が確認された。硬膜外血液パッチは少なくとも20 mLの自己血で行わなければならず，通常，硬膜穿刺の1つ下の腰椎レベルから注入される。血液が，硬膜裂創部にフィブリン凝血塊を形成することで治癒すると考えられている。最初の血液パッチが成功しなかったら，2回目を施行すべきで，多くの専門家は必要なら3回目も行うだろう。血液パッチの施行後は，通常1日程度のベッド上安静が推奨されるが，これが治療効果を上げるという強いエビデンスはない。

硬膜外血液パッチが無効な場合には，薬物療法が有用かもしれない。最近のCochraneレビューでは，硬膜穿刺後頭痛の治療にはプラセボと比べてカフェインが有効であると結論された。テオフィリン，ガバペンチン，ヒドロコルチゾンを使用した場合，通常のケアやプラセボと比べて疼痛の重症度スコア（pain severity score）が低下した。スマトリプタンや副腎皮質刺激ホルモン（ACTH）の有効性に関するエビデンスは確実でない。硬膜穿刺後頭痛の治療における補液の役割についても定かでない。

解説

脳脊髄液漏出に起因する髄液量減少によって，脳の大血管など痛みに過敏な構造物が牽引され，頭痛が起こる。この髄液量減少を代償しようと静脈系が拡張し，硬膜の造影効果がMRIでみられるのである。しかし，髄液検査で低髄液圧を認めた患者の約1/4は，画像所見が正常である。

腰椎穿刺を行う際には小さなゲージで，角針よりもペンシルポイント針を使用することにより，硬膜穿刺後頭痛の発生率を減らせるようである。腰椎穿刺後のルーチンの安静は，この頭痛の可能性を減らすわけではないらしい。硬膜外血液パッチは，硬膜穿刺後頭痛の治療に有効ではあるが，"予防的な"血液パッチの使用を支持するエビデンスはない。

診断

硬膜穿刺後頭痛

> **Tip**
> 神経画像検査は，硬膜穿刺後に体位性頭痛が生じた場合は，低髄液圧による頭痛の診断に際して必須ではない．最初の硬膜外血液パッチが成功しなかった場合は，より多い量の血液で3回まで繰り返し試みるべきである．

倦怠感と頭痛パターンの変化を訴える大学生

症例

アスリートの若い男子大学生．前兆のない反復性片頭痛の既往があり，頭痛パターンが最近変わったとのことで受診．倦怠感と，3日間続く頭部全体の形容しがたい中等度の痛みがあるという．授業には出席できているが，あまり集中できず，頭痛が悪化するので運動もできないでいた．

診察では，発熱はないものの頸部は少し固かった．患者は非常に筋肉質であるため，担当医はこの所見を，診察中に頸部の筋肉の緊張がとれなかったためと考えた．他の身体所見は正常．担当医は髄液検査を考慮したが，同じ日に診た患者が硬膜穿刺後頭痛をきたしたのを思い出した．その患者は怒って，「"あんたが私に与えた"この頭痛ほどひどい頭痛は過去に経験がないわ！」と言っていた．担当医は，この男子学生に，症状はウイルス性髄膜炎によるもので，おそらく良性であり，安静にして鎮痛薬を服用すれば反応するはずだと説明した．

頭痛を評価するのに，いつ髄液検査を行うべきか？

髄液検査は概して，出血や感染，悪性腫瘍，髄液圧の変化が頭痛の原因と考えられるすべての患者で考慮すべきである．腰椎穿刺を施行する際には，ルーチンとして，最初と最後（通常4本目）の検体で細胞数，髄液蛋白と糖，そして感染症関係の検査を行う．個々の患者状況によっては，他の特殊検査も追加する必要があるかもしれない．我々の意見としては，頭痛評価のための髄液検査では，初圧は全例でルーチンに測定し，カルテに記載すべきである．必要なら終圧も測定する．通常は頭蓋内圧亢進の状況で行う．

鑑別診断の対象となっている二次性頭痛について，髄液検査を施行するほど十分な疑いがあるかを決めるのは難しい．その際に重視すべきなのは，腰椎穿刺の合併症，とりわけ硬膜穿刺後頭痛の可能性である．臨床像の全体的な重症度と，患者がどのくらい苦しそうかという点を両方考慮して行う．それでもまだ決めきれないときのパールとして，先輩医師から若手医師に受け継がれてきたのは，"腰椎穿刺は考えた時が実施する時"である．言い換えれば，経験のある医師は，腰椎穿刺でしか診断できない危険な疾患については，常に強い疑いの念をもつことが大事だと知っているのである．

本症例の患者は，受診日の夜に自宅で痙攣するのが目撃され，救急部に連れて来られた．頭部CTでは異常はなかったが，脳MRIで両側側頭葉にわずかに造影効果が認められた．髄液検査はウイルス性の変化に合致するものだった．患者には抗ウイルス薬が開始された．後日，単純ヘルペスウイルス（HSV）のPCR検査の結果が報告され，陽性だった．患者は単純ヘルペス脳炎と診断され，最終的に回復した．

この患者に腰椎穿刺をためらったのは当然か？

硬膜穿刺後頭痛は腰椎穿刺の合併症で，最大30％の頻度で発生する．この頻度と，この合併症を経験した不幸な患者についての記憶から，施行するのを避ける医師もいるかもしれない．特に，二次性頭痛がさほど疑われず，検査が単に，より重篤な病態を"除外"するためだけに考慮されている場合はなおさらである．一方，この特異な症例では，担当医は，別の患者との最近の想起しやすい苦い経験に基づいて，おそらく硬膜穿刺後頭痛のリスクを高く見積もりすぎたのである．これはアベイラビリティバイアスの1例である．つまり，記憶に残る出来事は想起しやすく，実際よりも高頻度に起こると誤って考

表 4.2 ▶ 硬膜穿刺後頭痛の主なリスク因子

- 女性
- 年齢が 31〜50 歳
- 硬膜穿刺後頭痛の既往
- 角針の使用（例：Quincke 針）
- 針のサイズ
- 施行時に，角針の斜端の向きが脊髄の長軸と垂直になっている

えてしまうのである。

解説

硬膜穿刺後頭痛の発症のリスク因子を表 4.2 に挙げる。いくつかの因子は，手技で用いる針を選ぶなどして調整可能である。しかし，患者の性別など，ほかの因子はそうはいかない。片頭痛患者は硬膜穿刺後頭痛のリスクが高いため，検査前のインフォームドコンセントに関する話し合いで，硬膜穿刺後頭痛についても伝えておくことが特に重要である。

片頭痛患者の硬膜穿刺後頭痛が，非片頭痛患者と比べて長く持続したり，治療への反応が乏しいかどうかは不明である。しかし，我々の臨床経験からいえば，そのようである。幸い，硬膜穿刺後頭痛の発症が，患者の頭痛パターンに負の影響を与え続けるというエビデンスはない。したがって，状況が許せば腰椎穿刺を行うという決断は，片頭痛の既往の有無に左右されるべきではない。明らかに，本症例の担当医は硬膜穿刺後頭痛を避けることで，既存の頭痛にさらなる負担をかけないよう望んでいた。しかし不幸にも，適応のある診断的手技の施行をためらった結果，重篤な疾患の診断が遅れてしまった。

我々の印象では，腰椎穿刺は頭痛専門外来や救急現場でさえ，さまざまな理由で十分に活用されていない。次の症例で示すように，適切な手技技術に注意することで，腰椎穿刺に関する医師と患者の体験を改善し，適応があるときに施行へのためらいを減らせるはずである。

診断

単純ヘルペス脳炎

💡Tip

腰椎穿刺などの診断的検査に適応がある場合は，合併症を恐れるあまり，片頭痛患者に施行するのを避けるべきではない。

腰椎穿刺の実技

症例

ある週末，地方の病院で神経内科コンサルトの当番をしていたら，1 年目の研修医が近づいてきて，「今入院した患者に腰椎穿刺をしないとならない」と言う。自分の手技能力に自信がなく，「1 つ 1 つ順を追って教えてほしい」と懇願された。

■ **この研修医にどうアドバイスするか？**

腰椎穿刺は基本手技とされており，たいていの医師は，卒後 1 年目で腰椎穿刺を経験する。しかし，本症例の研修医のように，多くの研修医は先輩医師の助言と指導に従いながら，どのように手技を行うか学んでいく。そうして，トライ・アンド・エラーを繰り返して熟達していく。シミュレータを用いたトレーニングにより，臨床現場での腰椎穿刺の実技能力が向上することが示されているが，すべての研修プログラムがそれを提供できるわけではない。

図 4.4 は，腰椎穿刺に関わる解剖学的構造とアプローチを示している。腰椎穿刺の実技については医学文献に多数の記述があるが，我々の勧めるアプローチは次のとおりである。

手技手順：

1. インフォームドコンセントをとる。硬膜穿刺後頭痛，出血，感染といった合併症の可能性や，

脊髄
硬膜外腔
くも膜下腔

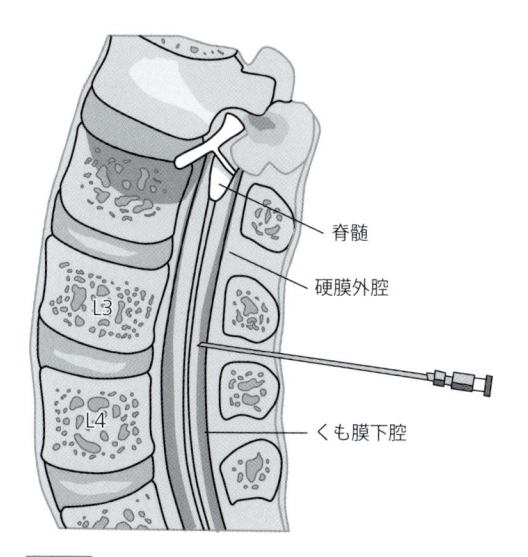

図 4.4 腰椎穿刺に関わる解剖学的構造

これらが生じた場合の対処法を患者と話し合う。
2. 手技の主な手順と施行時の姿勢について説明する。処置後はどのようにすべきか確認する。
3. 診察台またはベッドに，側臥位で膝を丸めて顎につける形で横になってもらう。坐位であれば，固い机などに身を乗り出す形で肘を置いてもたれかかってもらう。このような姿勢であれば，椎体間が広がり，棘突起間のスペースが最大になる。
4. 棘突起を L4〜5，L3〜4，L2〜3 で触知して，目印とする。触知できないときは仙骨岬角の位置を頼りに，L5〜S1 の棘突起間を見つける。この位置を参考に，L4〜5 間を穿刺部位とする［訳注：仙骨岬角は腰椎前面と仙骨前面が形成する角のことで，厳密には体表から触知できない。ここでは，腰椎と仙椎のアライメントが変わる椎体後面のことを指しているのだろう］。
5. 上記目印を同定したあとに，同部分を消毒し，清潔な布をかける。アドレナリン添加または無添加の 1％リドカインで，皮膚と穿刺部位の下の組織を麻酔する。
6. 針と圧力計を組み立てる。三方活栓を圧力計に取り付ける。

7. 腰椎穿刺針を皮膚に穿刺し，深部へ進める。硬膜を通過すると，軽度の抵抗感とその消失が感じられる。穿刺の角度は椎間かつ少し臍部へ向くようにする。もし骨に当たるようなら，途中まで針を抜いて位置を修正し，再度進める。
8. 脳脊髄液が出てきたら，三方活栓と圧力計を接続する。頭蓋内圧を測定するが，20 mmH$_2$O 未満のはずである。坐位で施行した場合は，読み取った圧の信頼性はないことを覚えておく。
9. 脳脊髄液が出てこないか骨に当たる場合は，途中まで針を抜いて目印を再確認し，再度進める。
10. 圧を記録したら三方活栓をはずし，検体容器の 1〜4 番目にそれぞれ 1〜2 mL の髄液を入れていく。それぞれは以下の目的に使う。
    1 本目：糖，蛋白，蛋白電気泳動，細胞数
    2 本目：グラム染色，細菌培養，ウイルス培養
    3 本目：細胞数，分画
    4 本目：特殊検査用の保存検体
11. 穿刺後は針を抜き，穿刺部位に絆創膏を貼る。
    a. 手技記録を患者カルテに記載する。
    b. 記録には，簡単な病歴と身体所見，腰椎穿刺施行の理由，患者の同意に関する記載を含める。特に，簡単な脳神経所見，うっ血乳頭の有無，その他の大脳半球片側病変を示す所見について記載する。脊椎の身体所見も，明らかな脊椎の変形に留意して簡潔に記載すること。
    c. 手技中の患者体位，初圧，髄液の透明度/色調について記載する。髄液分析の結果がわかれば，記録に追加してもよい。

腰椎穿刺の実施に関するガイドラインはあるのか？

米国神経学会（American Academy of Neurology）は，腰椎穿刺の実施に関する推奨を発表している。それによれば，(1) 可能なかぎり小さいサイズの針を用いる。(2) 硬膜穿刺後頭痛の頻度を減らすために，刃面のない無傷針である 22G の Sprotte 脊髄穿刺針を用いる。刃面のない針を使う際は，硬

膜内腔から針を戻すときにスタイレットを再挿入する。(3)角針を使うときは，斜端の向きを脊柱管の長軸と平行にする。(4)ベッド上安静や輸液負荷が硬膜穿刺後頭痛のリスクを減らすことは証明されていない。したがって，手技後の患者の活動を制限する必要はない。

低髄液圧による頭痛の検査を誤って解釈する

> **症例**
> 68歳の男性。6カ月続く頭痛を主訴に来院。片頭痛の既往歴も家族歴もなく，外傷歴も医療処置歴もない。最初のうちは，咳で誘発される短時間の間欠的な痛みが頭部全体にあり，頸部痛と耳鳴を伴うこともあった。頭痛は進行し，誘因の有無にかかわらず毎日起こるようになった。しかし，横になると5分以内に完全消失する。朝目覚めたときには頭痛はないものの，ベッドから出ると10分以内に発生する。頭部単純CTでは異常なし。
> 　診断として低髄液圧による頭痛が疑われたが，髄液検査で初圧が正常だったことと，髄液のトレーサー検査[訳注：脳槽シンチグラフィなどの検査]で明らかな漏出を認めなかったため，否定的であった。患者は，頸椎変性疾患（頸椎症）と頸原性頭痛と診断された。神経ブロックや椎間関節への局注を含めたさまざまな治療が試みられたが奏効せず，フォローアップ受診時に改善は認めていなかった。

■この患者では，頸部疾患による頭痛が最も合致する診断か？

確かにこの病歴からは片頭痛よりも二次性頭痛が示唆され，患者の年齢を考えれば，検査で頸部にある程度の変形性関節症が認められるのも確かだろう。しかし，本症例では，頸原性頭痛が可能性の高い診断であることを示す特異的な病歴や検査結果はほとんどない。

頸原性頭痛という用語は，頸椎とその周辺構造の疾患や病変によって頭部や顔面に放散する痛みを表現するのに用いる。頸椎症に合致する変性変化の所見を除けば，頭痛を引き起こす頸椎の病態を示唆する所見はほとんどみられない。さらに，頸椎症と骨軟骨炎は無症状であることが非常に多いので，国際頭痛分類 第3版beta版（ICHD-3β）には，これらが"頸原性頭痛の正当な原因であるかどうかはわからない"と記載されている。

この患者の場合は，頸椎の運動制限や，頸部での疼痛誘発手技による頭痛の悪化がみられないので，頸原性頭痛は診断として考えにくい。加えて，頸部構造を支配する神経のブロックにも反応がなく，頸原性頭痛の可能性はますます低い。

■本症例で正しい診断を下すのに，最も価値のある病歴上の特徴は？

本症例で注目すべき病歴上の特徴は体位性の頭痛であり，毎日，起床後間もなく発症し，臥位になるとすぐに消失していた。このパターンが最も合致する診断は，低髄液圧による頭痛である。この診断を考慮する際には，腰椎穿刺か他の処置がすでに行われていなければならないと思い込んでしまいがちだが，特発性の髄液漏出が発生し，低髄液圧による頭痛を引き起こすという病態のエビデンスは豊富にある。

この診断は鑑別に挙がっていたが，CT所見や髄液の初圧，トレーサー検査がいずれも正常であったことから否定された。しかし，臨床像は低髄液圧による頭痛に非常に特徴的なので，検査結果が偽陰性だったり，解釈を誤った可能性を考慮することが大事である。低髄液圧による頭痛では，側臥位で測定すると初圧が正常値を示すことがあり，坐位で測定すると低圧を示すことがある。漏出がゆっくりだと，トレーサー検査も周知のとおり偽陰性となりやすい。さらに，CT検査はMRIと比べて，低髄液圧による頭痛をもつ多くの（全例ではない）患者にみられる硬膜造影像の描出能に劣るとされている（表4.3）。検査結果は一見正常であるが，こうして全体をみると，この患者の頭痛を最もよく説明するのは低髄液圧による頭痛である。

表 4.3 CT 検査で見逃しうる病態

血管性病変

動脈瘤
脳動静脈奇形（特に，後頭蓋窩病変）
くも膜下出血
動脈解離
急性期脳梗塞
静脈血栓症
血管炎
硬膜下および硬膜外血腫

腫瘍性病変

後頭蓋窩腫瘍
髄膜癌腫症
小下垂体腫瘍

感染症

副鼻腔炎
髄膜脳炎
脳膿瘍

その他

低髄液圧

表 4.4 特発性低頭蓋内圧性頭痛の臨床的・診断的特徴

- 頭痛は，常にではないが体位性であることが多く，通常，項部硬直や自覚的な聴覚症状を伴う
- 坐位にて髄液圧が 60 mmH$_2$O 未満か，画像検査による髄液漏出の証拠あり

解説

特発性低頭蓋内圧性頭痛の臨床的特徴を**表 4.4**に示す。通常，頭痛は頭部広範に現れ鈍痛で，しばしば立位 15 分以内に悪化する。患者が一定時間横になると，（ゆっくりの場合もあるが）軽快することが多い。項部硬直や耳鳴，聴力低下，光過敏，悪心を伴う場合もある。診断する際には次の所見を確認してほしい。低髄液圧を示す MRI 所見，髄液漏出を示す画像所見，もしくは坐位での腰椎穿刺で初圧が 60 mmH$_2$O 未満，である。もちろん，坐位での髄液圧測定は通常行われないが，低髄液圧による頭痛患者では臥位での圧測定で正常値を示してしまうことがある。すでに硬膜を穿刺した可能性のある手技を受けた患者や，低髄液圧による頭痛に合致する MRI 所見を認めた患者では，低髄液圧を確認するための腰椎穿刺は治療前には不要である。

病歴が低髄液圧による頭痛を強く示唆する場合でも，実際に漏出を同定するのは難しかったり，不可能なこともある。事実，一部の患者では漏出自体がまったく存在しないこともある。腰椎領域に多数の硬膜憩室をもつ患者では，立位になると髄液を同憩室に隔離してしまい，漏出のない状態で低髄液圧を呈することになる。これは"コンプライアンス"頭痛と呼ばれることがある。

表 4.3 には，低髄液圧による頭痛のほかに，CTでは見逃しやすいが通常 MRI で発見できる病態を挙げた。中枢神経系の数多くの病態を評価するには，MRI と違って CT では不十分である。頭部 CT で正常所見が得られると，大きな腫瘍や出血がないとして安心するかもしれないが，表に挙げた病態の有無をはっきりさせることにはほとんど役立たないし，確定診断の頼りにもならない。低髄液圧による頭痛が疑われるときなど，多くの神経学的病態では，MRI 検査をしないと評価は不十分と考えられるが，MRI さえ偽陰性を示すことがある。ある研究では，単純／ガドリニウム造影 MRI の感度は 83％であった。つまり，低髄液圧による頭痛患者の 1/5 は，正常の MRI 所見を呈することになる。

本症例では MRI 検査が行われ，低髄液圧による頭痛に合致する硬膜造影像がはっきりと認められた（**図 4.5**）。20 mL の自己血で硬膜外血液パッチが施行され，患者はほぼ処置直後から，頭痛の完全な軽快を認めた。

低髄液圧による頭痛の MRI 上の特徴（**表 4.5**）は，この疾患の病態生理と関連しているようである。髄液量が減少して立位での支持力が低下すると，頭蓋内容が重力に従い，脳実質のたわみと後頭蓋窩の充満，脳槽の縮小を引き起こすのだろう。髄膜構造物の下方牽引が硬膜外腔の容量増加と関連しており，結果的に，静脈容量の増加による硬膜の造影効

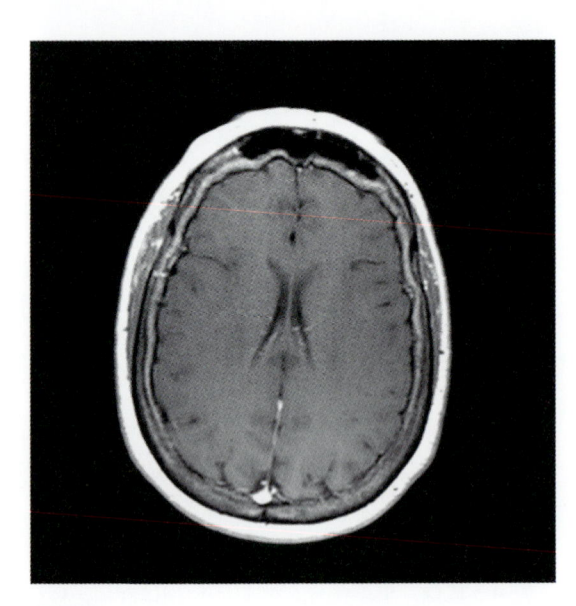

図4.5 ガドリニウム造影 T1 強調 MRI 像
硬膜造影像を認める。

表4.5 低髄液圧による頭痛の MRI 上の特徴

- ガドリニウムによる硬膜の全般的な造影効果
- 小脳扁桃の下行
- 大脳/脳幹の下行（たわみ）
- 後頭蓋窩の充満
- 下垂体腫大
- 両側の凸状の硬膜下水腫
- 傍脊髄の硬膜外への髄液貯留

果や，硬膜外液の増加による水腫（hygroma）の形成を引き起こす。圧の変化と関連していると思われる診断的所見は，脊髄の MRI でもみられることがある。このような所見はガドリニウムで造影効果を認める。

診断

特発性低頭蓋内圧性頭痛

Tip
間違った診断的検査の結果に依存しすぎると，臨床像を見失い，熟慮なしに不確かな診断を下し，奏効しないマネジメントに終始してしまう。疑われる病態に応じた正しい検査を選択することが肝要である。

参考文献

画像検査による放射線リスク

Brenner DJ, Hall EJ. Computed tomography—an increasing source of radiation exposure. *N Engl J Med.* 2007;357:2277-84.

Mettler FA Jr., Huda W, Yoshizumi TT, Mahesh M. Effective doses in radiology and diagnostic nuclear medicine: a catalog. *Radiology.* 2008;248:254-63.

検査で患者は安心するのか？

Fitzpatrick R. Telling patients there is nothing wrong. *BMJ.* 1996;313:311-12.

Frishberg, BM. The utility of neuroimaging in the evaluation of headache patients with normal neurologic examinations. *Neurology.* 1994;44:1191-7.

Howard L, Wessely S, Leese M, et al. Are investigations anxiolytic or anxiogenic? A randomised controlled trial of neuroimaging to provide reassurance in chronic daily headache. *Neurol Neurosurg Psychiatry.* 2005;76:1558-64.

McDonald IG, Daly J, Jelinek VM, Panetta F, Gutman JM. Opening Pandora's box: the unpredictability of reassurance by a normal test result. *BMJ.* 1996;313:329-32.

Petrie KJ, Muller JT, Schirmbeck F, et al. Effect of providing information about normal test results on patients' reassurance: randomized controlled trial. *BMJ.* 2007;334:352-4.

van Ravesteijn H, van Dijk I, Darmon D, et al. The reassuring value of diagnostic tests: a systematic review. *Patient Educ Couns.* 2012;86:3-8.

防御的な医療

Birbeck GL, Gifford DR, Song J, et al. Domalpractice concerns, payment mechanisms, and attitudes influence test-ordering decisions? *Neurology.* 2004;62(1):119-21.

DeKay ML, Asch DA. Is the defensive use of diagnostic tests good for patients, or bad? *Med Decis Making.* 1998;18(1):19-28.

雷鳴頭痛

Ducros A, Bousser M-G. Thunderclap headache. *BMJ.* 2013;346:e8557.

Schwedt, TJ. Thunderclap headaches: a focus on etiology and diagnostic evaluation. *Headache.* 2013;53(3):563-9.

片頭痛患者の白質病変

Agostoni E, Rigamonti A. Migraine and small vessel diseases. *Neurol Sci*. 2012;33(Suppl 1):S51-4.

Debette S, Markus HS. The clinical importance of white matter hyperintensities on brain magnetic resonance imaging: systematic review and meta-analysis. *BMJ*. 2010;341:c3666.

Kruit MC, van Buchem MA, Hofman PA, et al. Migraine as a risk factor for subclinical brain lesions. *JAMA*. 2004;291(4):427-34.

Kruit MC, van Buchem MA, Launer LJ, Terwindt GM. Migraine is associated with an increased risk of deep white matter lesions, subclinical posterior circulation infarcts and brain iron accumulation: the populationbased MRI CAMERA study. *Cephalalgia*. 2010;30(2):129-36.

Kurth T, Diener H-C, Buring JE. Migraine and cardiovascular disease in women and the role of aspirin: subgroup analyses in the Women's Health Study. *Cephalalgia*. 2011;31(10):1106-15.

Kurth T, Mohamed S, Maillard P, et al. Headache, migraine, and structural brain lesions and function: population based Epidemiology of Vascular Ageing-MRI study. *BMJ*. 2011;342:c7357.

Palm-Meinders IH, Koppen H, Terwindt GM, et al. Structural brain changes in migraine. *JAMA*. 2012;308(18):1889-96.

CADASIL

Federico A, Di Donato I, Bianchi S, et al. Hereditary cerebral small vessel diseases: a review. *J Neurol Sci*. 2012;322(1-2):25-30.

Fukutake T. Cerebral autosomal recessive arteriopathy with subcortical infarcts and leukoencephalopathy (CARASIL): from discovery to gene identification. *J Stroke CerebrovascDis*. 2011;20(2):85-93.

Reimschisel T. Ethical perspectives in neurology. Accessed August 29, 2012 at: http://www.aan.com/globals/axon/assets/5585.pdf.

硬膜穿刺後頭痛

Basurto Ona X, Martínez García L, SolàI, Bonfill Cosp X. Drug therapy for treating post-dural puncture headache. *Cochrane Database Syst Rev*. 2011;(8):CD007887.

Ghaleb A, Khorasani A, Mangar D. Post-dural puncture headache. *Int J Gen Med*. 2012;5:45-51.

Schievink WI, Maya MM, Louy C, Moser FG, Tourje J. Diagnostic criteria for spontaneous spinal CSF leaks and intracranial hypotension. *AJNR Am J Neuroradiol*. 2008;29:853-6.

Sencakova D, Mokri B, McClelland RL. The efficacy of epidural blood patch in spontaneous CSF leaks. *Neurology*. 2001;57(10):1921-3.

Sudlow C, Warlow C. Posture and fluids for preventing post-dural puncture headache. *Cochrane Database Syst Rev*. 2002;(2):CD001790.

Vakharia SB, Thomas PS, Rosenbaum AE, Wasenko JJ, Fellows DG. Magnetic resonance imaging of cerebrospinal fluid leak and tamponade effect of blood patch in post-dural puncture headache. *Anesth Analg*. 1997;84(3):585-90.

腰椎穿刺

Barsuk JH, Cohen ER, Caprio T, et al. Simulation-based education with mastery learning improves residents' lumbar puncture skills. *Neurology*. 2012;79(2):132-7.

Ellenby MS, Tegtmeyer K, Lai S, Brano DAV. Lumbar puncture. *N Engl J Med*. 2006;355:e1(video).

Straus SE, Thorpe KE, Holroyd-Leduc J. How do I perform a lumbar puncture and analyze the results to diagnose bacterial meningitis? *JAMA*. 2006;296(16):2012-22.

低髄液圧による頭痛

Agarwal P, Menon S, Shah R, Singhal BS. Spontaneous intracranial hypotension: two cases including one treated with epidural blood patch. *Ann Indian Acad Neurol*. 2009;12(3):179-82.

Chung SJ, Kim JS, Lee MC. Syndrome of cerebral spinal fluid hypovolemia: clinical and imaging features and outcome. *Neurology*. 2000;55(9):1321-7.

Rando TA, Fishman RA. Spontaneous intracranial hypotension: report of two cases and review of the literature. *Neurology*. 1992;42(3 Pt 1):481-7.

Schievink WI. Spontaneous spinal cerebrospinal fluid leaks and intracranial hypotension. *JAMA*. 2006;295(19):2286-96.

Watanabe A, Horikoshi T, Uchida M, et al. Diagnostic value of spinal MR imaging in spontaneous intracranial hypotension syndrome. *AJNR Am J Neuroradiol*. 2009;30(1):147-51.

Chapter 5 検査のピットフォール：血液・尿検査など

画像検査や髄液検査のほか，さまざまな検査が頭痛性疾患の診断・治療に役立つ。血液検査と尿検査は頭痛外来で最もよく行われる追加検査であるが，心電図，脳波，その他の検査も行われることがある。このような検査は二次性頭痛の可能性を調べるのに最も有用であるが，実際は，診断のためにはめったに必要とならない。

国際頭痛分類（International Classification of Headache Disorders：ICHD）に記載されている数百の頭痛タイプのうちで，4つの二次性頭痛のみが確定診断に血液ないし尿検査を必要とする。子癇前症または子癇による頭痛の診断には尿検査が必須であり，ヒト免疫不全ウイルス（HIV）による頭痛や甲状腺機能低下症による頭痛の確定診断には血液検査が必要である。他の多くの頭痛には，血液・尿検査は診断に有用ではあるが，絶対に必要というわけではない。例えば，巨細胞性動脈炎による頭痛は，示唆的な症状と側頭動脈の生検結果が陽性であることの2点のみで診断できる。

検査はしばしば，頭痛の治療をモニターするのに必要となる。リチウムとベラパミルは群発頭痛の予防に最もよく用いられる薬であるが，副作用の可能性を最小限にするために注意深く監視する必要がある。持続的なオピオイド療法を受けている患者もまた，推奨治療へのアドヒアランスを確認し，薬物転売や薬物に関連する異常行動のリスクを最小限にするために，血液・尿検査による定期的なモニターが必要である。その他の薬でも，腎機能や肝機能のモニターが推奨されるものがある。

適切な検査を行うことは頭痛診療の大事な要素である。検査異常は患者の不安と，合併症を生じうる介入につながるため，すべての検査において必要性を慎重に考慮する。ルーチン検査の一部として行うのではなく，個々の患者の臨床像を考慮したうえで検査を選んで行うべきである。

月経時に頭痛がする女性へのホルモン検査

> **症例**
>
> 36歳の女性。月経周期と関連した重度の頭痛の治療を希望して受診。本人の表現する頭痛は片頭痛の診断と合致しており，神経学的所見も正常であった。月経でないときにも頭痛はあるが，月経出血の始まる直前に生じやすいという。市販のイブプロフェンを使用していたが，ほとんど効果がなかった。友人が「頭痛はホルモン異常のせいではないか」と言うので，自然療法医にエストロゲン値をチェックしてもらったところ，「完全にゼロ」と言われ，月経前後に生体内と同一構造のエストロゲンを加減する（add-back bio-identical estrogen）治療を行うよう勧められた。この治療を数カ月試したが，費用が高額であり，月経に関連した頭痛には効果があるように思えたものの，月に平均5〜6回の片頭痛はまだ残っている。

診断は？ どのようにして診断を確定するか？

月経周期に起こると予測できるほどの片頭痛は，通常"月経時片頭痛"と呼ばれる。ICHD-3βの付録にある診断基準によれば，月経時片頭痛の発作は月経開始の2日前から3日目までの5日間に生じる。さらに，この発作は月経3周期のうち平均して2周期で生じる。また診断基準では，この発作は通常は前兆がなく，前兆のある頭痛が月経と関連することはまれだとしている。

診断基準では"純粋月経時片頭痛"を，片頭痛発作が先に述べた5日間の月経期間にのみ生じ，ほかの期間では生じない状態と定義している。逆に"月経関連片頭痛"は，先の5日間に予測できるレベルで生じるが，ほかの期間にも生じる場合に診断される。

月経時片頭痛の診断確定には，患者の月経周期と関連した頭痛のタイミングを客観的に証明する必要がある。一般的には，少なくとも3カ月間の頭痛ダイアリーに基づいて診断することが推奨される。我々の臨床経験では，頭痛の誘因が月経であると正確に同定するうえで，頭痛ダイアリーをつける期間を設けることは非常に重要である。患者の自己申告に基づく月経時片頭痛の診断は信頼のおけないものである。ある研究では，月経時片頭痛と自己診断した女性の約20％が，実際に頭痛ダイアリーをつけてみるとその診断基準を満たさなかったという。

本症例では，片頭痛発作が前述の5日間の月経期間に生じていることが，3カ月間の頭痛ダイアリーで示された。この患者はほかの期間にも発作があるため，月経関連片頭痛の診断基準に合致する。

月経時片頭痛をもつ女性のホルモン値を測定するのは有用か？

エストロゲン消退が，月経時の片頭痛発作の原因であると示唆する質の高いエビデンスがあるが，月経周期の同じ時期におけるほかのホルモン濃度の変化も，片頭痛への感受性の変化に寄与しているかもしれない。排卵後はエストラジオール濃度が高くなり，これは黄体期後期まで持続し，その後急速に低下する。エストロゲン濃度の低下もまた同様に生じ，感受性のある女性では，経口避妊薬のプラセボ使用の週や，出産後，そしてある種の非持続性のホルモン補充療法時に頭痛をきたす。

月経で誘発される片頭痛をもつ女性の多くは，ホルモンに"何かしらの異常"があるのではないかと疑っている。しかし，治療可能なホルモン異常が月経時片頭痛の原因であるというエビデンスはない。それよりも，片頭痛になりやすい神経系を遺伝で受け継いだ女性は，ステロイドホルモン濃度の通常の変動に異常なほど反応する。月経時片頭痛の女性の血中エストロゲン濃度を測定する臨床的意義はない。

本症例では，月経に関連した頭痛が強調されることで，月経と関連しない多くの頭痛が無視されてしまっていた。10 mg/日のアミトリプチリン投与を開始し，エレトリプタン40 mgを週2回まで頭痛時に使用することにした。その後，頭痛の頻度は月2回にまで減少し，それもエレトリプタンで有効に治療されているという。

解説

月経というのはかなり意識されやすく，文化的意義も併せもつ再発性の事象である。そのため，このような現象を社会学者は時々"磁石効果（magnet explanation）"と呼ぶ。つまり，月経と関連して生じる出来事は非常にそのせいにされやすく，ときには誤って関連づけられる。これは，"幻相関（illusory correlation）"として知られる認知エラーの例であり，同時に生じた現象が，しばしば強い思い込みの結果，誤って因果関係をもって関連づけられてしまうことである。

片頭痛発作が頻発する女性では，月経と同時に頭痛が生じるのは単なる偶然かもしれない。患者が強く信じていたとしても頭痛とホルモン異常の関連性が本当にそのとおりであるか，理想的には頭痛ダイアリーを用いて確認することが重要である。頭痛の原因がホルモン異常だと思い込んでしまうと，ほか

の原因に注意を払うのを怠り，ひいては誤った治療につながってしまう。本症例では，頭痛のホルモン性の原因のみに焦点を当てた治療は非ホルモン性の頻回の頭痛に対してまったく役に立たなかったが，一般的な非ホルモン性の片頭痛治療によって患者の頭痛すべてをコントロールすることに成功した。

> **診断**
>
> 月経関連片頭痛

💡 Tip

血液・尿のホルモン検査ではなく，頭痛ダイアリーが，月経関連片頭痛の診断に最も有用であるし，誤ってホルモン異常を頭痛の原因としてしまうことを避けるためにも必要である。頭痛の誘因がホルモン性だからといって，治療もホルモン剤でなくてはならないわけではない。

群発頭痛におけるベラパミル療法のモニタリング

> **症例**
>
> 40歳の男性。フォローのため頭痛外来を受診。毎日90分続く，右眼の奥の10/10の痛みを訴えており，右側の鼻閉と眼瞼下垂を伴っていた。10年前に受診歴があり，反復性群発頭痛と診断されていた。ベラパミルによる治療は奏効しており，かかりつけ医が同薬を処方継続する方針で頭痛外来は終了となっていた。
>
> 群発期は毎年3カ月間だけだが，通年でベラパミルを補充していたので残薬がたまっており，かかりつけ医が引退したあとは，この残薬で群発期を乗り切っていた。患者によれば，試行錯誤の末，頭痛専門医とかかりつけ医で勧められた用量よりも多い720 mg/日の内服で効果があるとのこと。
>
> ちょうど年1回の群発期が始まったところだという。神経学的所見は正常だったが，システムレビュー(review of systems：ROS)では，倦怠感，便秘，息切れを訴え，最近は仕事を1日続けることもままならないという。患者はこの症状を喫煙のためと考えており，新しいプライマリ・ケア医の予約がとれたら相談する予定とのこと。ベラパミルの残薬がなくなりそうなので，追加処方を求めている。

この患者にベラパミルの処方を続けるべきか？

ベラパミルは群発頭痛の予防薬として用いられるが，米国食品医薬品局(FDA)はその効能を認可していない[訳注：日本では適応外使用が認められている]。我々の経験では，群発頭痛を抑えるのに必要なベラパミルの用量は，高血圧などに対して通常使われる用量よりも多い。大半の専門家は240 mg/日から開始するが，1日1回の徐放製剤の内服か，80 mgの1日3回内服のどちらかとする。ただし多くの患者は，より高用量を頭痛のコントロールのために必要とする。用量調整の戦略の1つとしては，2週ごとに1日量を80 mgずつ，頭痛のコントロールが得られるか，許容しがたい副作用が生じるまで増量していく方法がある。

　高用量であるほど副作用の頻度と重症度は高くなる。副作用には，便秘，末梢の浮腫，倦怠感，心ブロックがある。本症例はベラパミルで群発頭痛を非常によくコントロールできていた。この患者は喫煙と関係するもしくは無関係の呼吸器疾患を呈している可能性はあるが，最良の選択は，ベラパミル継続を決定する前に，ベラパミルによる心伝導遅延がないか評価することである。この副作用は，何事もなく長期間使用していたとしても生じることがある。

群発頭痛に対するベラパミル療法中の心電図異常は，どれくらいの頻度で生じるか？

ある研究によれば，高用量のベラパミルで治療中の群発頭痛患者の約1/3で心電図異常が検出された。最も多い異常は徐脈(心拍数<60回/分)で，続いて1度心ブロック(PR間隔>0.2秒)が多かった。より重度の心ブロックはまれであった。この研究では，

心電図異常はベラパミルの1日量が平均1,000 mg程度になると発生しており，800 mg/日未満の患者では生じていなかった。このような異常があればベラパミルの中止を必要とすることもあるが，多くの症例では減量によって解決する。合理的なモニター戦略は，ベラパミル治療を開始する前と，増量後あるいは心臓が原因と思われる症状が出現したときに，心電図を確認するというものである。

この患者は心疾患の既往がなく，2年前の心電図は正常であった。しかし今回の受診時の診察では，心拍数は48回/分，心電図で1度心ブロックを認め，PR間隔が0.2秒を超えていた。ベラパミルの用量は1回80 mg 1日3回に減量された。頭痛は再発せず，倦怠感と息切れは軽快した。

解説

群発頭痛の発作は重度ないし非常に重度で，厳密に一側性の，眼窩部・眼窩上部・側頭部いずれか1つ以上の部位に，痛みが15分〜3時間続くことが特徴である。群発期には，頭痛は2日に1回から1日数回の頻度で生じる。頭痛発作は，同側の頭部自律神経症状（流涙，眼瞼下垂，縮瞳，鼻漏など）を伴う。反復性群発頭痛では，群発期は2週〜3カ月続き，多くは毎年だいたい同じ時期に再発する。多くの患者は，まったく頭痛のない長い寛解期がある。逆に，慢性群発頭痛の患者は寛解期がないか，あっても非常に短い。

群発頭痛の個々の発作には，注射可能なスマトリプタンや100％酸素吸入が有効である。しかし，こういった治療を毎日行うのは非現実的である。しかもこれらの治療が効くのを待つ間に，患者は短時間ではあるが，自律性を奪われるほどの頭痛を経験し，日常生活がひどく乱されてしまう。そのため，群発頭痛の患者は原則的に全員が，群発期には毎日，頭痛発作を減少または消失させるような予防薬を内服すべきである。

ベラパミルは群発頭痛の予防法の第一選択であるが，リチウム，メラトニン，後頭神経ブロックなどを試みてもよい。ベラパミルで予防効果を得るには，かなり高用量を必要とする場合もあり，ベラパミル無効の原因で多いのは用量が少ないことである。多くの患者では360 mg/日を超える用量が必要になり，推奨最大用量は960 mg/日と，心疾患の治療に用いる場合よりもかなり多い用量である。

1回でも群発頭痛のコントロールに成功したら，多くの患者は予防薬をやめるのを嫌がる。反復性群発頭痛の患者の中には，年間3〜4カ月しか群発期がなくてもベラパミルなどの予防薬を1年中継続したがる患者がいる。群発頭痛の痛みが激烈なのでこのような傾向は理解できるが，この方法は勧められない。その代わり，群発期が終わるはずの時期に近づいたら，予防薬の用量を患者が徐々に減らしていくやり方を勧める。量を減らして頭痛が再発したら，数週間高用量に戻して，また量を漸減していく。我々の経験では，このことは群発頭痛の管理においてしばしば見落とされている点である。

診断

反復性群発頭痛とベラパミルによる心伝導遅延

Tip

群発頭痛を予防するためには，高用量のベラパミルが必要な場合がある。心伝導遅延という副作用を避けるためには，定期的な心電図検査によるモニターが必要である。

オピオイドを使用している患者への尿中薬物検査

症例

37歳の女性。フォローのため頭痛外来を受診。患者は銃創の治癒後，重度の外傷後頭痛・顔面痛を訴えていた。ガバペンチン，アミトリプチリンなど神経障害性疼痛に対する薬物では効果がなかった。オピ

> オイドで痛みが軽減したため，モルヒネの徐放製剤が開始された．残念なことに，膵炎による間欠的な嘔吐発作があるため経口薬の使用が困難となり，前回受診時に経口モルヒネが中止され，フェンタニルパッチが開始された．膵酵素製剤とマルチビタミン剤とともに，筋攣縮の発作に対して間欠的に carisoprodol を用いていた．
> 　いつもの担当医が産休中であったため，外来をローテーションしていた研修医が診察することになった．研修医は指導医にコンサルテーションしたあと，前回と同じフェンタニルパッチを処方したが，前回受診時に尿中薬物検査が行われていることに気づき，患者が帰る前に同検査を行った．外来終了後，研修医はその検査結果を見て驚いた．フェンタニルは検出されず，代わりに精神安定薬である meprobamate が検出されていたのである．

■この尿所見をどう説明するか？

フェンタニルは，血中・尿中薬物検査で信頼性をもって検出することのできない薬であるため，その長期使用時のモニターは難しい．それでも尿中薬物検査は，処方薬以外の物質の使用が疑われるときにモニターとして有用である．本症例では，meprobamate が尿中から検出されたという事実が，処方薬以外の（ひょっとしたら違法に入手した）物質を患者が使用している徴候であると誤解されるかもしれない．しかし，carisoprodol は代謝されて mebrobamate となるため，この患者の尿中に mebrobamate が存在することは予想できなくもない．大事なのは，尿中薬物検査で偽陽性となる物質を理解しておくことである．検査室に相談して，使用している検査法，検出能力の限界，その検査部門独自の特徴などをつかんでおくとよいだろう．

　もし，この患者の尿中にマリファナの使用を示唆するテトラヒドロカンナビノール（THC）が検出されたならば，より懸念する理由となっただろう．THC はほかの違法物質の使用とも関連しており，一部の研究によれば，オピオイド乱用のリスクが高いことを示しているとされる．例外となるのは，"医療用マリファナ" が合法である州に住んでいる患者の場合であろう．そのような患者は認可されたルートで薬物を入手したはずであるが，薬物検査の前に，使用していることを担当医に申告すべきであろう．

■この患者のフェンタニル使用は，別の方法でチェックできないか？

持続的なオピオイド療法を受けている患者をモニターする目的は2つある．(1)患者が治療から利益を得ているか確認するため，(2)処方薬の転売や誤用に関わる問題を検出するためである．治療から利益を得ているかどうかは，ペインスケールを使って，オピオイド療法により痛みの強さが有意に減少したかを確認することで判断できる．機能的な改善もまた重要である．多くの医師は，仕事への復帰，突出痛に対する薬物使用の減少，コントロール不良の痛みによる救急受診の減少などを把握することが有用と感じている．本症例のようにオピオイドがきちんと血液・尿検査で検出できないときは，長期オピオイド療法のコンプライアンスをチェックする別の方法がある．例えば，受診時に毎回皮膚を視診することで，パッチが貼られているか確認できる．あるいは，未使用のパッチを受診時に持参してもらうことで，転売したり譲渡していないことが明らかになるし，適正な量のパッチが残っているかも確認できる．

　患者はこのような形でチェックされることを負担に感じたり，プライバシーの侵害だと感じるかもしれない．持続的なオピオイド療法の開始前には，患者から治療に関するインフォームドコンセントを得ることと，オピオイド療法と効果のモニターに関する診療上の約束事について1つずつ概略を説明することが重要である．多くの専門家が推奨するのは，"治療同意書" を用いることである．これは，処方対象の病態，治療のモニター方法，紛失した処方薬が補充される場合と治療中止となる場合について，要点をまとめたものである．治療同意書の例はインターネットで容易に見つけることができる．こういった治療同意書に法的拘束力はないものの，患者が治療に関して理解したという明らかな記録となるし，患者の治療に関して後日疑問や議論が生じた際に貴重なものとなる．

持続的なオピオイド療法に際しては適切な患者選択が処方薬の転売と誤用のリスクを減らすが，残念ながらこれについて強いエビデンスはない。異常な薬物使用のリスクが高い患者を同定するために，オピオイド危険度判定ツール（opioid risk tool：ORT）やPain Medication Questionnaireなど，いくつかのツールが利用できる。

解説

癌性疼痛以外への持続的なオピオイド療法の使用には議論がある。この治療の長期間での有用性は明らかでなく，利益と害がしばしば微妙なバランスの上に成り立っている。持続的なオピオイド療法のリスクとしては，乱用や依存，オピオイドによる痛覚過敏，処方オピオイドの転売や誤用がある。これらの問題点について，メディア，政治家，監督官庁は大いに関心をもっている。上記すべての理由から，持続的なオピオイド療法を受けている患者のモニターは密に行うべきであり，定期的な通院と薬の転売・誤用を最小限にする努力が必要である。

血液・尿検査はオピオイド維持療法を受けている患者のほぼ全例で，重要なモニター計画の1つとなっている。多くの場合，通例の抜き打ち検査だけでなく，治療開始前のベースとなる尿中薬物検査も推奨される。検査をどれくらいの頻度で行うかは患者の状況による。一般的には，高リスクの患者ほど頻回に（症例によっては受診のたびに）モニターすべきである。長期にわたり安定していて転売・誤用のリスクが低い場合でも，年に1～2回の抜き打ち検査を勧める。オピオイド維持療法を受けている頭痛患者を対象とした研究によれば，薬物関連の異常な行動を示唆するような予期しない尿中薬物検査結果は，明らかに安定していて長期に問題のなかった患者であっても，ある程度の割合で生じる。

このような検査のために，独立した検査機関に患者を紹介することもできるが，多くの医師は自分の外来で尿検体を採取している。その場合，検体は通常，専門検査機関のように厳密に"検査過程が管理"されているわけではない。

診断

外傷後頭痛・顔面痛，持続的なオピオイド療法で治療中

Tip

血液・尿検査では，フェンタニルなど一部のオピオイドを確実には検出できないが，それでも処方薬でない薬物を検出するのに有用である。治療へのコンプライアンスが悪いと患者を誤って責めてしまわないように，尿中薬物検査で偽陽性となるような交差反応する物質について知識をもっておくことが重要である。

群発頭痛患者の血中リチウム濃度

症例

45歳の男性。10年間続く右眼窩奥の10/10の発作性の痛みを訴えて頭痛外来を受診。発作は45分～1時間持続し，右眼瞼下垂，鼻漏，右眼の流涙を伴っていた。発作の間は落ち着きがなくなり，自ら頭を壁に打ちつけることもあった。当初は，この発作はまれであり，副鼻腔病変の疑いと診断されていた。副鼻腔の手術を受けたが改善を認めず，発作の頻度も増していった。患者は神経内科医へ紹介され，そこで群発頭痛の診断を受けた。経口ステロイドによる治療に反応せず，ベラパミルによる治療が開始された。ここ1年半は，ベラパミルを320 mg/日まで増量しながら治療していたにもかかわらず，発作は毎日生じるようになった。患者は発作のたびに経口のゾルミトリプタンとhydrocodoneも使用していたが，常に効果があるわけではないという。

頭痛専門医は心電図検査を行い，PR間隔は0.2秒であった。患者にベラパミルを240 mg/日まで減量し，炭酸リチウム300 mg 1日2回を追加する提案をした。また個々の発作の治療には，経口ゾルミトリプタンの代わりにスマトリプタン皮下注射を勧めた。1週間後にリチウム濃度と心電図を確認するため

受診するよう指示した．1週間後，心電図のPR間隔は正常に戻っていたが，リチウム濃度は0.3 mmol/L（この施設での正常値は0.5～1.3 mmol/L）と低かった．炭酸リチウムの内服量を300 mg 1日3回に増やしたが，1カ月後の外来ではリチウム濃度は0.3 mmol/Lとまだ低く，頭痛も改善していなかった．担当医は再度炭酸リチウムを増量したが，3回目となる1週間後のリチウム濃度は0.2 mmol/Lであった．

この患者のリチウム濃度をどう説明するか？

この患者のリチウム濃度は服用開始時から低く，2回の増量にもかかわらず低値のままであった．行われた3回の検査が不正確であったとは考えにくい．確かにリチウムはいくつかの薬物と相互作用を生じうるが，この患者の場合，リチウムの増量以外に薬物の変更はなかった．したがって，この持続的低値の原因は，患者が処方どおりにリチウムを内服していないことにある可能性が高い．

服薬アドヒアランスが悪いのには，後述するように多くの原因がある．本症例では，担当医はこの件について断定的にならないよう尋ねた．というのも，患者というのはしばしば治療上の指示に従わなかったことを認めたがらないと知っていたからである．担当医は，リチウム濃度が一般に推奨されている増量方法をとっているにもかかわらず低値のままであることを告げ，そして，「多くの患者さんが定期的に内服するのを難しいと感じている」と言って，内服を守らない行動を"一般化"し，その患者に同様であるか尋ねた．患者は安心したようで，平日の朝は忙しくて内服を忘れやすく，帰宅後は3人の子供の相手をしていて夜の内服も時々忘れてしまうと話した．

そこで，患者と担当医は内服を忘れないようにする戦略を立て，患者は携帯電話のアラームをセットすることにした．担当医は，リチウムの予測される利点と，別の治療法もあるが利点についてのエビデンスが弱いことを患者に伝えた．次回受診時には頭痛が大幅に軽快し，リチウム濃度も0.8 mmol/Lまで上昇していたため，担当医も患者も喜んだ．

頭痛患者の薬物療法へのアドヒアランス不良は，どれくらいの頻度でみられるのか？ なぜ生じるのか？

推奨される治療へのアドヒアランス不良やコンプライアンス不良はすべての治療において重要な問題で，慢性疾患の複雑な処方ではなおさらである．一般的な患者群よりも頭痛患者にアドヒアランス不良が多いというエビデンスはない．推奨治療へのアドヒアランス不良は，処方薬や市販薬の過剰使用や使用不足といった形で表れる．使用不足のパターンとしては，処方薬をまったく補充しない，推奨量より少ない量しか使用しない，治療を勝手に中断してしまう，がある．頭痛患者を対象としたある研究では，処方を完全に守っていたのは1/3強にすぎなかったと報告されている．

服薬アドヒアランス不良には多くの原因がある．ある研究によれば，薬剤費，薬の必要性が理解できていないこと，副作用への恐怖などが原因として多い．

アドヒアランス不良は処方の複雑さとも関連している．例えば，服薬回数が多ければ多いほど，服薬アドヒアランスは悪くなる．可能であれば1日1回の服用で済むものに変えることで，アドヒアランスが改善する可能性は高くなる．服薬アドヒアランス不良は，頭痛治療が効果を示さない原因のうちで，おそらくあまり考慮されていないものの1つであろう．本症例では，血中薬物濃度測定を必要とする数種の頭痛薬のうちの1つがたまたま処方されていた．血液検査が行われていなかったら，薬の飲み忘れには気づかず，リチウムはこの患者の群発頭痛には無効であると誤って考えられていたであろう．

解説

FDAは群発頭痛の予防治療にはどの薬物も認可していないが，ベラパミルとリチウムは適応外使用で広く用いられている．効果発現の速さと副作用の少なさから，ベラパミルが第一選択として用いられる

ことが多い。リチウムは，ベラパミルの効果がないか副作用が強いときには単独で用いられ，多剤併用療法が必要なときにはベラパミルに追加して用いられる。リチウムの科学的エビデンスは強くないものの，臨床的には，特に慢性群発頭痛に対して非常に有効であると認識されている。通常の開始量は，炭酸リチウム 300 mg 1 日 2 回であり，治療への反応と血中濃度に応じて 300 mg ずつ増量していく。反応する患者の多くは，600～1,200 mg/日の用量で反応する。

振戦，悪心，下痢などの厄介な副作用は比較的よく起こる。また，高用量ではリチウム中毒も生じうる。中毒症状としては腎不全，運動失調，痙攣などが生じ，ときに致死的である。ある種の利尿薬によって生じるナトリウム欠乏はリチウム中毒のリスクを上昇させる。非ステロイド性抗炎症薬（NSAIDs）もリチウム濃度を高める。ベラパミルはリチウム濃度を上昇させるとも低下させるとも報告されている。

リチウムの治療域は狭いため，定期的な血中濃度測定が中毒を避けるために必要である。リチウム増量時，中毒関連症状の発症時，リチウム血中濃度に影響を与えうる薬物の開始または中断時に，血中濃度を測定すべきである。しかし血中濃度は効果と相関しないので，"目標"血中濃度は存在しない。長期間リチウム治療を受けている患者では，多くの医師は腎機能と甲状腺機能も年 1 回検査している。

> **診断**
>
> 慢性群発頭痛，リチウム治療へのアドヒアランス不良

💡 **Tip**

リチウムを内服している患者では定期的に血中濃度を測定すべきである。主として毒性を避けるためではあるが，血中濃度は処方薬へのアドヒアランスを確認するのにも使われる。

全身の痛み，発疹，頭痛を訴える若い男性

> **症例**
>
> 24 歳の男性。慢性頭痛の治療を求めて救急部を受診。頭痛は鈍痛で，頭部全体が痛むという。全身の痛みと光過敏も合併していた。発熱はなく，体幹部の紅斑と頸部リンパ節腫脹以外は身体所見に異常を認めなかった。救急医は伝染性単核球症の疑いと診断し，症状が軽快しなければかかりつけ医を受診するよう指示を与え，帰宅させた。
>
> 1 週間後，頭痛と全身の痛みが続くため患者はかかりつけ医を受診した。かかりつけ医は，ほかに受診の理由がないか，また，症状の原因は何だと思うか尋ねた。患者は，新しい恋人が過去に静注薬物を乱用しており，最近数カ月の間に危険な性行為を多く重ねたため，"何らかの感染症"にかかっていないか心配していると告白した。かかりつけ医は，いくつかの性感染症のリスクが高いと判断し，HIV 抗体検査や HIV RNA（ウイルス量）検査などを実施したところ，抗体検査は陽性で，ウイルス量は 100,000 コピー/mL を超えていた。

■ 頭痛は HIV 感染症の症状だろうか？

本症例は，次の事実を思い出させる症例である。すなわち，HIV に新規感染した患者の 1/2～2/3 は，感染から約 2～8 週間後の血清反応陽転に伴って，ある種の症候を呈するということである。頭痛は，この"急性レトロウイルス症候群"と呼ばれるインフルエンザ様現象で目立った症状であり，平均して約 1 カ月間持続する。急性 HIV 感染症の患者 218 人を対象としたケースシリーズ研究では，頭痛は 51％で報告されている。頭痛よりも頻度の高い症候としては，発熱（77％），嗜眠（66％），発疹（56％）が認められた。ほかの神経学的症状としては，光過敏（12％）と髄膜症（項部硬直）（9％）のみであり，頭痛が急性 HIV 感染症において抜群に頻度の高い神経症状となっている。我々の経験では，このような患者は突然の発症で，比較的急性の経過となるため，頭痛外来を受診することはまれで，救急外来や急患

受付にやってくることが多い。頭痛や他の症状の原因は完全に解明されているわけではないが，サイトカインの放出と関わっているのかもしれない。

病態の安定したHIV感染症の患者では，より慢性のタイプの頭痛がみられる。免疫抑制状態に関連した重感染が頭痛の原因として除外された場合は，"ヒト免疫不全ウイルス（HIV）による頭痛"という診断が考慮される。この診断名は，ICHD-3β本文の分類ではなく付録のほうに含まれている。というのも，診断の妥当性が完全に確立されていないからである。なぜ確立されていないかというと，HIVによる軽度の頭痛とHIV患者でよく報告されている他の一次性頭痛とを鑑別するのが非常に難しいことが大きな理由である。さらに，いくつかの抗レトロウイルス薬が頭痛を引き起こすことがある。

それでもなお多くの専門家は，軽度の頭痛はHIV感染症でよくみられる特徴だと考えている。典型的には鈍い両側性の頭痛である。この診断は，血液検査でHIV感染や免疫不全が証明されて初めてつけられるべきであり，同時に病態生理学的に"頭痛を生じる可能性が高い"ことも示されるべきである。血液や口腔分泌物の検体から迅速検査が可能であるものの，陽性の結果は免疫学的測定法で確認すべきである。感染初期には抗体検査が陰性となることもあるので，感染したのが最近だと思われる場合にはHIV RNA（ウイルス量）検査も行う必要がある。

▍HIV感染症患者の頭痛の原因として，ほかにどのようなものがあるか？

HIV陽性患者の頭痛では二次性頭痛を常に疑うことが妥当であり，免疫抑制が重度の場合はなおさらである。クリプトコッカス症やトキソプラズマ症などの多数の日和見感染が頭痛を引き起こすし，中枢神経系腫瘍のリスクも高くなっている。

免疫抑制の程度と二次性頭痛の頻度には正の相関があり，頭痛をきたしたHIV陽性患者が脳の画像検査を要するか否かを決めるのに有用である。ある研究では，脳のCT検査で見つかる重要な異常所見はCD4細胞数が200個/μL未満になると非常に多くなることが示されており，この値を，画像検査を考慮する閾値として推奨している。

▍解説

頭痛があって性感染症のリスクもある患者では，急性のHIV感染の可能性について常に疑いの念をもって診療する必要がある。急性HIV感染症の患者は非常に高いウイルス量を抱えていて，感染性が特に高いかもしれない。感染者は，血清反応陽転の期間中に症状が現れるが，そのあと比較的症状の乏しい時期が長く続くので，診断が遅れやすい。したがって，急性レトロウイルス症候群について正しく認識することが，死に至る可能性のある病気の早期診断に役立ち，他者へのウイルス伝播のリスクを最小化できる。残念なことに，急性レトロウイルス症候群の症状は多様かつ非特異的なので，このチャンスを逃してしまう場合が多い。

本症例では，救急医はHIV感染を見つけるチャンスを逃してしまった。しかし，幸運なことに患者は再度治療を求めて受診し，そのかかりつけ医は，過去に静注薬物乱用のあった人と性交渉をもったことを聞き出して，患者がHIV感染症のリスクがあることを見極めた。静注薬物乱用者のHIV有病率は高く，その性行為の相手はHIVや，肝炎など他の血液媒介感染症のリスクも高い。最近の研究では，HIV感染初期に短期間の抗レトロウイルス薬治療を行うと病気の進行を遅らせることができると示唆されている。これは個々の患者だけでなく公衆衛生上も重要な利点であり，感染の早期診断をよりいっそう重要なものとしている。

▍診断

急性レトロウイルス症候群（HIV血清反応陽転）に伴う頭痛

> **Tip**
> 頭痛とインフルエンザ様症状をきたしていて性感染症のリスクがある患者では，急性レトロウイルス症候群を考慮する。最近の感染を最大限診断するためには，HIV抗体検査とHIV RNA（ウイルス量）検査の両方を行うべきである。

いくつもの検査異常と頭痛のある若い女性

> **症例**
> 19歳の女性。かかりつけ医から頭痛外来へ紹介された。数カ月前から頭痛があるという。ひどい頭痛が平均して月に2回生じており，拍動性で，通常は右側頭部に起こるという。頭痛は2日間続くこともあり，強い悪心・嘔吐と音過敏を伴っていた。頭痛がないときは活動的で調子が良いものの，頭痛がある間は普通に活動することができず，暗くした寝室に引き込もっていた。
>
> かかりつけ医は片頭痛が最も可能性の高い診断と考えた。しかし，患者の両親はとても心配しており，危険な頭痛の原因を除外するための"徹底的な検査"をするよう強く主張した。脳のCT検査は正常であった。多数の血液検査が行われ，いくつかは異常値であった。抗核抗体検査が80倍で陽性であったためリウマチ専門医に診察してもらい，さらなる検査の結果，全身性エリテマトーデス（SLE）や他のリウマチ性疾患を合併している証拠は認められなかった。甲状腺刺激ホルモンも軽度上昇していたので内分泌専門医へ紹介され，そこでもさらに検査を行ったが，甲状腺機能の異常は認められなかった。しかし，1cm大の小さな甲状腺腫瘤が見つかり，穿刺吸引細胞診にて良性と証明された。

■これらの検査をすべて行ったのは間違いだろうか？

一言でいえば，間違いである。検査を行うのは，対象疾患の検査前確率が適切である患者のみに限定すべきである。本症例のかかりつけ医は善かれと思ってしたことであるが，医師も患者の両親も，検査のよくある落とし穴の1つにはまっている。つまり，検査は臨床像に基づいて施行しなければならないということである。この概念を理解するためには，感度，特異度，陽性・陰性適中率の概念を理解することが助けになる。これらを総合して，"検査特性（operating characteristics）"という。感度とは，病気のある患者のうち，検査が陽性となる人の割合を指す。特異度とは，病気でない患者のうち，検査が陰性となる人の割合を指す。検査適中率とは，検査結果に応じた病気の有無の割合である。陽性適中率は，検査が陽性の患者のうち，本当に検査対象の病気がある人の割合である。陰性適中率は，検査が陰性の患者のうち，本当に検査対象の病気がない人の割合である。

検査の感度・特異度は患者によって変わることはないが，陽性・陰性適中率は検査を受ける集団の有病率によって大きく変わる。本症例ではSLEに罹患している可能性は低い，ということを説明するため，有病率を約1％と仮定しよう。つまり，この患者のように間欠的に重度の頭痛をもつ以外は健康な若年女性100人を集めたら，本当にSLEの患者は1人であるということである。もし，抗核抗体検査の感度が100％で特異度が90％であっても，陽性適中率は9％でしかない。言い換えれば，この患者が陽性の結果であっても，SLEでない確率はまだ91％もある（この計算の詳細に興味をもった読者のために付言すると，陽性適中率は，真陽性率を真陽性率＋偽陽性率で割ったものである。つまり，1％/［1％＋10％］≒9％となる）。要は，疾患の検査前確率が低いときは，検査の陽性適中率は低くなる。そのうえ，多くの検査が行われれば，いくつかは偶然の確率で異常となる。

> **解説**
> 検査が最も効果を発揮するのは，個々の患者の臨床状況に基づいて行われたときである。検査は限定して実施し，かつ注意深く解釈しなければならない。患者の臨床状況を考えることなしに特定の問題を抱えたすべての患者に対してたくさんの検査をルーチ

ンで行うのを正当化するのは難しい。

　片頭痛の発生率（新規発症）は若年女性で非常に高く，本症例の頭痛は片頭痛の診断基準に合致する。この患者は頭痛のほかは健康であり，身体所見も神経学的所見も正常であった。それゆえ，頭痛の原因が深刻な疾患である可能性は非常に低い。患者は，甲状腺異常，自己免疫疾患，その他の検査対象となった病気を示唆する症候を呈していなかった。具体的には，最近の倦怠感，便秘，発疹やほかの基礎疾患を示唆する症状を経験していなかった。多くの検査が行われた理由は，特定の疾患が存在する疑いがあったからではなく，患者の両親の欲求を満たし，可能性のある危険な頭痛の原因に対して不安を和らげるためであった。

　確かに血液検査はさほど侵襲的でなく，しばしば害のないものと考えられているが，むやみやたらに検査すると患者に害を及ぼす。その良い例が本症例である。実りない追加検査のせいで，患者の抱える片頭痛という問題に対して注意が払われるのが遅れただけでなく，頭部CT検査により放射線を浴び，偶然見つかった甲状腺腫瘍のために侵襲的な針吸引生検を受けることになった。このように，異常所見が契機となって追加検査が行われることは，"医学的カスケード反応"と呼ばれる。追加で行われる侵襲的な検査は常に害をもたらす危険があるし，結果を待つ間の不安も引き起こす。追加検査の害とコストは個々の患者レベルでは少ないかもしれないが，このような不必要な検査が広く行われたら，医原性の害とコストは人口レベルでは膨大なものになる。検査の特定の適応がないままたくさんの検査を行うことは，質の高い医療とはいえない。

　患者は（そしてときには医師も）検査の価値を過大評価して，検査の正確性に関して非現実的な考えをもつことが多い。どの検査も完璧ではない。すべての陽性ないし異常な検査結果が病気の存在を示しているわけではなく，一部は偽陽性である。同様に，すべての陰性ないし正常な検査結果は患者が病気にかかっていないということを意味するわけではなく，偽陰性の場合もある。本症例のように病気である確率が低い状況では，検査結果陽性は病気を本当に指し示すものではなく，偽陽性である可能性が高い。言い換えれば，検査の陽性適中率（検査が陽性の患者のうち，本当に検査対象の病気をもっている確率）が低いということである。

診断

片頭痛と，不要な検査による医原性の害

💡 Tip

頭痛患者に検査をむやみやたらと行うことは勧められない。特定の疾患の検査前確率が低いときには，異常な検査結果のほとんどは偽陽性であって，それにより無用な不安を招き，不要な追加検査や処置による害をもたらすことになる。いわゆる"医学的カスケード反応"である。

参考文献

月経時片頭痛

Loder E, Rizzoli P, Golub J. Hormonal management of migraine associated with menses and the menopause: a clinical review. *Headache*. 2007;47(2):329-40.

Marcus DA, Bernstein CD, Sullivan EA, Rudy TE. A prospective comparison between ICHD-II and probability menstrual migraine diagnostic criteria. *Headache*. 2010;50:539-50.

Somerville BW. The role of estradiol withdrawal in the etiology of menstrual migraine. *Neurology*. 1972;22(4):355-65.

群発頭痛に対するベラパミル療法

Cohen AS, Matharu MS, Goadsby PJ. Electrocardiographic abnormalities in patients with cluster headache on verapamil therapy. *Neurology*. 2007;69:668-75.

Leone M, D'Amico D, Frediani F, *et al*. Verapamil in the prophylaxis of episodic cluster headache: a double-blind study versus placebo. *Neurology*. 2000;54:1382-5.

Nesbitt AD, Goadsby PJ. Clinical review: cluster headache. *BMJ*. 2012;344:e2407.

持続的なオピオイド療法

Manchikanti L, Abdi S, Atluri S, *et al*. American Society of Interventional Pain Physicians (ASIPP) guidelines for responsible opioid prescribing in chronic non-cancer pain, Parts 1 and 2. *Pain Physician*. 2012;15:S1-100.

Owen GT, Burton AW, Schade CM, Passik S. Urine drug testing: current recommendations and best practices. *Pain Physician*. 2012;15:ES119-33.

群発頭痛に対するリチウム療法と服薬アドヒアランス不良

Hedenrud T, Jonsson P, Linde M. Beliefs about medicines and adherence among Swedish migraineurs. *Ann Pharmacother*. 2007;42:39-45.

May A, Leone M, Afra J, et al. EFNS guidelines on the treatment of cluster headache and other trigeminal-autonomic cephalalgias. *Eur J Neurol*. 2006;13:1066-77.

Rains JC, Penzien DB, Lipchik GL. Behavioral facilitation of medical treatment for headache — Part II : Theoretical models and behavioral strategies for improving adherence. *Headache*. 2006;46:1395-403.

Tfeldt-Hansen PC, Jensen RH. Management of cluster headache. *CNS Drugs*. 2012;26(7):571-80.

急性レトロウイルス症候群

Cohen HS, Gay CL, Busch MP, Hecht FM. The detection of acute HIV infection. *J Infect Dis*. 2010;202(Suppl 2):S270-7.

Graham CB, Wippold FJ, Pilgram TK, Fisher EJ, Smoker WRK. Screening CT of the brain determined by CD4 count in HIV-positive patients presenting with headache. *AJNR Am J Neuroradiol*. 2000;21:451-4.

The SPARTAC Trial Investigators. Short-course antiretroviral therapy in primary HIV infection. *N Engl J Med*. 2013;368:207-17.

Vanhems P, Allard R, Cooper DA, et al. Acute human immunodeficiency virus type 1 disease as a mononucleosis-like illness: is the diagnosis too restrictive? *Clin Infect Dis*. 1997;24:965-70.

Vanhems P, Dassa C, Lambert J, et al. Comprehensive classification of symptoms and signs reported among 218 patients with acute HIV-1 infection. *J Acquir Immune Defic Syndr*. 1999;21:99-106.

不要な検査による医原性の害

Gough J, Scott-Coombes D, Palazzo FF. Thyroid incidentaloma: an evidence-based assessment of management strategy. *World J Surg*. 2008;32(7):1264-8.

Loder E, Cardona L. Evaluation for secondary causes of headache: the role of blood and urine testing. *Headache*. 2011;51:338-45.

Qaseem A, Alguire P, Dallas P, et al. Appropriate use of screening and diagnostic tests to foster high-value, cost-conscious care. *Ann Intern Med*. 2012;156(2):147-9.

Ulvestad E, Kanestr?m A, Madland TM, et al. Evaluation of diagnostic tests for antinuclear antibodies in rheumatological practice. *Scand J Immunol*. 2000;52:309-15.

Chapter 6 病歴や診察所見が見逃されたり，解釈を間違えたとき

片頭痛のような良性頭痛疾患に対するバイオマーカーはなく，血液・尿検査や画像検査は主に頭痛のほかの原因を除外するのに役立つ。患者の評価，特に詳細な病歴や身体所見が，正確な頭痛診断には必須である。頭痛診断は治療に重要な影響を与える。というのも，ある種の頭痛に有効な治療が別の頭痛には有効ではないかもしれないからである。病歴や身体所見を見逃したり誤って解釈したりすると，診断がはずれ適切な治療をする機会を失うことにつながる。よくある例として，群発頭痛の患者が片頭痛と誤診され，何年も片頭痛治療薬で効果なく治療されているケースが挙げられる。

ベテランの片頭痛専門家の大半は，一般的に病歴のほうが身体所見よりも有益だと認識している。実際，一次性頭痛のほとんどの患者では身体所見は正常である。とはいえ，後頭部から項部にかけての圧痛，頸部の異常姿勢，顎関節症といった追加の所見から，一次性頭痛の一因となる問題を見つけることができる。これらの所見を記録することは，患者にとっても保険上の理由や障害判定のために重要である。身体・神経学的所見の異常が頭痛患者ではたまにしかみられないため，医師は油断してしまいがちである。本章で示すように，わずかな所見が診断を変え治療に影響を与えうるので，頭痛のある患者すべてに綿密な診察を行うことが重要である。

頭痛に関して詳細な病歴を得るには，ときに相当のスキルを要する。何度も治療に失敗している長期間の頭痛の場合は特にそうである。「あなたの頭痛について教えてください」というようなオープンクエスチョンで始めることが有用だろう。こういう質問なら，患者は遮られることなく自分の身に起きていることを話せる。患者にとっては話すこと自体が治療的意義をもつし，医師にとっては病歴聴取として有用である。頭痛の診断に必要な光過敏や嘔吐といった特徴をたいてい患者が自発的に説明してくれる。医師は足りない情報をあとで質問すればよい。

多くの患者には自由に話してもらうべきだが，医師側から積極的な誘導が必要となる患者もいることに注意したい。最も特徴的な病歴の詳細部分に焦点を当て，会話の自然な流れを"大事にしながら"脱線しないように方向づけていく。例えば，「救急受診したときの話はちょっと脇において，先ほどお話しされていたあなたの頭痛についてもう少し詳しく教えてください」といった具合である。

特殊あるいは高価なテクノロジーもいらず，少し練習するだけで，有効な病歴聴取と診察でもって正しい頭痛診断にたいていはたどりつける。この過程を無視して抜け道を使おうとすると，本章で紹介する症例のようにさまざまな合併症が起こりうる。

視覚変化と頭痛のある若年男性

症例

28歳の男性。高血圧症の既往がある。突然の視覚変化を訴えて救急部を受診。視野の辺縁に"閃光"が見え、片眼から始まり10分ほどで両眼に広がったという。閃光は次第に"光り輝く浮遊点"となり、両眼の視野の端に徐々に現れてきた。その後、最初に症状が出現したほうの眼がぼやけてきた。

この症状は合計で20分続き、救急部に来る間に消失した。随伴する頭痛はなかった。救急医は一過性脳虚血発作（TIA）の可能性を心配し、頸動脈エコー、頭部CT、眼科コンサルトなどを行った。結果はいずれも正常で、アスピリン81 mg/日の内服と神経内科の再診予約をとって帰宅となった。

数日後の再診時、神経内科医の病歴聴取で、この患者は10代の頃から似たような視覚障害のエピソードがあることが明らかとなった。視野辺縁が"揺れているような"発作が5～25分ほど持続し、その後軽い"頭痛"が出現する。これらのエピソードは数年間にわたり単発的に起こっては消失している。患者はその際に眼科を受診したが、異常はみられなかった。

表6.1 網膜剥離を示唆する特徴

- 急激な視力低下（この場合、眼科的救急である）
- 最近の"浮遊点"（飛蚊症）の出現
- 突然発症の閃光（光視症）
- 視野が暗くなる、または視野にカーテンや影がかかったようになる

表6.2 片頭痛の視覚性前兆と一過性脳虚血発作（TIA）とを区別する代表的な特徴

片頭痛の視覚性前兆	脳虚血
視覚現象は辺縁から始まり徐々に拡大していく	突然の視力低下
陽性現象・陰性現象がいずれも存在する	陰性現象が大半
可逆的で、持続時間は1時間以内	持続時間が短い（典型的には15分以内）
ほかの前兆症状があれば、次々に出現する	ほかの神経症状があれば、視覚現象と同時に起こる
複数の異なる場面で、類似症状が起こる	以前に類似症状は起こっていない
前兆に続いて頭痛が起こる（通常は15分以内）	頭痛は随伴症状としては一般的でない

■ この眼の症状の鑑別疾患は何か？

視覚症状だけでみると、眼内病変、TIA、片頭痛前兆、網膜剥離、または痙攣との関連が考えられる。視覚現象はよく"陽性"あるいは"陰性"と表現される。陽性現象には、きらめくような光や線、幾何学模様、色のついた点、チカチカした光など、実在しない視覚像や正常視覚の歪みが含まれる。一方で陰性現象には、暗点や盲点といった視野欠損が含まれる。

自然消失する視覚症状に対する鑑別診断は、痙攣発作、片頭痛前兆、TIAである。1～2時間を超えて持続する症状は、網膜剥離といった眼科疾患がないか迅速に精査する必要があり、この診断に特異的な特徴を表6.1に示す。TIAを、視覚症状の良性の原因（例えば片頭痛前兆）と鑑別するのは難しい場合があるが、表6.2に列挙した病歴の特徴が役に立つ。

本症例では陽性と陰性の視覚現象が起こり、それが徐々に進行し、そのあと頭痛が起きた。これらはすべて、TIAよりも視覚性前兆に特徴的なものである。患者にとって視覚性前兆を説明するのはしばしば困難である。そのような発作が過去にもあったという病歴を聴取することが非常に有用である。患者は自分からは病歴を言わないことがあるので、以前にこのような発作があったかどうか質問することが特に重要である。

■ 診断を明らかにするのに有用なベッドサイドでのテストは？

何らかの片頭痛前兆のある患者は、ほとんど全員が視覚性前兆を経験する。したがって、前兆のある患者を判別するには、視覚性前兆の存在を確定しさえ

表6.3 前兆のある片頭痛を診断するための視覚性前兆の評価スケール（VARS）

特徴	点数
持続時間 5～60 分	3 点
5 分以上かかって緩徐発症	2 点
関連症状として暗点の存在	2 点
ジグザグ形の線（閃輝暗点）	2 点
片側性	1 点

VARS スコア≧5 点で前兆のある片頭痛と診断する。感度 96%〔95% 信頼区間（CI）92～99%〕，特異度 98%〔95% CI 95～100%〕。
Eriksen MK, Thomsen LL, Olesen J. The Visual Aura Rating Scale （VARS) for migraine aura diagnosis. Cephalalgia. 2005;25 (10)：801-10 より許可を得て転載。

表6.4 前兆の臨床的特徴

以下の特徴のいずれかが存在する
1. 完全に可逆性の（通常は同名の）視覚症状で，陽性症状（例：閃光する，点，線）あるいは陰性症状（例：視野欠損）を含む
2. 完全に可逆性の（通常は片側性の）感覚症状で，陽性症状（例：針で刺されたような）あるいは陰性症状（例：しびれ）を含む
3. 完全に可逆性である失語といった言語障害

すればよい。そのためには，すでに妥当性が証明されている視覚性前兆の評価スケール（visual aura rating scale：VARS）を用いるとよい。VARS の点数システムを表 6.3 に示す。

VARS は簡単にベッドサイドや外来で利用できる。視覚性前兆の 5 つの特徴，すなわち（1）持続時間が 5～60 分，（2）緩徐発症，（3）視覚暗点，（4）ジグザグ形の線，（5）視覚現象が片側のみ，のうち該当するものに応じて点数をつける。本症例では 10 点中 5 点であった。

VARS を使用したり，以前に起きた同様のエピソードに関する病歴聴取ができていれば，TIA としての不要な精査やアスピリン内服といった不要な治療を避けられたかもしれない。過去には，前兆を有する患者に低用量アスピリンを処方する医師もいたが，この治療が有益だというエビデンスはなく，最近の知見ではむしろ害になりうることが示唆されている。したがって，片頭痛前兆のある患者へのアスピリン使用は勧めない。

解説

前兆は片頭痛患者のおよそ 1/3 に起こる。視覚性前兆が最も頻度が高く，前兆のある患者の 99% に起こる。次に感覚前兆（31%）や，失語といった言語症状を伴う前兆（18%）が続く。運動前兆はまれであり，この特別なタイプは片麻痺性片頭痛と別の名称で呼ばれている。片麻痺性片頭痛の中には常染色体優性単一遺伝子疾患が含まれており，片頭痛の遺伝学研究を進める重要な機会を提供してくれている。

片頭痛前兆は大脳皮質拡延性抑制（大脳皮質の抑制が拡散）で生じると考えられている。すなわち，脱分極波が規則的に大脳皮質を前方に向かって広がっていく。大脳皮質の"抑制"状態からニューロンは長い時間をかけて再分極しようとし，局所の大脳皮質の血流低下がわずかに起こる。ニューロンの脱分極波は 2～5 mm/分の速度で広がるが，それは前兆の際に起こる視覚症状や感覚症状の発症と密接に関連している。

前兆症状は 5 分以上かけて徐々に起こり，ほかの前兆もあれば続発して生じ，それぞれが 5～60 分持続する。関連した視力低下や霧視が存在することもあるが，霧視だけでは視覚性前兆の診断には十分でない。表 6.4 に前兆の典型的な特徴を挙げる。

前兆があっても頭痛が起こらないこともあるし，片頭痛とは異なる軽度の頭痛が続発することもある。年齢を追うごとに典型的な片頭痛の特徴がみられなくなり，前兆のあとまったく頭痛を生じなくなることもある。したがって高齢患者では，前兆のみで頭痛を伴わないもの，と診断される例が多くなる。

診断

典型的前兆に頭痛を伴うもの

> **Tip**
> 前兆のある片頭痛患者では，前兆に合致する病歴上の特徴を明らかにできなければ，脳虚血といった誤った診断にたどりついてしまう。

"これまでにないひどい"頭痛のある若年女性

> **症例**
> 30歳の女性。肥満がある。同じ主訴で受診した別のクリニックの初期評価の記録を持って頭痛外来を受診。その記録によれば，"これまでにないひどい"頭痛が毎日起こり，それが数カ月続いており，視野の"黒い点"，悪心，嘔吐，光過敏，音過敏を時々伴っていた。エストロゲン・プロゲスチン合剤の避妊薬を内服し，喫煙もしている。身体所見は正常。医師は"これまでにないひどい"頭痛と聞いて，二次性頭痛を心配した。緊急MRIを実施し，腰椎穿刺をしようとしたが失敗に終わった。X線透視を用いた2回目の腰椎穿刺は成功した。その後，MRVを行った。これらの検査結果はすべて正常であった。

■医師の心配は適切だったのか？

脳静脈血栓症や脳卒中による二次性頭痛を心配している医師にとって，"人生で最悪の"という表現からはもちろん不安を覚えるだろう。しかし，患者の病歴に即して考えてみれば，この状況はそこまで憂慮すべきものではない。この患者は頭痛外来で，子供の頃の頭痛症状を含めた年代順の病歴や，発症から現在のパターンとなるまでの頭痛の経過について情報を提供するように求められた。これによって片頭痛の濃厚な家族歴，そして反復性の片頭痛が何年も続き，慢性状態へと徐々に移行したという経過が明らかになった。

本症例は，反復性片頭痛から慢性片頭痛へ進行するパターンとして極めて典型的なものであり，慢性期に移行する時期に見つかったものである。さらに，反復性片頭痛が慢性片頭痛へ移行するうえで女性という性別と肥満は高リスクとなる。この患者の頭痛に関する病歴を全体として考えると，実施された幅広い精査は無駄であり，コストもかかり，そして不必要に侵襲的であった。

■同じ病歴に対する2つの評価が異なる結果を生んだ。何が間違っていたのか？

最初に診た医師は，現在の頭痛の状況と関連するこれまでの頭痛を考慮できていなかった。これは早期閉鎖(premature closure)という認知エラーの1例である。医師は情報の一部に根拠をおいたが，ほかの有用な情報を無視し，危険な二次性頭痛の最もありそうな診断に帰着した。これはその医師の心配がまったく根拠のないものだという意味ではない。もちろん患者のニコチン依存症には注目すべきである。

この患者の頭痛について生じた臨床像は，頭痛の全体の文脈で考えるとまったく違ったものに見えてくる。患者によると，子供の頃に乗り物酔いがあり，20代で片頭痛のような頭痛が始まったという。何年もかけて頭痛は徐々に頻度が増え，程度も強くなった。今回の受診の4カ月前から頭痛のパターンが変化したが，これは頭痛が慢性化し日常生活に今まで以上の影響が出てきたと患者が認識した時期と一致する。最初に得た頭痛の病歴では徐々に進行してきたという内容をとらえることができなかったため，必要のない検査や治療が始まった。必要のない検査はしばしば患者にとって不快であり，不安を引き起こし，医療過誤につながりかねない。

> **解説**
> ほとんどの症例では病歴が頭痛評価における最重要項目であり，検査や治療を決定づける。従来の教育では病歴聴取は段階的に行うものであり，現病歴から始めて来院理由(主訴)を確認し，そして現在の問題の詳細を調べていく。
>
> 頭痛の評価においては，「あなたの頭痛について教えてください」というようなオープンクエスチョンで始め，時間軸に沿って詳細を詰めていくことが

賢明である。まず家族歴と子供の頃の頭痛について聞く。次に10代，20代と年代ごとに片頭痛関連の症状を詳細に聞く。特に初潮，妊娠，結婚，転職といったライフイベントに関連して頭痛に変化があったかどうか，十分に注意を払う必要がある。頭痛の病歴全体を文脈で考えることで，より完全な全体像が見え，より正確な診断につながる。

診断

前兆のない片頭痛の慢性片頭痛への移行

Tip

これまでの頭痛の病歴全体の中で現在の頭痛を考えないと，不必要な検査や治療につながってしまう。

改善しない頭痛と精神疾患を抱えた若年女性

症例

24歳の女性。複数の精神疾患も合併し，頭痛のせいで疲れ果てて生活に支障をきたしている。16歳まで小児神経内科に，その後は神経内科に通院している。頭痛については，この8年間で5人の神経内科医の診察を受けている。精神科医とセラピストからも不安，大うつ病，自殺企図に対する治療を受けている。精神疾患治療目的に2回の入院歴があり，一度に数週間も学校を休んでしまうことが周期的に起こっていた。いろいろな治療にもかかわらず頭痛も精神的な問題も改善がみられなかった。

前回の受診時には，頭痛と虐待が関連している可能性について述べた雑誌記事を読んだと神経内科医に話した。また，子供の頃に親戚から性的虐待を受けたこともその医師に告げた。患者は，このことはセラピストに少し話しただけで，この問題について深く考え始めたところだと述べた。最近の精神科カルテを見て，この虐待歴は"初めて明らかにされた"のだとわかった。カルテを見直してみると，身体的・心理的・性的虐待に関して質問や話し合いがなされた記録がまったくなく，相談受付書に"現時点では評価されていない"と記載があるのみだった。

担当医は，虐待や心的外傷の既往を疑うべきであったか？

難治性頭痛の患者は虐待の病歴をもつことが非常に多いので，この患者の担当医たちは，患者が虐待を経験した可能性についてもっと注意を払うべきだったといえるだろう。小児期の心的外傷経験は，数多くの小児や成人の医学的問題と関連しており，これには頭痛も含まれる。心的外傷は暴力や虐待を受けた体験から起こるだけでなく，そういう出来事を目の当たりにすることからも起こる。表6.5に，有害または心的外傷を与えるような経験をいくつか挙げた。一般人口における小児期の性的虐待，身体的虐待，ネグレクトを受けた人の割合は高く，特定の人種や社会経済的集団に限定されない。ある資料によれば，少女では4人に1人，少年では6人に1人が小児期に性的虐待を経験している。親密な相手からの暴力やその他の心的外傷を与えるような出来事は，成人期に経験する頻度が高い。また小児期に有害な体験をした人は，そのせいでのちに再び被害をこうむるリスクが高い。

虐待や心的外傷を受けた人の割合は，慢性頭痛疾患を有する患者のほうが一般人口よりも高い。頭痛専門外来を対象に行われた大規模多施設共同研究では，片頭痛をもつ患者の1/4が過去に身体的虐待または性的虐待を受けたことを認め，1/3が心理的

表6.5 ▶ 有害または心的外傷を与えるような経験の種類

- 身体的虐待またはネグレクト
- 性的虐待
- 親密な相手からの暴力
- 心理的虐待またはネグレクト
- 家庭内にアルコールや薬物乱用者がいる
- 家庭内に両親がいない，または片親しかいない
- 家庭内に慢性的な身体的または精神的疾患の患者がいる
- 自宅やそれ以外の場所で暴力を目撃した

虐待やネグレクトがあったことを認めた。異なるタイプの虐待を重複して受けている人が数多くいて，小児期に虐待を経験した人の半分は成人になっても虐待を受けていると告げている。

我々の経験では，治療困難な頭痛のある患者には，虐待や心的外傷に関して強い疑いをもつことが賢明である。本症例では難治性で生活に支障をきたす頭痛が以前からあり，重症で治療困難な精神疾患と関連があった。

虐待と，頭痛発症や治療困難の程度との間にある因果関係を証明するのは容易ではないが，いくつかのエビデンスはこの関連を示唆している。例えばいくつかの研究では，小児期の有害な体験の回数と頻回頭痛の有病率・リスクの関係において，男女とも量-反応関係が存在することを示している。ほかにも，小児期の心的外傷が視床下部-下垂体系に不可逆的な変化を起こすとする研究や，対処法が稚拙であったり，身体化または解離が起こると示唆する研究がある。

虐待や心的外傷に関する質問は，いつ，どのように行うべきか？

虐待と慢性頭痛との関連を支持する良質のエビデンスはあるが，虐待歴を患者全員に尋ねるべきかどうかについてはコンセンサスがない。現時点では，スクリーニングの推奨は特定の集団のみに限定されている。例えば United States Preventive Services Task Force（USPSTF）は，これまでのエビデンスを検証し，"妊娠可能年齢の女性に対して，家庭内暴力といった親密な相手からの暴力がないかスクリーニングを行い，陽性であれば介入サービスを提供または紹介する"ことを推奨している。USPSTFは，高齢者や成人弱者（身体的または精神的に障害のある人）すべてに虐待やネグレクトのスクリーニングを行うことに関しては，有益か害かを評価するのに現時点ではエビデンスが不十分としている。

本症例の患者は，虐待が慢性頭痛と関連している可能性があるという記事を読んで，医師に小児期の性的虐待経験を伝える気になった。この病歴がここまで長期間記載なく経過していたことに対して医師は心を痛めた。この患者のように進んで情報を提供する人はほとんどいないだろう。頭痛で治療を求める患者にルーチンで虐待に関する質問を行うことは有用であり，治療抵抗性であったりほかの精神疾患との合併があるケースでは特に必要であると我々は信じている。精神科医は患者評価に虐待歴を含めることが多いが，本症例のように常にそれを含めているとは限らない。

虐待の情報を得る方法はいくつかある。診察前に問診票を記入してもらう場合には，虐待に関する質問を入れておけばよい。Childhood Trauma Questionnaire といった，有効性が証明されているツールを用いることもできる。我々の診療では，問診票に心的外傷や虐待の病歴について質問を設けてあり，診察前に記入してもらっている。しかし，虐待について問診票に書くことに患者が抵抗を感じることもあるので，初診時にルーチンで虐待について問診するようにしている。

社会歴を聞きながら虐待についても尋ねることが多い。まずは住環境の質問から始め，現在の生活環境を安全と感じているかどうか確認し，最後に危険な状況や虐待が起こりうる状況に身がおかれたことがあるか尋ねる。ほかの繊細な情報と同様に，質問の仕方に注意を払うことが有効である。我々は，慢性頭痛のある患者の多くが以前に性的虐待や身体的虐待の被害者であること，したがって虐待について問診することは"通常の"診療の一部であることを患者に伝え，そのあとで，具体的な虐待の状況を聞くことにしている。

虐待や心的外傷を打ち明けられたら，医師はどう対応すべきか？

小児や高齢者といった弱者に虐待が疑われた際，医師には報告義務があり，州によっては追加の報告義務もある。これは地域によって異なり，その地域の規則に関して情報をアップデートしておくことを勧める。直ちに危害を受ける恐れのない成人であれば，通常は患者-医師関係の中で明らかにされた情報に

関してプライバシーを尊重する法的義務がある。したがって，こういう場合の臨床医の役割は，患者の意思決定を支援し，利用可能な援助や資源に関する情報へアクセスできるよう取り計らうことに限定される。

我々は，虐待や心的外傷を打ち明けた成人患者に対して，虐待について話をしてくれて良かったと伝えるようにしている。「あなたはそんな風に扱われるべき人ではない」と伝えることも重要である。次に，現在虐待を受けている患者であれば直ちに安全性を評価し，虐待ホットラインや法的な資源，そして医療資源について情報を提供する。このようなときのために，何種類もの情報パンフレットをすぐ渡せるように準備している。

多くの臨床医は，虐待を受けている患者に向かって相手との関係を断ち切るよう助言したり，なぜそのような扱いに耐えるのか質問したくなったりする。よく考えた言葉であっても，そのような助言や質問は，患者自身が虐待という状況に責任があると暗示することになりかねない。場合によっては，そのような助言を実行して，虐待を受けている患者や子供を危険に曝すことになるかもしれない。関係を終わらせるべきかどうか，いつ終わらせるのかについては，患者の選択を尊重することが重要である。我々は，虐待を受けている患者に身の上を非常に心配していることを伝え，地域の相談窓口に連絡をとって，我々が状況をみていけるように再診予約をとるよう促している。

解説

質の高いエビデンスによれば，さまざまな形の小児虐待（性的，身体的，心理的）とその後の人生における疼痛症候群（片頭痛を含む）には関連がある。ある研究では，片頭痛のある患者（主に女性）はおよそ4倍多く過去に心理的虐待を経験していることが示されている。そういった"小児期の有害な経験"がある片頭痛患者は，その後慢性片頭痛を経験するだけではなく，抑うつや不安障害を発症しやすい。また治療や受診予約も遵守するのが難しく，家庭環境が安定していない場合は特にそうなりやすい。

これは比較的新しい研究分野であるため，虐待の病歴が明らかとなった際，どのように患者の治療を行ったらよいかまでは言及されていない。しかし，親密な相手からの暴力や性的虐待を経験した患者は，虐待の環境を思い起こさせるような治療に取り組むのが難しい。例えば，年配の男性から性的虐待を受けた女性患者は，年配の治療者と取り組む理学療法やリラクセーションの最中に不安になる。

本症例において，もし虐待の病歴を知っていたら治療転帰が違うものとなったかどうかはわからない。しかし，この患者の病歴および心理社会歴にとって不可欠な部分であることは明らかだろう。病歴のこの部分を知っていれば，患者の人生体験の文脈から頭痛を理解するのに役立ったであろう。人生で受けた心の傷が頭痛に与える影響を過小評価しないことが重要である。

診断

小児期に性的虐待を受けた患者の慢性片頭痛

💡Tip

すべての頭痛患者，特に治療抵抗性の頭痛をもつ患者に対して，性的・身体的・心理的虐待，心的外傷に関する質問をすることを怠ってはいけない。これらの病歴聴取は有効性が高く，複雑な問題が明らかになることがある。

頭痛，神経症状，髄液細胞増加がある男性

症例

33歳の男性。頭痛と神経症状を訴えて救急部を受診。散発する片頭痛の既往があるが，ここ数年は片頭痛に悩まされたことはなかった。それ以外は健康であ

り服薬はしていない．受診3日前，持続性の前頭部を中心とした軽い頭痛が生じた．症状出現後4日目，移動性の右半身のしびれと感覚異常が上肢，下肢，顔面に現れた．間もなくして，短時間話すことができなくなり，続いて悪心・嘔吐を伴う"人生最悪の"頭痛が出現した．この症状から，すぐに頭部単純CT検査に続き髄液検査，MRA，MRVを含めた緊急の検査を行った．結果はほぼ正常であったが，リンパ球優位の髄液細胞増加（150個/μL）が認められた．発熱はなかった．診断はウイルス性髄膜炎であった．

1週間後にしびれが再度出現し，そのあと意識障害とやや強い頭痛が生じ，それが1時間続いた．患者は再度救急受診し，髄液細胞の増加（450個/μL），髄液蛋白の軽度上昇（113 mg/dL）以外は正常所見であった．このときの診断はウイルス性脳炎疑いであった．入院となり，痙攣予防と抗ウイルス薬投与が開始された．

表6.6 脳脊髄液リンパ球増加症候群による一過性の頭痛と神経学的欠損（HaNDL）の臨床的特徴

- 中等度の頭痛と同時または続発して一過性神経脱落症状が起こる
- 3カ月以内に再発する頭痛と局所神経脱落症状
- リンパ球優位（>15個/μL）の細胞数増加を伴う髄液所見
- 髄液培養および神経画像は正常

■ 脳炎の診断は適切であったか？

最初の受診では，発熱や項部硬直といったウイルス性疾患に典型的な症状やほかの特徴（倦怠感，筋肉痛など）を認めなかったが，ウイルス性髄膜炎は納得できる診断である．さらに，患者は人生で最悪の頭痛を訴え，以前にここまでひどい頭痛や片頭痛の病歴はなかった．この状況では，何らかの二次性頭痛が最も可能性が高い．2回目の受診で患者の症状には意識障害があり，これは脳幹や両側大脳皮質を障害する病態があることを意味している．一方で，神経局在所見は何もなく画像所見も正常であった．患者の状態は脳炎としては重篤ではなかったが，早期のまたは不完全な脳炎は十分ありうるため，重症となりうるこの疾患に対する治療は妥当であった．

患者は数日間入院した．発熱することもなく，退院時には良好な状態だったが，3日後に同様の症状で再び救急受診した．頭痛，意識障害，感覚異常を訴えたが，初回来院時よりも症状が軽かった．発熱はなく，全身状態は良好で，診察所見は正常であった．以前と同様の精査を行い，再度入院となった．

■ この時点で最も的確な診断は何か？

繰り返す良性の頭痛エピソードや髄液異常所見から，本症例の診断名はより明らかになってきた．この患者は新規発症の頭痛を訴え，片頭痛の特徴がなく，可逆性の局所神経脱落症状が存在し，髄液細胞増加を認め，この症状を繰り返している．これは1981年に初めて報告された，脳脊髄液リンパ球増加症候群による一過性の頭痛と神経学的欠損（syndrome of transient headache and neurological deficits with cerebrospinal fluid lymphocytosis：HaNDL）の典型例である．この症候群の診断に役立つ特徴は，髄液リンパ球増加と培養陰性である（表6.6）．

この症候群の類似疾患はウイルス性髄膜炎や脳炎だけでなく，片頭痛前兆，一過性脳虚血発作（TIA），脳卒中も挙げられる．本症例では片頭痛の特徴はなく，片頭痛前兆にみられるような型にはまった症状もない．HaNDL患者の1/3は片頭痛の既往があるが，一般人口においても片頭痛の有病率が高いので，その臨床的な意義は不明である．

■ 振り返ってみると，どの病歴や診察所見から良性の頭痛と考えられたか？

局所神経脱落症状を伴う突然発症の頭痛は，重篤な疾患を示唆する可能性があるが，良性で自然に改善する疾患が原因の場合もある．この患者では画像で虚血の徴候はなく，健康な若年男性に繰り返しTIAが起こるのも普通ではない．髄液リンパ球増加があるが，ほかに感染徴候はなかった．進行性の脳炎や虚血性の病態があるとは考えられないくらい患者は体調が良かった．さらに，発作と発作の間の状態も良く，髄液培養も陰性であったことから，感染症が起こっているとは考えにくかった．

医師は，重症化しうる治療可能な疾患を心配するが，患者を不要な検査や医原性のトラブルや無用な不安から守る責務がある．本症例では，心配すべき疾患を考えていたとしても，患者の状態はずっと良かったのだから検査や治療をもっと制限してしかるべきであった．

解説

HaNDLは，まれではあるが広く認識されている症候群で，髄膜脳炎などの重篤な疾患と間違いうる．HaNDLは良性疾患であり，自然に軽快する．症例報告では，急性脳卒中を疑われ抗血栓薬の全身投与を受けたHaNDL患者も散見される．特徴的な病歴や診察所見を認識できないと重大な結果につながる．本症例では，抗痙攣薬や抗ウイルス薬といった不必要な治療を行ってしまった．

HaNDLは当初片頭痛の一型と考えられていたが，ウイルス感染後症候群の可能性が高い．可逆性の局所神経脱落症状は一過性の血管収縮によるものとされている．ステロイド治療が有効だという専門家もいるが，これを支持する大規模研究はない．カテーテル血管造影は症状を悪化させる可能性があり，この疾患が疑われた際には避けるべきである．

診断

脳脊髄液リンパ球増加症候群による一過性の頭痛と神経学的欠損（HaNDL）

💡 Tip

良性の病歴や診察所見を即座に認識することで，侵襲的で危険な治療や繰り返す入院を避けることができる．

巨細胞性動脈炎の既往があり，ステロイド内服中に持続する頭痛を訴える高齢女性

症例

73歳の女性．3カ月持続する軽度～やや重度の頭痛を訴えて受診．頭全体が痛み，軽度の光過敏，耳痛，悪心を伴っていた．側頭動脈の怒張はなく頭皮のヒリヒリとした痛みもない．全身症状および顎跛行もない．ESRとCRPはいずれも中程度上昇あり，引き続いて行った側頭動脈生検の結果は巨細胞性動脈炎とのことであった．

頭痛はプレドニゾン初期量で最初は改善したが，漸減中に再度出現した．医師はこの頭痛の悪化を動脈炎によるものと考え，副腎皮質ステロイドの増量を提案した．次の受診時，増量しても症状が改善していないという．医師は頭痛についてさらに詳しく説明するよう求めた．患者によれば毎日歩行の際には頭痛はないが，坐位になって10～15分すると始まり，それから6/10の痛みが終日続く．頭痛は鈍痛で両側に及んでいる．MRI画像を確認したところ，最初は正常所見と読影されていたが，髄液量低下に一致する所見がわずかに認められた．起立位で腹帯をし，カフェイン錠を毎日内服することで症状は改善した．結局，硬膜外ブラッドパッチ療法目的に紹介となり，頭痛は完全に消失した．

巨細胞性動脈炎が頭痛パターンの最も適切な説明であったか？

巨細胞性動脈炎に関連した頭痛は全体的で拍動性，間欠的または持続性と表現されてきた．しかし，本症例のように非特異的なものもある．診察で側頭動脈圧痛や怒張が見つかるかもしれない．この患者では側頭動脈生検は陽性であり，当初はステロイド治療で改善した．医師は，頭痛が再発した際に初期診断の動脈炎を原因と考え，持続する頭痛の原因としてほかの可能性について考慮しなかった．これは"アンカリングバイアス"の例であり，このバイアスがかかると，新たな病歴はすでに確立した診断に照らし合わせて解釈され，ほかの可能性については考え

が及ばなくなる．あとから振り返れば，この患者ではもちろん巨細胞性動脈炎は存在したが，最初の頭痛のどのくらいがこれによるものかは不明である．髄液量低下による症状が初期診断を後押ししたのかもしれない．医師は経過の後半になってやっと，患者の頭痛には2つの原因があるという可能性を考えるに至った．

■いつ診断を考え直すべきだったのか？

我々の経験では，巨細胞性動脈炎による頭痛は典型的にはステロイド治療導入後にすみやかに軽快するが，軽快に少し時間がかかる場合もある．頭痛の悪化は動脈炎治療が不十分であることを意味し，ステロイドの増量が適切な初期対応である．にもかかわらず，予想に反してステロイド増量に反応しなかったことから，別の診断または追加の診断の可能性を考える必要が生じた．

本症例で医師が実際行ったように，これまでの仮説からいったん離れて，初めから頭痛の病歴を再評価することは有用である．誰かにプレゼンテーションをすると全体の臨床像を再考せざるを得なくなるから，同僚と症例について議論することも役立つ．

解説

本症例の医師は，患者の頭痛の病歴が，初期診断から予想していた臨床経過とは異なる変化をしていることに気づかなかった．再度病歴を取り直すと，姿勢に関連して起こる頭痛であるという特徴が明らかになった．最終的にはさらにもう1つの頭痛の原因，すなわち，おそらくは自然漏出による低髄液圧という診断にたどりついた．

高齢者の巨細胞性動脈炎は内科的緊急症であり，警戒することが重要である．巨細胞性動脈炎の臨床像は非常に多彩であり，早期にステロイド治療を開始すれば失明を防げる可能性がある．したがって，生検や治療の閾値を低くしておくことが重要である．しかし，ステロイド治療はさまざまな種類の頭痛を一時的に改善させるので，ステロイドへの反応性が診断につながるわけではない．

診断

巨細胞性動脈炎による頭痛と，低髄液圧による頭痛

💡Tip

頭痛の原因が2つ以上存在することもある．治療に対して予想された反応が得られない場合には，病歴を注意深く洗い直し，見逃している手掛かりがないかチェックする．

片側の頭痛とわずかな眼症状がある男性

症例

62歳の男性．3週間前に始まった頭痛のため受診．以前は両側性で軽度の，数時間持続する頭痛が時々起こっていたが，今回の部位は右眼の奥で，発症時から持続痛だった．数時間の射撃訓練のあとに始まったという．射撃時は左眼を頻繁に閉眼し，頸部をある特定の姿勢に固定した．射撃訓練をした日の夜とその後2日間，目のかすみを覚えた．その後，目のかすみはなくなったが，右下顎に放散する右眼奥の鈍い持続痛が生じた．光過敏がありサングラスをかけていたが，悪心や嘔吐といった関連症状はなかった．まるで小石や砂が目に入ったかのような感覚があるという．頭痛は片側だけということから，持続性片側頭痛と診断し，インドメタシンによる治療を勧めた．

簡単な診察を行ったが，患者は眼底検査のためにサングラスをはずすことを嫌がった．退室時，患者の妻はなぜ夫が"斜視"になっているか医師に尋ね，「頭痛が始まったときからこのようになっています」と話した．さらに診察を進めたところ，右側の眼瞼下垂と縮瞳があることがわかり，前頭部の右側の皮膚がより温かった．左側のわずかな中枢性顔面麻痺と左上肢の軽度脱力があることもわかった．

■ 鑑別診断は？ 次に行う検査は？

自律神経症状は多くのタイプの頭痛に随伴する。それが顕著なのは三叉神経・自律神経性頭痛（TACs）と持続性片側頭痛であるが，片頭痛でもみられる。したがって，片側に固定され同側の自律神経症状を伴う頭痛の鑑別診断としては，群発頭痛，持続性片側頭痛，そして片頭痛までも含めた良性の頭痛があるほか，巨細胞性動脈炎，頸動脈解離，頸椎椎間関節症など危険な疾患も挙げられる。

神経画像検査を考慮すべき対象は，片側に固定された頭痛がある患者全員で，良性頭痛の基準を満たすような場合でも行うべきである。診察所見に異常があれば，頸椎MRIと頭蓋外頸動脈還流を評価するためにMRAが適応となる。巨細胞性動脈炎では片側の頭痛を主訴に来院することがあるため，高齢者では赤血球沈降速度（ESR）やC反応性蛋白（CRP）測定を考慮すべきである。

この患者はESR，CRPともに正常であったが，MRAで右内頸動脈の頭蓋外部位の一部に解離があり有意狭窄を認めた。患者はアスピリン治療を受けた。

■ この患者の身体所見の原因は何か？

眼瞼下垂と縮瞳の組み合わせは，Horner症候群に特徴的である。これは顔面と眼に分布する交感神経線維の障害により起こる。Horner症候群のその他の所見は患側の無汗（発汗低下）である。顔面潮紅や結膜充血はもっと頻度が低い。視床下部後部からの一次ニューロンが上位頸髄および下位胸髄へ分布し，そこで節前二次ニューロンとシナプスを形成する。二次ニューロンは肺尖部を走行し，鎖骨下動脈近傍を通って上頸神経節に終わる。ここで節後三次ニューロンとシナプスを形成し，その一部が内頸動脈に沿って海綿静脈洞を通り瞳孔や眼瞼の筋肉を支配する一方で，ほかの線維は外頸動脈に沿って顔面の汗腺に分布する。

新規発症のHorner症候群と頭痛がある患者では，危険な二次性の原因があると強く疑わなければならない。本症例のように，頭痛が良性頭痛の基準を満たすようにみえても危険な原因を考えなければならない。交感神経の経路のいずれの部位に病変があっても，Horner症候群は発症する。必要があれば特殊な瞳孔検査を行うことで，障害部位が節前か節後かを判別できる。頭痛や頸部痛の原因として，頸動脈解離は頻度の高いものの1つである。前述のように，交感神経線維は頸動脈のすぐ外側に位置しており，頸動脈解離によって線維が引き伸ばされ，その機能が障害される。こういう理由から，Horner症候群を合併した頭痛，または頭頸部痛とHorner症候群を主訴に来院した患者では頸動脈の画像検査を行うべきである。画像検査は，デュプレックス超音波検査法，頸部CTA，または脂肪抑制MRAを行う。

■ 本症例における診断の "惜しいミス"の原因は何か？
■ こういうミスはどうすれば回避できるか？

本症例の医師は注意深く身体診察を行わなかった。"早期閉鎖（premature closure）"という認知エラーに陥ったためであろう。"しっくりくる診断"だと判断したあと，ほかの診断を考慮しなかった。身体診察上，所見はほんのわずかで，眼の異常所見はサングラスで隠されてしまっていた。患者は眼底検査を拒否したが，光過敏を呈する一次性頭痛のある患者では珍しいことではない。さらに，患者の病歴はある特定の良性頭痛の経過を強く示唆している。眼の異物感は良性頭痛の"古典的な"特徴である。おそらく本症例の医師は，身体診察をしても何の所見もないだろうと独り決めしたために，身体診察を行わなかったのだろう。

頭痛発作のたびに自律神経症状が起こる（特に流涙や鼻汁を伴う）のは，頭痛によって自律神経系が賦活化される良性の反応と考えられる。本症例ではどうやって医師が持続性片側頭痛と診断したのか理解するのは容易である。この疾患では，目に"小石が入ったような"感覚はよくある主訴だからである。しかし，退室時に妻が言った"斜視"に関する質問がきっかけとなって，注意深く診察した結果，もっと

深刻な診断を疑うに至った。

医師が診察を簡単に済ませてしまうのには多くの理由がある。例えば，時間がないとか，特徴的な病歴から診断は明白だと信じ込んでいる，といった場合である。あるいは，身体診察は補足であり，患者に不快感を与えたくないと思ったからかもしれない。本症例はこれら複数の要素が絡み合っていた。光過敏のある患者に眼科診察を行うなどして患者に一時的に不快感を与えるとしても，詳細な診察を行うことが重要であると再認識しなければならない。

解説

頭痛は頸動脈解離のある患者の2/3に起こり，通常は解離と同側である。Horner症候群もまた頻度が高い。本症例にもみられたように，軽微な頭頸部外傷の既往もよくある原因である。動脈の内膜に生じた小さな亀裂により動脈血が動脈壁の中膜に入り込み解離が発生すると考えられている。結果として生じる血腫により，動脈の部分閉塞または完全閉塞が起こり，血栓ができて結果的に虚血を引き起こす。

高血圧や高脂血症といった心血管リスク因子は結合組織病と同様に，解離のリスクを高める可能性がある。頸部へのカイロプラクティック処置が頭蓋動脈解離に関連しており，頭痛治療にカイロプラクティックを勧めない理由の1つとなっている。解離の治療には，通常は抗凝固薬か抗血小板薬を用いる。最近の非ランダム化試験ではどちらが優れているのかがはっきりしなかったため，抗凝固薬のリスクのほうが高いと考え，多くの医師はアスピリンか別の抗血小板薬を選択する傾向にある。

診断

Horner症候群を伴う頸動脈解離

💡 Tip

頭痛を訴えるすべての患者に対して，注意深く眼科診察を行うことが重要である。大雑把な診察では，わずかな重要所見を見逃す可能性がある。

局所性頭痛を訴える高齢女性

症例

68歳の女性。早朝に頭痛で目が覚めたため救急部を受診。痛みは燃えるような感じで拍動性，左側頭部と前頭部に限局していた。痛みの強さは8/10だという。悪心や嘔吐，光過敏，音過敏といった症状は伴っていなかった。ずいぶん昔に前兆のない反復性片頭痛を起こしたことがあったが，ここ12年間は片頭痛発作は経験していなかった。身体所見は，血圧が178/96 mmHgと高いこと以外は正常であった。神経学的所見も正常であり，血管雑音や側頭動脈の圧痛・硬結はなかった。

■ 鑑別診断は何か？

高齢者の亜急性で新規発症の頭痛では，鑑別すべき疾患は数多い。この患者は片頭痛の既往があるが，現在の頭痛には片頭痛の特徴がほとんどない。この年齢で重症の片頭痛が突如再燃するのは異例である。

ある種の血管性疾患が，本症例の鑑別診断リストの上位に入る。突然で重度の血圧上昇が頭痛を引き起こすことはあるが，この患者のような中等度高血圧では頭痛の原因とはなりにくい。もしかしたら脳出血や脳梗塞か？ しかし患者は意識清明で局所神経脱落症状はなく，可能性は低い。巨細胞性動脈炎も考慮されるが，それを示唆するほかの全身症状や徴候はない。何らかの腫瘍性病変や徐々に増大する硬膜下血腫の可能性もあるが，これもまた局所症状が存在しないので除外される。炎症性疾患も考えにくい。

■ どのような検査をすべきか？

本症例のような場合，上述の危険な疾患を除外するために注意深く精査を進めていくことが適切である。本症例の患者ではESRとCRPを含む一連の血液検査が行われた。頭部単純・造影CTで異常はなく，腰椎穿刺でも髄液は正常圧で髄液所見も正常

であった．片頭痛の再発という診断となった．アセトアミノフェンとコデインを処方し，数日で症状改善がなければかかりつけ医を受診するよう伝えた．

痛みは翌日も持続し，アセトアミノフェンとコデインで少し軽減された程度であった．2日目の午後，痛みだけでなく痒みも生じ，左前頭部に水疱性皮疹が出現していることに気づいた．かかりつけ医を受診し，帯状疱疹の診断を受けた．

■ 帯状疱疹の治療はどのようにするか？

帯状疱疹の皮疹に対する対症療法としては疼痛緩和の軟膏と鎮痛薬が適切である．ウイルスが三叉神経の分枝である眼神経を侵すと，10～25％の患者で眼症状が生じる．視力に影響するリスクがあるため，本症例のような患者は眼科へ紹介すべきである．眼科医は抗ウイルス薬を含む点眼薬の処方を行うか，眼軟膏が有効な場合もある．

帯状疱疹の疼痛は非常に強いので，オピオイドが必要となる患者も多い．アシクロビルやファムシクロビルといった抗ウイルス薬の全身投与を行う医師がほとんどである．これらは発作の期間を短縮させ回復を早めるが，症状発症後できるだけ早く治療を開始するのが最も効果的であり，いつ治療を開始するかが大切である．

抗ウイルス薬を適切なタイミングで使用することで，持続性の帯状疱疹後神経痛をきたす可能性が低くなり，ステロイドによる追加治療が一部の患者では有効である．多くの医師は帯状疱疹の治療に抗ウイルス薬とステロイドの両者を用いる．帯状疱疹後神経痛は帯状疱疹患者の10～18％で起こり，治療は難渋する．通常の治療はアミトリプチリンだが，うまくいかないことも多く，抗コリン作用のため高齢者では使いにくい．カルバマゼピンとガバペンチンも使用される．

解説
帯状疱疹は，初回の水痘感染後に感覚神経節に潜伏感染した水痘帯状疱疹ウイルス（VZV）の自然再活性化によって起こる．頻度の高いウイルス感染症であり，その発症頻度は年間約4/1,000人である．高齢者や免疫不全者でよりリスクが高い．特徴的な皮疹が出現すれば診断は容易だが，本症例のように疼痛が出て数日後に皮疹が出現することがある．こういう患者では，局所性のひどい頭痛が片頭痛といったほかの疾患に間違えられやすい．

帯状疱疹ワクチンは最近入手可能となり，60歳以上の人に推奨されている．目的は帯状疱疹の予防であり，現在帯状疱疹にかかっている患者の治療や帯状疱疹後神経痛の治療ではない．ある臨床研究によれば，60歳以上の患者1,000人にワクチン接種を行うと，帯状疱疹後神経痛の発症を3年間で1例予防できるという．不運にも，ワクチン接種は最も必要としている人には効果が最も低く，それが超高齢者や免疫不全患者である．それでも我々は，60歳以上のワクチン接種を考慮する患者全員に対して接種を強く勧める．片頭痛などすでに存在する頭痛疾患が帯状疱疹やその合併症の発症リスクを上げるというエビデンスはないが，すでに頭痛のある患者がさらに帯状疱疹後神経痛にも対処しなくてはならないというリスクを最小限にすることには価値があると考える．

診断
帯状疱疹

Tip
帯状疱疹の診断は，皮疹のない疼痛を訴える患者においては容易に診断を間違えうる．高齢者や免疫不全患者が亜急性発症で片側の強い頭痛を訴える場合は，帯状疱疹の可能性を考えるべきである．

脱力と頭痛を訴えている若年女性

> **症例**
>
> 27歳の女性。仕事で引っ越してきたばかりで、新患として頭痛クリニックを受診。6歳で片頭痛を発症したが、それ以外は健康であった。ここ何年もの間は頭痛の頻度はさまざまで、現在は月に2～3回起こる。頭痛は片頭痛として典型的であり、以前に撮影した脳MRIは正常であった。
>
> 　頭痛が起こる前には必ず右半身のしびれと脱力があるという。患者は、物を落としたり歩行にも困難を感じ始めるので、頭痛がいつ起こりそうかを予見することができた。家族に片頭痛の診断を受けた者が複数いるが、同様の前駆症状を経験している者は誰もいなかった。たいていこれらの症状は1時間ほど持続し、頭痛が始まると消失した。
>
> 　前医の神経内科医には片麻痺性片頭痛と診断され、重い頭痛に対して効果があり18歳から内服していたスマトリプタンをやめるよう言われたとのこと。その代わり、バルビツール酸を含む鎮痛薬合剤を処方してもらったが、あまり効果がないと患者は訴えた。
>
> 　今回の新しい神経内科医は、今度脱力を自覚したら急いで予約をとって来院するよう伝えた。脱力のエピソードの最中の診察で、右手、右腕、右足、右ふくらはぎに強いしびれはあったが、筋力評価はすべて5/5で正常であった。このため診断名は片麻痺性片頭痛から、典型的感覚前兆を伴う片頭痛へと修正された。スマトリプタンを再開し、再度有効であった。

■ 病歴に基づくと、どのような診断が考えられたか？

この患者は片頭痛の診断基準を満たす頭痛の病歴が長く、トリプタン製剤を用いた片頭痛に特異的な治療によく反応した。患者の描写によれば、一過性の右不全片麻痺と思われる典型的な局所神経脱落症状が、頭痛に先行して現れていた。本症例で考えられる診断は、前兆のある片頭痛、家族性もしくは孤発性片麻痺性片頭痛、痙攣発作、動脈炎やTIAといった血管性疾患、ミトコンドリア脳筋症・乳酸アシドーシス・脳卒中様発作症候群（MELAS）、皮質下梗塞および白質脳症を伴った常染色体優性脳動脈症（CADASIL）である。

　これらの診断の多くは、病歴をもとに即座に除外できる。この患者は認知機能低下や複雑な運動症状は呈していないので、痙攣発作の可能性は低い。MELASやCADASILは、以前の梗塞巣やほかの異常所見が脳MRIで認められないことからも考えにくい。同様に血管性疾患も、20年間に何度も同様の発作を起こしながらも永続的問題が存在しない若年者における頭痛の原因としては可能性が低い。

　片頭痛患者のおよそ1/3が、頭痛発症前に局所神経脱落症状を経験する。典型的な前兆症状には、視覚症状、聴覚症状、言語症状がある。片頭痛に関連して実際に運動麻痺（脱力）が出現する患者は、片麻痺性片頭痛として他の片頭痛と分けて分類される。これは常染色体優性遺伝性疾患であり、数多くの単一遺伝子変異が特定されている。家族性でないケースも存在し、自然突然変異に起因する。この患者の病歴からは、頭痛と関連した一過性片麻痺が示唆されるため、鑑別診断は"典型的前兆を伴う片頭痛"か"片麻痺性片頭痛"のいずれかである。

■ どういった病歴や身体所見が、片麻痺性片頭痛の診断と合致しないのか？

典型的な片頭痛前兆と片麻痺性片頭痛を鑑別するのは難しい場合がある。両者とも、ひどい頭痛や神経学的な随伴症状など多くの片頭痛の特徴をもっている。よくあるピットフォールは、脱力という患者の訴えを文字通りそのまま受け取ることである。患者にとって感覚症状と運動症状を区別するのは難しいだろう。しびれがあっても物を握ったり持ったりするのが難しくなるし、結果としての動きの拙劣さを脱力によるものと解釈することもある。本症例の新担当医は、発作時に脱力の他覚的徴候があるか診察することが重要であると正しく認識した。

　この患者の症状のもう1つの特徴は、片麻痺性片頭痛という診断に合致しない点がみられることである。片頭痛の家族歴はあったが、同様の神経学的

症状が頭痛に伴って起こる人は家族に誰もいなかった。ほとんどの症例では常染色体優性遺伝に一致する強い家族歴が存在するので，片麻痺性片頭痛の可能性は低いと判断される。言語障害も片麻痺性片頭痛では頻度が高いが，この患者では前兆に言語障害は含まれない。さらに，患者の前兆症状は頭痛に先行し，頭痛の開始とともに消失している。片麻痺性片頭痛患者のほとんどで，前兆症状は頭痛があるときにも続き，頭痛が終わっても続く。

典型的前兆を伴う片頭痛の治療は，片麻痺性片頭痛とどう違うか？

前兆のない片頭痛や典型的前兆を伴う片頭痛に対して使用されるトリプタンなどの血管収縮薬は，家族性片麻痺性片頭痛の患者には禁忌である。トリプタンとエルゴタミンは，片麻痺性片頭痛などの複雑型の前兆を呈する患者では血管収縮による合併症の頻度を高める恐れがあるため禁忌とされている。この懸念に確固とした科学的根拠があるわけではないが，添付文書ではこの使用法は禁忌である［訳注：日本でも同様に，血管収縮作用をもつトリプタンやエルゴタミンは使用しないほうがよいという意見がある］。そのためほとんどの医師は，片麻痺性片頭痛と診断された患者に対してこれらの薬物を使うことに躊躇している。

片麻痺性片頭痛の患者は，発作の頻度は比較的低い。片頭痛の型によっては，頭部外傷，感情的なストレス，ホルモンの変動が引き金となる。片麻痺性片頭痛のほとんどの患者では神経脱落症状は可逆性であるが，時間とともに進行し永続的なものとなる患者もいる。発作の頻度が低いので，予防的内服はほとんどの患者で必要ない。臨床的にカルシウム拮抗薬やアセタゾラミドは，典型的前兆を伴う片頭痛よりも片麻痺性片頭痛に対して理想的な予防薬であるという印象があるが，確固としたエビデンスはない。片麻痺性片頭痛の患者にはβ遮断薬を避けるのが望ましいと信じている医師は多い。

解説

片麻痺性片頭痛は，患者に重大な影響を及ぼしうる疾患を除外してからつける診断である。本症例では片麻痺性片頭痛という誤った診断を下してしまったので，頭痛に対して非常に有効な治療が行われなかった。診断をつけた医師が患者の脱力の訴えを確認する努力をすれば，避けられたことであろう。

診断

典型的（感覚）前兆を伴う片頭痛

💡Tip

患者はしびれと脱力を混同しやすい。頭痛と関連して運動麻痺（脱力）を訴える場合には，発作時に診察を行い所見を確認すべきである。

参考文献

典型的前兆に頭痛を伴うもの

Hansen JM, Lipton, RB, Dodick, DW, *et al*. Migraine headache is present in the aura phase: a prospective study. *Neurology*. 2012;79:2044-9.

Russell MB, Olesen J. A nosographic analysis of the migraine aura in a general population. *Brain*. 1996;119:355-61.

前兆のない片頭痛の慢性片頭痛への移行

Scher AI, Stewart WF, Buse D, Krantz DS, Lipton RB. Major life changes before and after the onset of chronic daily headache: a population-based study. *Cephalalgia*. 2008;28(8): 868-76.

Scher AI, Stewart WF, Ricci JA, Lipton RB. Factors associated with the onset and remission of chronic daily headache in a population-based study. *Pain*. 2003;106(1-2):81-9.

頭痛と虐待

Nelson HD, Bougatsos C, Blazina I. Screening women for intimate partner violence: a systematic review to update the U.S. Preventive Services Task Force recommendation. *Ann Intern Med*. 2012;156(11):796-808, W-279, W-280, W-281, W-282.

Norman RE, Byambaa M, De R, *et al*. The long-term health consequences of child physical abuse, emotional abuse, and neglect: a systematic review and meta-analysis. *PLoS Med*.

2012;9(11):e1001349.

Tietjen GE, Brandes JL, Peterlin BL, *et al*. Childhood maltreatment and migraine. *Headache*. 2010;50(1):20-51.

Tietjen GE, Khubchandani J, Herial NA, Shah K. Adverse childhood experiences are associated with migraine and vascular biomarkers. *Headache*. 2012;52:920-9.

Teitjen GE, Peterlin BL. Childhood abuse and migraine: epidemiology, sex differences, and potential mechanisms. *Headache*. 2011;51:869-9.

脳脊髄液リンパ球増加症候群による一過性の頭痛と神経学的欠損（HaNDL）

Bartleson JD, Swanson JW, Whisnant JP. A migrainous syndrome with cerebrospinal fluid pleocytosis. *Neurology*. 1981;31:1257-62.

Berg MJ, Williams JS. The transient syndrome of headache with neurologic deficits and CSF lymphocytosis. *Neurology*. 1995;45:1648-54.

Krause T, Nolte CH. The syndrome of transient headache and neurological deficits with cerebrospinal fluid lymphocytosis (HaNDL) as an acute ischemic stroke mimic leading to systemic thrombolysis: a case report. *Clin Neurol Neurosurg*. 2012;114(6):689-90.

Nakashima K. Syndrome of transient headache and neurological deficits with cerebrospinal fluid lymphocytosis: HaNDL. *Intern Med*. 2005;44(7):690-1.

低髄液圧による頭痛

Mokri B. Spontaneous low cerebrospinal pressure/volume headaches. *Curr Neurol Neurosci Rep*. 2004;4(2):117-24.

Tseng YL, Chang YY, Lan MY, Wu HS, Liu JS. Spontaneous intracranial hypotension in a patient with reversible pachymeningeal enhancement and brain descent. *Chang Gung Med J*. 2003;26(4):293-8.

頸動脈解離

Kennedy F, Lanfranconi S, Hicks C, *et al*.; CADISS Investigators. Antiplatelets vs anticoagulation for dissection: CADISS nonrandomized arm and meta-analysis. *Neurology*. 2012;79(7):686-9.

Parwar BL, Fawzi AA, Arnold AC, Schwartz SD. Horner's syndrome and dissection of the internal carotid artery after chiropractic manipulation of the neck. *Am J Ophthalmol*. 2001;131(4):523-4.

Patel RR, Adam R, Maldjian C, *et al*. Cervical carotid artery dissection: current review of diagnosis and treatment. *Cardiol Rev*. 2012;20(3):145-52.

帯状疱疹

Harpaz R, Ortega-Sanchez IR, Seward JF; Advisory Committee on Immunization Practices (ACIP) Centers for Disease Control and Prevention (CDC). Prevention of herpes zoster: recommendations of the Advisory Committee on Immunization Practices (ACIP). *MMWR Recomm Rep*. 2008;57(RR-5):1-30.

Sanford M, Keating GM. Zoster vaccine (Zostavax): a review of its use in preventing herpes zoster and postherpetic neuralgia in older adults. *Drugs Aging*. 2010;27(2):159-76.

片麻痺性片頭痛

Lafrenière RG, Rouleau GA. Identification of novel genes involved in migraine. *Headache*. 2012;52:107-10.

Russell MB, Ducros A. Sporadic and familial hemiplegic migraine: pathophysiological mechanisms, clinical characteristics, diagnosis, and management. *Lancet Neurol*. 2011;10(5):457-70.

Chapter 7 急性頭痛の治療に関する間違い

急性頭痛が起これば，ほとんどの人は何らかの治療をしてみるだろう。頭の痛みや悪心といった随伴症状を緩和するための治療は頓挫療法とか対症療法と呼ばれ，局所を冷やすとか温めるといった非薬物的なものから，市販の鎮痛薬や処方鎮痛薬，あるいは頭痛のタイプに応じた特異的な治療まで幅広い。トリプタン製剤による片頭痛の治療は，特異的な治療の1つである。

本章では症例ごとにピットフォールを挙げていくが，その前に全般的な原則をいくつか覚えておくとよい。頭痛の急性発作の治療は中枢性感作が起こる前，頭痛が始まってから早いうちに行ったほうが効果的である。ある研究によると，トリプタンは皮膚アロディニア（中枢性感作のマーカー）が出てしまった症例ではあまり効果的ではない。残念ながら，ひどい頭痛が完成するまでトリプタンの服用を待ってしまう患者が多い。早くに治療を始めることが薬の効きを良くするうえで重要であることを患者に教育するだけで，治療への反応が良くなることもある。

ある頭痛治療が有効でなかったとしても，治療を組み合わせることでより効果が出る場合がある。例えば，ある患者がトリプタン製剤と非ステロイド性抗炎症薬（NSAIDs）をそれぞれ単独で用いた場合に有効でなかったとしても，両者をあわせて用いることで有効な反応が得られることがある。同様に，片頭痛発作の初期から悪心が強い患者では，制吐薬とともに経口のトリプタン製剤を使えばより良好な反応が得られる場合が多い。プロメタジンやプロクロルペラジンのようなフェノチアジン系の制吐薬は抗ドパミン作用があるので，それにより抗片頭痛作用を示すのだろう。

段階的治療と層別化治療のどちらが急性期の頭痛治療として優れているかは，議論する価値がある。段階的治療とは，まず非特異的な薬物（例えばNSAIDs）で治療してみて，それが無効な患者だけに特異的治療（通常はトリプタン製剤）を使うという方法である。層別化治療では患者の重症度別に治療を使い分け，軽症の頭痛の最初の治療としては非特異的な治療を行い，より重症の頭痛に対しては特異的な治療を行う。急性片頭痛発作の治療で段階的治療と層別化治療を比較したランダム化試験によると，層別化治療のほうが効果的で患者満足度も高かった。このことから，我々は片頭痛に悩む患者の治療には層別化治療を強く勧める。効果の高い治療を行う前に効果のない治療をしても失敗は目に見えている。

トリプタン治療に反応しなかった片頭痛患者

症例

30歳の女性。数年間繰り返す頭痛で紹介されてきた。健康で，神経所見は正常であった。患者の頭痛は前兆のない片頭痛の診断基準を満たしており，平均して月に2回発作がある。2年前に肥満に対して胃バイパス術を受けるまでは，頭痛はナプロキセン

550 mgでうまく治療できていた。術後，外科医からナプロキセンや他のNSAIDsを使用しないように言われ，代わりにナラトリプタン1 mg錠剤を処方された。しかし効果がなく，ゾルミトリプタン2.5 mgを処方されたがそれも効かなかった。

その後，オキシコドンが処方された。頭痛はある程度和らいだが，悪心などの副作用があり，患者は看護師としての仕事ができない状態になった。片頭痛の予防薬もいくつか試してみたが，副作用で継続が難しかったり，あるいは効果がなかった。患者は，月に2回しか起こらない頭痛のために毎日薬を飲みたくないという。

なぜ肥満手術の後はNSAIDsを避けなければならないのか？

胃潰瘍はNSAIDsの副作用としてはよく知られている。肥満手術そのものは胃潰瘍のリスクを必ずしも高めるわけではないが，術後に胃潰瘍が起きた場合には見つけにくく，重篤な合併症をきたしてしまうかもしれない。したがって肥満手術を行う外科医の多くは，術後にNSAIDsを避けるよう患者に指導する。

米国で最も多く行われる肥満手術の術式はRoux-en Y胃バイパス術である。これは胃体部を切除して，食事摂取が制限されるように胃の入り口のほうを小さなポーチ（胃嚢）にする方法で，小腸上部を切断して移動させ，胃の頂上部でポーチと吻合する。胃嚢は小さいため空になるのが遅くなる。術後は，通常の胃カメラでは簡単に描出できなくなるため，潰瘍が疑われても診断するのが難しくなる。NSAIDsはまた縫合不全のリスクを高めるかもしれない。また，機能する胃がとても小さいために，胃潰瘍が起こると胃の表面の大部分を潰瘍が占めることになる。

患者や一部の医師は，NSAIDsは経口投与しなければ副作用が避けられると誤解している。NSAIDsは経鼻，経静脈，経直腸的（坐薬）にも投与できるが，いずれの投与方法でも胃潰瘍のリスクを下げることはない。胃潰瘍のリスクはプロスタグランジンの合成阻害と関連しており，薬による直接的な胃粘膜障害ではないので，経口以外のNSAIDsの投与で胃潰瘍リスクが減ることはない。

この患者でトリプタンが効かなかった理由は？

トリプタン製剤はとても効果的ではあるが，すべての患者に効くわけではない。考えられる理由の1つは，この患者には本当にトリプタンが効かないということである。もう1つは，治療用量が足りないか，剤形の違いで効かないか，投与のタイミングが間違っているかである。我々の経験では，トリプタンが効かない原因はこれらの事項でほとんど説明できる。

臨床研究では，トリプタン製剤の反応率は最大約70％といわれているが，実際の臨床ではもう少し低く，発作に対する効果は約60％であると思われる。トリプタン製剤が効くかどうかは薬の用量・剤形，そして投与タイミングに左右される。スマトリプタンに関する臨床研究の最近のメタ解析によれば，大部分の患者において100 mgのほうが50 mgよりも有効で，さらに50 mgのほうが25 mgよりも有効である。このような用量-反応関係は他のトリプタン製剤でも示されている。本症例の患者は，最低量のナラトリプタンやゾルミトリプタンで治療されている。より高用量であれば（例えば，ナラトリプタン2.5 mg，ゾルミトリプタン5 mg）有効であった可能性はある。

大多数の片頭痛患者は経口薬を好むが，注射薬のほうが生物学的利用率（バイオアベイラビリティ）が高い。例えば，経口トリプタンのどれと比べてもスマトリプタン皮下注のほうが治療効果が高い。点鼻薬のスマトリプタンやゾルミトリプタンもあるが，経口薬と比べて優位性はない。点鼻投与しても鼻粘膜から吸収される量はごくわずかで，ほとんどは咽頭後壁に落ちて嚥下され消化管で吸収されるため経口薬との違いはない。同様に，口腔内崩壊錠のリザトリプタンやゾルミトリプタンは舌下での吸収は悪く，結局は溶けて嚥下される。この患者は経口トリプタンで治療されたが，スマトリプタン皮下注であ

れば有効だったかもしれない。

投与のタイミングによってトリプタンが効いたり効かなかったりする。ある研究では，頭痛がひどくなってしまうか，発作が完成してしまうまでトリプタンの投与が遅れた場合は有効性が落ちると報告されている。トリプタンが効かない理由は，中枢性感作ができあがってしまったためかもしれない。この患者がどのタイミングでトリプタンを使ったかわからないが，頭痛がまだひどくない早期に治療していれば，もっと効果的であったかもしれない。

解説

片頭痛や群発頭痛のほとんどの患者は，トリプタン製剤を適切な量・剤形で用いれば反応する。十分な量の薬物が頭痛の発作早期に用いられたとき，最も効果的である。したがって，"頭痛の発作早期に十分量のトリプタンを注射しても無効でないかぎり，トリプタンが効かないとはいえない"というのが我々の意見である。実際には，頭痛が始まったらすぐに6 mgのスマトリプタンを皮下注射する。我々の経験では，スマトリプタン皮下注は十分に活用されておらず，トリプタン治療が"無効だった"患者にもしばしば効果的である。6 mgまたは4 mgのスマトリプタンが入ったカートリッジを，自動注射器につけて投与する。必要なら，2時間以上あければいつでも繰り返し投与できる。1日の最大量は12 mgなので，24時間で6 mgを2回，または4 mgを3回投与できる。

トリプタン単独では効果がない，または部分的な効果しか得られないなら，NSAIDsとの併用を勧めることが多い（ただし本症例ではNSAIDsは使えない）。ナプロキセンとスマトリプタンの合剤があるが薬価が高いので，患者が複数の錠剤を飲むことを厭わなければ，別々に処方するようにしている。そうすればトリプタンとNSAIDsの両方の量をカスタマイズすることができる。悪心が強い患者には，10 mgのメトクロプラミドやプロメタジン坐薬などの制吐薬を，第三の薬としてレジメンに加える。我々はこれを"トリプル治療"と呼んでいる。トリプ

表7.1 急性頭痛発作へのトリプタン治療の効果を最大にするための主な戦略

- 十分な量を使用する
- 別のトリプタン製剤を使用してみる
- 併用療法を試みる
  - トリプタンとNSAIDs
  - トリプタンと制吐薬
- 早期に治療を開始する
- ほかの剤形を試みる（点鼻，注射，口腔内崩壊錠）

タンを用いて急性頭痛の治療効果を改善する戦略を表7.1にまとめる。これらのポイントの多くは，急性片頭痛の他の治療法にも当てはまる。

診断

前兆のない片頭痛

💡 Tip

頭痛の発作早期に適切な量・剤形のトリプタン製剤を使用しているかどうか確認せずに，患者がトリプタン治療に反応していないと結論づけるのは誤りである。

スマトリプタン使用後に胸部圧迫感をきたした若い女性

症例

19歳の女性。前兆のない反復性片頭痛の既往がある。頭痛と悪心を訴えて救急部を受診。頭痛はこれまでのものと似ていたが，いつも服用しているアスピリン1,000 mgとメトクロプラミド10 mgに反応しなかった。神経学的所見は正常。これまで大きな既往症はなく，常用薬もない。スマトリプタン6 mgを皮下注したところ頭痛は消失し，悪心も改善したが，胸部圧迫感と頸部の圧迫感が15分間続いた。そのほかに関連症状はなかった。心電図は正常であり，外来で循環器の精査を行うこととなった。

■ 心電図や循環器の精査を行うべきか？

行わなくてよい。循環器疾患のリスクが低い若い女性に，スマトリプタンの注射直後に一過性の胸部圧迫感が生じたわけだが，潮紅，感覚異常（しびれなど），一過性の首や胸の締めつけ感など重篤でない副作用は，トリプタンではよく知られているものである。これらの出現頻度は結構高く，"トリプタン感覚"とも呼ばれている。症状はたいてい薬物投与の数分以内〜30分後に始まり，1時間ほど続くこともあるが，我々の経験では症状の持続はそれほど長いものではない。トリプタン感覚の原因は不明だが，本症例のように若い女性でよく起こるようである。

トリプタン感覚の症状は，もっと重篤な循環器症状と似ていることから，患者と医師をびっくりさせることがある。トリプタン製剤による重篤な循環器系の副作用も時々報告されているが，頻度は高くない。そのほとんどは冠動脈疾患のリスクが高い患者で起こる。研究では，臨床で用いられる量のトリプタンでは心筋虚血を起こすほどの冠動脈攣縮は起こさないといわれている。さらに，トリプタン投与後に胸部と頸部の痛みを訴えた患者の研究では，心電図変化などの心筋灌流低下の所見を示すことはないという。これらのエビデンスに基づき，本症例のような若い患者が一過性のトリプタン感覚を起こしても循環器系の評価は不要であると我々は考える。

■ この患者にはトリプタンを避けるように指導すべきか？

今後トリプタン製剤を避けるべき安全上の理由はない。本症例では，NSAIDsに反応しないひどい頭痛に対してスマトリプタンが有効であった。この患者は今後もこのようなひどい頭痛を訴えるかもしれない。有効な治療選択肢を不必要に狭めてしまわないことが重要である。多くの患者が，特にこれらの副作用が深刻なものではないことに安心してくれれば，胸痛などの一過性の副作用のリスクよりもスマトリプタンの有効性が上回ると理解してくれるだろう。さらに，トリプタン感覚を起こしやすい患者の多くは毎回それを経験するわけではないし，また，トリプタン感覚を頻繁に感じる患者は"薬がうまく効いている"サインとして理解するようになる。

トリプタン感覚は内服よりも注射の場合に多いようなので，対策の1つとしては経口スマトリプタンを用いるとよいだろう。ある研究では，スマトリプタン皮下注を受けた患者の半数でトリプタン感覚が生じたのに対し，経口投与では約1/4にしか発生しなかった。もしこれが経口スマトリプタンでも繰り返し起こり患者が耐えがたいと感じる場合には，別の経口薬に変更するとよい。トリプタン感覚はどのトリプタン製剤でも起こりうるが，どういう副作用がどのトリプタン製剤で起こるかは患者によって異なることがある。

片頭痛発作に使える治療薬の種類はそれほど多くないので，トリプタンを最初に処方するときは，効果がきちんと得られるように最大限努力することが重要である。患者が最初にトリプタンを服用する前に，一過性のトリプタン感覚が出るかもしれないと注意しておくとよい。そうすれば，トリプタン感覚を患者が怖がって二度と使いたくないと思ってしまうのを防げるし，極めて有効な治療選択肢を早々とあきらめてしまわずに済む。トリプタンの副作用を非常に心配している患者に対しては，頭痛がないときに一度試してみることを時々勧めている。そうすれば，ひどい頭痛に苦しみながら同時に副作用の心配をしなくて済むし，薬の副作用なのか頭痛発作の症状なのかを区別できる。

解説

トリプタン製剤は1990年代前半に導入されて以来，幅広く臨床に用いられてきた。安全性と忍容性に関しても良好な実績を残している。**表7.2**に，米国で使用できる7つのトリプタン製剤の特徴を列挙する［訳注：日本の商品名，用量も表7.2に記す］。これらはすべて米国食品医薬品局（FDA）に急性期片頭痛治療薬として認可されており，スマトリプタンの注射薬は急性期群発頭痛の治療にも認可されている。トリプタン製剤は，本症例のように単純

表7.2 トリプタン製剤

一般名	商品名 [日本の商品名*]	形状	用量	備考
almotriptan	Axert	錠剤	12.5 mg	
エレトリプタン	Relpax [レルパックス]	錠剤	20/40 mg	
frovatriptan	Frova	錠剤	2.5 mg	最も半減期が長い
ナラトリプタン	Amerge [アマージ]	錠剤	1/2.5 mg	2番目に半減期が長い
リザトリプタン	Maxalt [マクサルト]	錠剤 口腔内崩壊錠	5/10 mg 5/10 mg	プロプラノロールと併用するときは減量
スマトリプタン	Imitrex [イミグラン]	錠剤 点鼻液 皮下注	25/50/100 mg 5/20 mg 4/6 mg	スマトリプタンとナプロキセンの合剤もある
ゾルミトリプタン	Zomig [ゾーミッグ]	錠剤 点鼻液 口腔内崩壊錠	2.5/5 mg 5 mg 2.5/5 mg	

*訳注：日本での用量は，レルパックスは20 mgのみ，アマージは2.5 mgのみ，マクサルトは錠剤も口腔内崩壊錠も10 mgのみ。イミグランは錠剤50 mg，点鼻液20 mg，皮下注は3 mgで，ゾーミッグは点鼻液なし，錠剤も口腔内崩壊錠も2.5 mgのみ。

な鎮痛薬では軽快しない頭痛発作に適している。トリプタン製剤は頭痛とともに悪心などの随伴症状も軽減してくれる。

ほかの片頭痛発作治療薬と比べ，トリプタン製剤はたいていの患者で副作用が少ない。オピオイドやバルビツール酸を含む薬物と違って，トリプタン製剤は一般的に鎮静作用はなく，認知機能を低下させることもないし，乱用や依存を引き起こすこともない。NSAIDsと違い，消化管出血のリスクを高めることもない。トリプタン製剤の使いすぎは薬剤の使用過多による頭痛（薬物乱用頭痛）を引き起こすかもしれないが，オピオイドやバルビツール酸系薬の乱用と比べてトリプタン乱用頭痛の治療は簡単である。

これらは長期使用を考えるうえで重要である。トリプタン感覚のような軽微な一過性の副作用と違って，これら重篤な副作用は，個々の片頭痛発作に対する治療法を決める際に考慮しなければならない。個々の頭痛に対する治療は間欠的に行われるが，片頭痛は何年にもわたる治療が必要な慢性疾患であ

る。したがって，1回の発作だけの治療であれば取るに足りない副作用でも，長期使用となると非常に重要になる。逆に，トリプタン感覚のような不快な副作用は，治療方針を大局的に考える場合にはそれほど大きな問題とはならない。

診断

前兆のない片頭痛と，スマトリプタンによる一過性の"トリプタン感覚"

Tip

胸痛，感覚異常（しびれなど），潮紅などの一過性のトリプタン感覚はよく起こるが，重篤な副作用ではない。循環器疾患のリスクが低い患者にトリプタン感覚が起こった場合，循環器精査は不要であり，トリプタン製剤を避ける必要もない。

セロトニン症候群の心配

> **症例**
>
> 45歳の女性。頭痛の精査のため受診。頭痛の発症は10代後半で，発作はしばしば月経周期と関連していた。2回の妊娠の期間中は頭痛は起こらなかったが，2回目の出産以降，月経のたびに中等度〜重度の頭痛発作が起こるようになり，発作の持続時間は2日間で，日常生活に支障が出るほどだった。個々の頭痛発作は，首の筋肉が攣縮するという前兆に続いて，片側の前頭部〜後眼窩に拍動性の痛みが生じ，体動で増悪する。光過敏と音過敏，まれに悪心を伴う。NSAIDsや経口トリプタンでは完全にコントロールできなかった。以前，スマトリプタン皮下注を勧められたが，あまり乗り気ではなかった。なぜなら，低用量のセルトラリンを服用しているから禁忌であると，かかりつけ医に言われたからである。最近離婚してから状況性抑うつに対してセルトラリンを服用していたのである。
>
> 頭痛専門医は，トリプタンと選択的セロトニン再取り込み阻害薬（SSRI）を併用してもリスクは低いだろうとの個人的見解を伝え，日常的に起こっているひどい頭痛の程度を軽減できることを期待して，スマトリプタン注射薬を早期に使うことを勧めた。ところが薬局では，スマトリプタンとセルトラリンの併用には重篤な副作用の可能性があるから医師と連絡をとらないと処方薬を出せないと断られ，"クラス1の薬物相互作用"があると説明を受けた。患者は以前の心配が的中したと確信し，頭痛専門医のアドバイスを疑うようになった。そして処方箋を受け取ることなく，頭痛外来の再診予約もキャンセルした。

■ かかりつけ医の治療に関するアドバイスは適切だったのか？

2006年にFDAは，トリプタンと他のセロトニン薬の併用にはセロトニン症候群の懸念があるとして注意喚起したが，専門家はその根拠に疑念を抱いた。まず，SSRIとトリプタンの併用はよく行われているにもかかわらずセロトニン症候群の発生はほとんどない。ある研究によると，米国では年間6,500万人もの患者がSSRIとトリプタンを併用しているが，セロトニン症候群の報告は1件もないという。

米国頭痛学会（American Headache Society：AHS）は2010年に，「セロトニン症候群のリスクからトリプタンとSSRIや選択的セロトニン・ノルアドレナリン再取り込み阻害薬（SNRI）の併用を制限すべきであるとか，トリプタン単剤で治療したほうがいいというエビデンスは現時点では存在しない（レベルU）。しかし，セロトニン症候群は重篤なので慎重になることは妥当であり，臨床医はすみやかに治療できるようにセロトニン中毒の症状・症候に警戒すべきである」との学会声明を発表した。

医師と患者は，月経周期に一致する片頭痛は月経期間以外の頭痛発作よりもひどくて薬が効きにくいと感じることが多い。したがって，早期の積極的な治療が適切かつ必要である。本症例のように，経口薬に反応しない患者ではトリプタン製剤の注射が推奨される。本症例もそうだが，治療目標は，毎月訪れる月経期間中でも日常生活を問題なく過ごせるようにすることである。

■ 患者が通院をやめてしまわないように，医師ができることは何かあっただろうか？

あったかもしれない。頭痛専門医はあらかじめ患者に，薬局で相互作用を指摘されるかもしれないと伝えておいて，なぜ自分はトリプタン製剤を使ってもよいと考えているか，その根拠を説明してもよかっただろう。薬剤師も，相互作用を心配しているのであれば患者にその話をする前に医師と話をしてトリプタンを処方する理由を理解していれば，もう少し患者への説明もバランスのとれたものになっていたかもしれない。

> **解説**
>
> 頭痛専門医の多くは，SSRIやSNRIとトリプタンを併用してもセロトニン症候群のリスクは低いだろうという確信があり，短い診療時間の中ではこの問題について説明を省くかもしれない。しかし，薬の情報をオンラインで調べる患者は，"まれだが重篤で致死的になりうる""重大な相互作用"の可能性があり原則的に併用禁忌，という記載を複数のサイト

表7.3	セロトニン症候群の主な症状・徴候

- 頻脈
- 高血圧
- 高体温
- クローヌス（誘発性または自発性）
- 眼球クローヌス（ゆっくりとした眼球水平運動）
- 振戦
- 反射亢進
- 興奮，情動不安
- 過緊張（筋固縮）
- 自律神経徴候：発汗過多，瞳孔散大，潮紅，腸蠕動運動亢進

で見つけるだろう。

　多くの電子カルテに組み込まれている意思決定支援ソフトにより，これらの薬が一緒に処方された場合は警告が出るだろう。薬局で使われているソフトも同様の警告を出すだろう。トリプタンとSSRIの併用によるセロトニン症候群のリスクはとても低い，という説得力のあるエビデンスは十分にある。それにもかかわらず，何年もトリプタンを扱ってきた薬剤師ですら，いまだにセロトニン症候群の可能性を医師と相談するためにしばしば連絡をとってくる。こうした"手間"をとっている間，患者は不便を感じ，医療不信にもつながりやすい。

　セロトニン症候群は，セロトニン活性を上げる薬物の単独もしくは併用により脳のセロトニン活性度が上がることで引き起こされる。この症候群の症状・徴候を表7.3に列挙するが，情動不安，混乱，自律神経不安定，筋肉の易刺激性，振戦やミオクローヌス，さらには昏睡に至ることさえある。

診断

月経関連片頭痛

Tip

トリプタン製剤を他のセロトニン系薬物と併用してもセロトニン症候群が起こるリスクが低いことを示す質の高いエビデンスがある。しかし，のちのちの誤解を避けるために，トリプタン製剤の併用処方を行う前に，治療のメリット・デメリットについて説明することが賢明である。

サルファ剤アレルギーと片頭痛のある患者

症例

若い女性。頻度は高くないが，前兆のある反復性片頭痛がある。市販薬が十分に効かず，もっと頭痛発作に効く薬はないだろうかと訴えて受診。片頭痛発作の治療のためスマトリプタンを処方し，適切な使用方法と副作用についても説明した。翌日，薬局から電話があり，患者がサルファ剤に対してアレルギーがあるという。スマトリプタン分子はサルファ剤を構成するスルホンアミド基（図7.1）を含んでいるため，他のトリプタン製剤に変更すべきかどうか薬剤師は訊いている。

■この患者では他の薬物に変更すべきか？

市販されている7種類のトリプタン製剤のうち，ナラトリプタン，エレトリプタン，almotriptanはスルホンアミド基を含んでいる。しかし，このスルホンアミド基は分子内で折りたたまれており，表面に出ることはない。これらの薬物はサルファ系抗菌薬にアレルギーをもつ患者でも，交差反応を起こすことはないようである。スマトリプタンの添付文書には，スマトリプタンへの過敏反応はまれではあるが，多剤アレルギーの患者では頻度が高いかもしれないとある。我々の経験では，サルファ剤アレルギーの病歴をもつ患者のほとんどはスルホンアミドを含

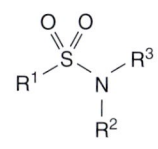

図7.1 ▶ スルホンアミド基

む非抗菌薬を服用しても問題ないので，この患者でも処方を変えなくてよいだろう．ただし，以前のサルファ剤アレルギーがアナフィラキシーであったとしたら，用心に用心を重ね，スルホンアミド基を含まないトリプタン（リザトリプタンなど）の処方を考慮する．もしくは，初めて服用する際には必ず家族などにそばにいてもらうよう指示するだろう．

解説

スルホンアミド基を含む抗菌薬にアレルギーのある患者については，スルホンアミド基を含む他の薬物との交差反応性に関してたくさんの研究がなされている．この種のアレルギーのある患者は3%と比較的多いが，アレルギーの機序は完全には解明できておらず，さまざまな過敏反応が報告されている．しかし多くの研究では，スルホンアミドを含む他の薬物との明らかな交差反応性を証明できておらず，スルホンアミドを含む抗菌薬と非抗菌薬との構造的な違いによりアレルギー反応発現頻度の違いを説明できるかもしれない．

もっと細かくいうと，スルホンアミドを含む抗菌薬はスルホニルアリルアミンであり，そのスルホンアミド基にはベンゼン環がついていて，N4位にアミンがついている．トリプタンは単純なスルホンアミドであり，スルホンアミド基が環についていない．ついでにいうと，炭酸脱水酵素阻害薬のような中間グループは，スルホンアミド基をベンゼン環につけてはいるが，N4位にアミンはない．

スルホンアミドを含む抗菌薬にアレルギーをもつ患者は，一般的にほかの薬物にもアレルギーを示すリスクが高く，過敏反応を起こすリスクが全般に高くなるが，特にスルホンアミドを含む薬物に対してリスクが上がるわけではない．トリプタンとサルファ系抗菌薬は上述したように構造が異なるし，交差反応の臨床報告もないので，サルファ剤アレルギーのある患者にスマトリプタンを使用しても危険性は低いだろう．

本症例では患者に説明して安心してもらい，問題なくトリプタンを使用できた．

診断

反復性片頭痛，サルファ剤アレルギー

💡Tip

スマトリプタンはスルホンアミド基を含むが，ベンゼン環には結合していない．したがって，スルホンアミドを含む抗菌薬にアレルギーがある患者でも，交差反応はまず起こらない．

長期のNSAIDs常用による副作用

症例

45歳の女性．頭痛の頻度が増えていると訴えて受診．大学院生のときから頭痛があるが，最近は週の半分以上で頭痛が起こる．前頭部の締めつけられるような中等度の痛みで，音過敏は少しあったが，光過敏や悪心はなかった．運動で悪化することはなく，前兆もなかった．重症度に応じてイブプロフェン400〜800 mgを服用するとたいてい軽快するが，最近はずっと週に4日は服用しており，ときには1日に2回以上服用することもあった．以前に緊張型頭痛と診断され，その治療にはイブプロフェンがベストだから続けるようにと指導されていた．友人が最近アセトアミノフェンの過量服用による肝障害を経験したため，自分もイブプロフェンを飲み続けていて安全なのか気になってきたという．

患者にどう助言するか？ さらなる精査が必要か？

この患者はNSAIDsを長年服用しており，NSAIDs連用による健康へのリスクがある．胃炎はNSAIDsの副作用として最も多く，服用している患者全員に，胸やけなどの胃食道逆流症の症状について尋ねるべきである．また，NSAIDs連用患者では定期的な腎機能のチェックが必要である．心

疾患をもつ患者がNSAIDsを使うと心血管イベントのリスクが高まる可能性があり，心疾患のリスク因子を定期的に評価する。

　この患者に尋ねると，ここ数年にわたり胸やけが次第に悪化しているが，イブプロフェン服用開始から何年も経って出現したので関連があるとは思わなかったという。頭痛がある以外は健康であったため何年も医師にかかっておらず，この5年間は血液検査を受けていなかった。初診時のクレアチニン値は1.4 mg/dLであった。

この患者の頭痛治療の選択肢は？腎障害を予防するために何かできただろうか？

この患者はNSAIDsの連用に伴う副作用のうち，胃炎と中等度腎障害の2つが起こってしまっている。そのため，NSAIDsの服用をやめるよう指示すべきである。これらの副作用に加えて，薬物乱用頭痛の可能性もある。もしそうなら，鎮痛薬を毎日服用するのをやめれば頭痛も最終的には改善するかもしれない（薬物の中止によって症状は一時的に悪くなるかもしれないが）。NSAIDsを中止しても頭痛が改善しないなら，頭痛の頻度を減らすための予防治療と個々の頭痛発作に対する治療を行うとよい。

　理想的には，この患者の慢性頭痛は何年も前に問題として取り上げられるべきであった。かかりつけ医が最初に慢性緊張型頭痛と診断できていれば，予防治療がなされていたかもしれない。NSAIDsは多くの急性頭痛の第一選択薬ではあるが，慢性頭痛の患者にはあまり適さない。毎日～ほぼ毎日に近い使用は薬物乱用頭痛やその他の合併症を引き起こすので，頻回に頭痛がある患者にNSAIDsを用いるときは注意深く経過をみる。患者が長期間NSAIDsを使用しているなら，胃と腎臓に副作用が生じていないか定期的にチェックする。

解説

NSAIDsはさまざまなタイプの頭痛によく用いられる。イブプロフェンとナプロキセンは緊張型頭痛や片頭痛に用いられることが多く，インドメタシンは比較的まれな疾患群である持続性片側頭痛，発作性片側頭痛，運動時頭痛の第一選択薬である。頭痛がそれほどひどくない患者や医療機関を受診しない患者が最もよく使う市販薬がNSAIDsである。処方箋は必要としないが，NSAIDsは特に長期間や頻回に使用したときかなりのリスクがある。重要なものとしては胃炎，胃潰瘍，消化管出血といった消化管のリスクがあり，また心血管イベントのリスクを高める。これらのリスクはイブプロフェン（処方薬）の添付文書に最重要警告として明記されており，長期使用でリスクは上昇するだろう。インドメタシンは特に，胃十二指腸障害を引き起こしやすいようである。

　NSAIDs長期連用で起こりうる副作用にはほかに腎乳頭壊死があり，腎不全を引き起こす。これにはNSAIDsによるプロスタグランジン産生抑制との関連が示唆されている。プロスタグランジンは腎前血管の拡張作用があり，腎血流量の維持作用がある。もともと腎機能障害がある患者や，高齢者，利尿薬やACE阻害薬を内服している患者は，NSAIDs使用による腎合併症のリスクが高い。多くの患者ではNSAIDsの中止後に，腎機能はもとのレベルに戻るが，早期診断したほうが腎機能障害の回復が早い。本症例ではNSAIDs中止後もクレアチニン値は上昇したままだったので，かなり前から腎機能障害があったと思われる。

診断

NSAIDsによる胃炎と軽度慢性腎不全，慢性緊張型頭痛

Tip

長期のNSAIDs使用には胃炎，腎不全，心血管イベントのリスクがある。服用期間が長ければリスクも上昇するため，副作用の適切なモニターが必要である。

急性頭痛に静注治療をしたあとの興奮

> **症例**
>
> 37歳の女性。片頭痛がある。恋人に連れられて救急部を受診。前日の朝から典型的な片頭痛の発作に苦しんでいた。発作時のいつもの治療であるスマトリプタン6mg皮下注とメトクロプラミド内服を数回行ったが，頭痛はおさまらなかった。また患者は片頭痛予防のために，ベンラファキシン75mgを1日1回，トピラマート50mgを1日2回，リシノプリル10mgを1日1回内服していた。神経学的所見は正常で，さらなる検査は必要ないように思われた。静脈ラインを留置し，生理食塩液輸液を開始，ketorolac（NSAIDs）30mgとプロクロルペラジン10mgを静注した。
>
> この治療を受けたおよそ1時間後，患者は落ち着きがなくなり興奮し始めた。どうしたのかと尋ねると，「とてもひどい感じ……。うまく説明できない。とても気分が悪くて，このまま横になってはいられない」と答えた。痛みのために落ち着かないのだろうと判断し，プロクロルペラジンをさらに5mg静注した。10分後，患者は右胸鎖乳突筋の締めつけられる感じが続いていると訴えた。顎が右肩方向へ引っ張られ，言葉が不明瞭になった。この症状は次第に軽快したが，15分後に右顎から胸にかけての症状が再発した。

この臨床経過から考えて症状の原因は何だろうか？ プロクロルペラジンの追加投与は適切だったのだろうか？

この患者の興奮状態と不随意の筋肉運動は，神経遮断薬の副作用として起こる錐体外路症状の典型像である。片頭痛治療の副作用としての錐体外路症状には2つのタイプがある。まず，神経遮断薬による急性ジストニアは，攣縮や頭頸部のねじるような動きを伴う異常な筋肉収縮，体幹や四肢の異常な運動を引き起こす。ジストニアの発作は20〜30分続き，しばしば痛みを伴う。ジストニアの亜型の1つとしてよく知られているのが眼球回転発作（注視痙攣）で，両目が一方向に偏位する。もう1つのタイプは神経遮断薬誘発性のアカシジアで，著しい運動性不穏と興奮が特徴である。アカシジアはジストニアよりも診断が難しい。患者は部屋の中をうろうろと歩いたり，ベッド上で端から端へ寝返りを繰り返す。ジストニアとアカシジアは別々に起こることも合併することもある。本症例ではそうではなかったが，ジストニアの症状がアカシジアより先に出ることが典型的である。

片頭痛の治療で投与した神経遮断薬による錐体外路症状を正しく診断するのはなかなか難しい。鑑別診断としては悪性症候群，セロトニン症候群，三環系抗うつ薬の過剰摂取，コカイン中毒が挙げられ，これらすべての可能性を整然と注意深く検討する。治療上のピットフォールは，本症例がそうであったように，錐体外路症状による興奮と気分不快を不安発作や片頭痛の痛みのせいと勘違いしてしまうことである。そうなると，痛みをとろうとして神経遮断薬を追加投与してしまう恐れがある。後知恵ではあるが，プロクロルペラジン5mg静注を追加したのは間違いである。

この患者の症状はどのように治療すべきか？ 神経遮断薬による錐体外路症状は予防できるのか？

神経遮断薬による錐体外路症状は，原因となった神経遮断薬を中止するのが従来の治療である。さらに，抗コリン薬（ジフェンヒドラミン，benztropineなど）やベンゾジアゼピンは症状をより早く回復させると考えられており，投与されることが多い。錐体外路反応には中枢のドパミン作動系とコリン作動系の不均衡が関わっているので，抗コリン薬が効くと考えられている。神経遮断薬によりドパミン作動系が急に遮断されることで，コリン作動系が過剰活動を起こすと理論上いわれている。ジフェンヒドラミンの通常量は0.5〜1.0mg/kg，benztropineは0.010〜0.015mg/kgで，両方とも筋注する。

神経遮断薬によるジストニアの治療に抗コリン薬が有効であるという良質のエビデンスがある。しかし，アカシジアの治療としてジフェンヒドラミンや

ベンゾジアゼピンを使うべきかどうか，エビデンスは相反している。我々の見解としては，おそらく両方とも効果的であるが，ベンゾジアゼピンのエビデンスのほうが強いし，一貫性もある。メトクロプラミドによる急性アカシジアの治療でジフェンヒドラミンとミダゾラムを比較した研究では，ミダゾラムはジフェンヒドラミンよりも有効であったが，鎮静の副作用が目立った。最近のCochraneレビューも，ベンゾジアゼピンが急性アカシジアの治療に有効であるとの見解を支持している。

神経遮断薬による不快な錐体外路症状を予防できるのだろうか？ 救急外来で悪心や頭痛に対してメトクロプラミドを使用したところ発症したアカシジアにおいて，ミダゾラム1.5 mg静注とジフェンヒドラミン20 mg静注とプラセボを比較したランダム化二重盲検試験がある。それによると，ミダゾラムはアカシジアを予防するのに有効であるが，ジフェンヒドラミンはプラセボと比べ差がなかった。したがって，ベンゾジアゼピンは神経遮断薬による錐体外路症状の急性治療と予防のどちらにおいても，ジフェンヒドラミンより有効だと思われる。別の研究では，メトクロプラミドをより緩徐に投与（15分 vs. 2分）すると，制吐作用が維持されたままアカシジアの発生頻度が下がると報告されている。

解説

プロクロルペラジン，メトクロプラミド，クロルプロマジンなどの神経遮断薬は，片頭痛の急性発作の痛みや悪心を緩和してくれる。片頭痛の特異的治療が効かない重症頭痛発作や，禁忌で特異的治療ができない場合の選択肢となる。片頭痛の急性発作に対して，プロクロルペラジン10 mgまたはメトクロプラミド20 mgの静注とともにジフェンヒドラミン25 mgを投与するのはプラセボと比べて効果的で，この治療を受けた患者の3/4は，次の発作時もこの組み合わせで治療してほしいと言っている。事実，救急外来での片頭痛治療に関する研究では，プロクロルペラジンとジフェンヒドラミンの併用はスマトリプタンよりも効果が高いとしている。

しかし，神経遮断薬を使うときには，副作用である錐体外路症状を十分に念頭におかなければならない。副作用は持続投与で起こりやすいが，短期間の治療でも起こることがある。実際，治療開始数分以内に現れることもある。発生率について報告はまちまちであるが，片頭痛治療として神経遮断薬静注を受けた患者の約20％に起こると考えてよいだろう。

症状が多彩であり，不安や疼痛に伴う症状に似ているので，この副作用の診断は難しいこともある。錐体外路症状は患者にとっては非常につらい。ジストニアやアカシジアの治療を十分に受けなかった患者が，今後これらの薬は使いたくないと拒否することも多く，せっかくの有効な治療選択肢が失われてしまうことになる。

診断

神経遮断薬によるジストニアとアカシジア

💡Tip

神経遮断薬は重症の頭痛では有用であるが，ジストニアやアカシジアといった錐体外路症状を不安や痛みによるものと勘違いして，誤って神経遮断薬を追加投与しないよう注意すべきである。

手に負えない頭痛と嘔吐のある女性

症例

オンコールの医師が患者から連絡を受けた。この36歳の女性は，ときおり起こる片頭痛の長い病歴があり，経口リザトリプタン10 mgがよく効いていた。前日，典型的な頭痛発作をきたしたが，ノロウイルス感染からようやく回復しつつある状態だったので，悪心でリザトリプタンを内服できなかった。頭痛が2日間も続くので，救急外来に行くべきか医師に助言を求めたのである。

ひどい頭痛患者はいつ救急外来に行くべきか？

片頭痛のような一次性頭痛の診断が確立した患者であっても，ほかの原因により頭痛を起こすこともある。危険な疾患による頭痛であることを示唆する"レッドフラッグ"の症状や徴候があるなら，救急受診するのは妥当である。レッドフラッグには，尋常でないひどい頭痛，突然発症したいわゆる"雷鳴頭痛"，発熱や見当識障害を伴う頭痛，がある。本症例では，「いつもの頭痛である」と患者は言った。違うのは，悪心でいつもの経口薬を服用できないことだった。さらに問診をすると，高熱や見当識障害，その他のレッドフラッグはないとのことだった。患者はできるなら救急受診したくなかった。数年前に同じような状況で救急受診したところ，頭部CTや髄液検査をされ，ひどい硬膜穿刺後頭痛を起こして，血液パッチ療法を受けるまで軽快しなかった。

この頭痛を治すために，また今後同様の状況を予防するために，どんな戦略が役に立つか？

片頭痛は慢性疾患である。普段は経口治療がよく効いたとしても，ときには治療に反応しない頭痛発作を起こすことがある。眠っている間に頭痛が始まり，目覚めたときには嘔吐するところまで発作が進行してしまうこともある。薬を持参していないときに発作が出てしまって，治療開始が遅れるかもしれない。また本症例のように，その時の状況によりいつもの治療ができない場合もある。いずれの理由であれ，第一選択薬が失敗してもバックアップや"レスキュー"治療が有効であることもある。そうすれば救急受診を回避できる。

原則として，レスキュー治療は経口薬以外で行う。非経口治療は速効性があるし，嘔吐している患者にも有効である。表7.4に一般的なレスキュー治療を挙げる。スマトリプタンの自己注射キット，点鼻液，坐薬などがある。我々の経験では，この中ではプロメタジン坐薬が特に有効である。たいてい嘔吐を止めて，頭痛が過ぎ去るまで患者に眠りをもたら

表7.4 レスキュー治療によく用いられる薬物

トリプタン
スマトリプタン皮下注 4～6 mg
NSAIDs
インドメタシン 50 mg 経口または挿肛（挿肛のほうが効果的だろう）
ketorolac 点鼻または経口 15～30 mg
鎮静性フェノチアジン
プロメタジン 25 mg 経口
プロクロルペラジン 5～10 mg 経口または 25 mg 挿肛（挿肛のほうが効果的だろう）
麦角誘導体
ジヒドロエルゴタミン点鼻 0.5 mg，左右それぞれの鼻孔に1噴射ずつ，15分あけて2回投与
ステロイド
プレドニゾン，デキサメタゾン，メチルプレドニゾロン
使いすぎまたは依存症候群のリスクがあり，使用に注意が必要なもの
バルビツール酸を含む薬物
麻薬類

してくれる。

解説

頭痛がおさまらないという理由で救急受診することに問題はないが，頭痛患者の多くは救急外来が嫌いである。というのも，救急スタッフから"鎮痛薬欲しさで受診した問題患者"と疑われるのは不愉快だし，待ち時間が長いのも嫌だからである。救急外来のまぶしい蛍光灯や，騒々しく慌ただしい環境は，頭痛患者には苦痛である。そして救急スタッフが，危険な頭痛疾患（例えば，くも膜下出血）を"除外"するために余計な検査をする恐れもある。また，救急外来をひどい頭痛で受診すると，頭痛に特異的ではない治療（例えばオピオイド投与）をされてしまう可能性があり，そうなると次回以降も患者はオピオイドを期待してしまい，それに慣れてしまうと断ち切るのは難しい。我々の経験では，普段はコントロー

ルが良好な片頭痛患者が，発作のコントロールがつかずに救急受診することがあるか否か，いつそのような状況になるか予測できない。必要がないと思っても，すべての患者にレスキュー治療，バックアップ治療を用意するほうが賢明である。我々は患者に対し，「薬は切らさないようにして，薬箱にしまっておいてください。まったく使わないかもしれませんが，必要になった場合に重宝しますよ」とアドバイスしている。

> **診断**
>
> 胃腸疾患を患っている状況下の片頭痛発作

Tip

大多数の頭痛患者は，いつもの治療では効果がなかったときのために，"レスキュー"治療をバックアップとしてもっておくとよい。なお，嘔吐している場合でも効果があるよう，経口薬以外のものを選ぶこと。

止まらない片頭痛発作

> **症例**
>
> 29歳の女性。ひどい頭痛で救急部を受診。同じ主訴で4日前にも受診している。前兆のない片頭痛の既往が長く，時々起こる発作には経口almotriptanがよく効いていた。今回の受診1週間前に典型的な頭痛発作を発症したが，いつもの治療では効かなかった。これはおそらく，嘔吐があって薬を内服できなかったせいもあるだろう。3日間，頭痛がひどいままで嘔吐も続くので救急受診した。
> 　神経学的所見は正常であり，頭部CTと髄液検査も正常。スマトリプタン皮下注と輸液で頭痛はおさまり帰宅したものの，頭痛と嘔吐が再発した。頭痛は両側性，拍動性で，光過敏と音過敏があり，痛みは体動で増悪した。痛みの強さは10/10であった。再度診察したが，神経学的所見は正常であった。

この患者の診断は何か？どのように治療すべきか？

3日以上続く片頭痛のことを，片頭痛発作重積という。発作の持続時間を決めるうえで，薬物による一時的な改善や睡眠による中断は含めない。片頭痛発作重積は片頭痛の合併症と考えられている。片頭痛発作が繰り返すかどうかは，患者の年齢，性別，初回頭痛の重症度，治療の種類や投与タイミングといったさまざまな因子が関与する。片頭痛発作重積は，頭痛の性状はもともとの典型的発作と同様で，持続時間が長い点だけが異なる。本症例のように嘔吐のせいで治療薬を服用できないために発作が長引く場合もあるが，非経口治療を行っても発作が頑固に続く患者もいる。

　片頭痛発作重積の治療に関する大規模研究はない。薬物の生物学的利用率を最大限にするために，片頭痛発作重積には注射薬を用いることが多い。食欲低下や嘔吐が数日続くと脱水状態になるので，それを補正するため輸液も有用である。長時間続く片頭痛発作を治療するには，長時間作用する薬物のほうが望ましい（本症例に使われたスマトリプタン皮下注の半減期は数時間しかない）。片頭痛発作重積の急性期治療として，一般的に推奨されているいくつかの治療レジメンを表7.5に列挙する。ジヒドロエルゴタミン（DHE）は特に有用で，繰り返しこれを注射投与する"DHEプロトコル"は特に有益である。ドロペリドールもかなりの臨床効果が認められるが，QT延長のリスクがあるため使用は限られる。

どうすれば片頭痛の再発と救急再診を防げたのか？

救急外来で片頭痛治療を受けた患者の約半数が，2〜3日以内に再発を経験する。そのうち何人かは頭痛発作の再発のため，本症例のように救急部を再受診する。いくつかのメタ解析では，ステロイド治療（主にデキサメタゾン）により頭痛の再発が減少することが示されている。ステロイドがどのような機序で頭痛の再発を減少させるかは明らかでないが，神

表 7.5 片頭痛発作重積の主な治療

薬物と量	備考
ジヒドロエルゴタミン（DHE）0.5～1 mg を 1 回静注，1 mg 静注を 8 時間ごと 3 日間．これは"DHE プロトコル"とか"ラスキンジング"（Neil Raskin 医師がこのプロトコルを考案したから）と呼ばれることがある	メトクロプラミドなどの制吐薬を前投薬したほうがよい．DHE プロトコルを 3 日間行うには入院が必要となるか，もしくは外来注射センターで治療を受ける必要がある
ドロペリドール 2.5 mg 静注を 30 分ごとに 3 回，または，患者の頭痛が完全もしくはほぼ完全に消失するまで	副作用として鎮静，アカシジアが起こりうることを患者に伝える．QT 延長のリスクがあるため使用は限定される
メトクロプラミド 10 mg 静注	ジストニア反応に気をつけて観察する
プロクロルペラジン 5～10 mg 静注	低血圧，鎮静，ジストニア反応に気をつけて観察する

経原性炎症を抑制することと関連しているのかもしれない．デキサメタゾンの単回投与では，副作用もほとんど起こらないようである．

解説

たとえ普段はよくコントロールされた片頭痛であっても，ときには治療にうまく反応せず，72 時間以上続くことがある．デキサメタゾンの単回投与は副作用が少なく，片頭痛発作の再発を予防するうえで，かなり効果が高い．あるメタ解析では，NNT（number needed to treat）は 9 人と推定している．ステロイドは効果が出るまでにある程度時間がかかるため，救急外来では単独で用いられることはあまりない．事実，ステロイドが対症療法として効果があるというエビデンスは乏しい．むしろ，発作に対する標準的頓挫療法に加えて用いられる．

片頭痛発作重積に対してステロイドは一般的には静脈内投与だが，ある研究では，経口投与でも効果があるかもしれないと示唆されている．臨床試験におけるステロイド静注投与量は 10～24 mg だが，高用量（デキサメタゾン 15 mg 以上）のほうが効果的なようである．さらに，デキサメタゾンの 1 回量による副作用はほとんどないので，我々としては最低 15 mg の使用を勧める．救急外来での片頭痛発作重積の治療として，デキサメタゾン 10 mg 静注はプラセボと差がなかったと最近の研究で報告されており，十分量を使うことが重要である．

診断

片頭痛発作重積

💡 Tip

救急外来での通常の急性期片頭痛治療に高用量（15 mg 以上）のデキサメタゾン静注を追加することで，頭痛の再発を予防できる．その NNT は 9 人である．

群発頭痛があり，スマトリプタンが自由に使えない男性

症例

36 歳の男性．ほとんど毎晩，頭痛で目が覚めるということで紹介されてきた．頭痛は右眼の奥であり，鋭く，ナイフで刺されるような感じだという．痛みは約 1 時間続き，10/10 の強さであった．軽度の悪心，頭痛と同側の鼻閉も伴っていた．ここ 1 カ月，頭痛は毎日起こる．同様の頭痛は昨秋にもあったが，3 カ月でおさまった．かかりつけ医は群発頭痛と診断し，スマトリプタン自己注射 4 mg を処方，自宅で酸素を使えるよう手配した．スマトリプタンは頭痛にはよく効いたが，患者の医療保険では月に 4 箱（8 回分）しかカバーされず，自腹でそれ以上買う余裕はないという．酸素療法も試したが，「あまり効果がなく，鼻カニューレが煩わしい」とのことだった．

頭痛発作の頻度を減らす予防治療は受けていなかった．患者には躁うつ病の既往があり，以前に入院が必要なほどの躁状態の時期があったため，ステロイドを避けてベラパミル徐放製剤 240 mg/日を開始した．

この患者は個々の頭痛発作に対する最適な治療を受けているか？

スマトリプタン皮下注は，群発頭痛発作の治療としてFDAが認可している。再利用可能な注射キットを使って自己注射する。薬の入ったカートリッジを注射キットに挿入し，使い終わったら捨てる。自己注射用のカートリッジが発売された当初は，6 mg製剤しかなかった。スマトリプタンの1日の最大量は12 mgなので，これでは24時間に2回しか注射できない。そのため，24時間に3回以上発作を起こす群発頭痛患者は十分にコントロールできないでいた。また，6 mgという量は不快な副作用を起こす場合もあった。

これらの理由から，4 mg製剤のカートリッジが販売されることになった。一部の患者は引き続き6 mg製剤が必要であるが，4 mg製剤があることは多くの臨床場面で有用である［訳注：日本では3 mg製剤のみ使用可能で，1日最大6 mgまで］。本症例では4 mgのスマトリプタンでもよく効いたとのことであり，スマトリプタンによる治療は適切であったと思われる。スマトリプタン注射薬は，空気を噴射して皮膚を貫通させる"針なし"システムでも使える。ただし，使えるのは6 mg製剤だけであるし，従来の自己注射器よりも高価であるというのが我々の印象である。

酸素療法について「鼻カニューレが煩わしい」と患者は言っているが，おそらく装置を正しく使っていないのであろう。流量が少なすぎる，フェイスマスクの代わりに鼻カニューレを用いる，というのは酸素療法としては不適切な使い方であり，この患者で酸素療法が効いていない原因になっていると思われる。酸素を高流量でフェイスマスクを用いて投与すれば，群発頭痛発作には極めて有効である。群発頭痛発作が起こったら，フェイスマスクを用いて12 L/分の100％酸素投与を15分間行ってみるよう指導するとよい。

酸素はどのように作用し，群発頭痛発作を止めるのか？

酸素がどのような機序で群発頭痛発作を止めるのかはわかっていない。三叉神経の求心性ニューロンの発火を抑制する，副交感神経経路に作用する，血管収縮作用により脳血流量を減少させる，といった多くの仮説が提唱されている。群発頭痛患者には酸素への過敏性があるとの仮説を唱える専門家もいる。

解説

群発頭痛は，英国のWilfred Harris医師が初めて明確に記載した。Horner症候群の特徴など，群発頭痛の多くの所見を正確に報告している。群発頭痛に対する酸素療法の最初の系統立った研究はLee Kudrow医師によって行われたが，彼自身もまた群発頭痛の患者であった。群発頭痛もちの検眼士が自分に酸素を使ったら有効だったという話を聞いて，研究を始めたという。Kudrowがエルゴタミン舌下投与と100％酸素自己投与（酸素マスクを用いて7 L/分を15分間）を比較したところ，酸素群では，患者の82％が群発頭痛発作10回中7回以上で発作を止められた。エルゴタミン群でも患者の70％に効果があったが，酸素のほうが効くのが早く，平均6分であった。その後に行われた2つの小規模研究でも，酸素流量6〜8 L/分で良好な治療効果が報告されている。綿密に施行された大規模研究では，100％酸素を12 L/分，15分間投与した。15分後，プラセボ群（高流量の空気）の効果がたった20％であったのに対し，酸素群では78％の患者で痛みが消失または著明に軽減した。これらの研究結果を表7.6に要約する。まとめると，群発頭痛発作が起きたらリザーバーマスクで12 L/分の高流量100％酸素を15分間投与する。

診断

反復性群発頭痛

表 7.6 個々の群発頭痛発作への酸素療法に関する主な研究

文献	流量と投与方法	結果
Kudrow L. Response of cluster headache attacks to oxygen inhalation. *Headache*. 1981;21:1-4.	6 L/分をフェイスマスクで15分間	酸素投与により82％の患者で，7/10以上の頭痛発作が消失した
Anthony M. Treatment of attacks of cluster headache with oxygen inhalation. *Clin Exp Neurol*. 1981;18:195.	8 L/分をフェイスマスクで15分間	調査した12人すべてで，酸素投与は痛みの緩和に効果的であった
Fogan L. Treatment of cluster headache. A double-blind comparison of oxygen v. air inhalation. *Arch Neurol*. 1985;42:362-3.	6 L/分をフェイスマスクで15分間	56％の患者において，発作の80％以上で頭痛が軽減した
Cohen AS, Burns B, Goadsby PJ. High-flow oxygen for treatment of cluster headache. *JAMA*. 2009;302:2451-7.	12 L/分をフェイスマスクで15分間	15分後，78％の患者で頭痛は消失ないし著明に軽減した

Tip

酸素は群発頭痛の急性発作に有効な治療である，というエビデンスがある。治療の失敗を避けるには，リザーバーマスクを用いて高流量で酸素投与することが重要である。

妊娠を考えている片頭痛もちの女性

症例

30歳の女性。前兆のない反復性片頭痛発作の既往がある。定期の頭痛外来受診。月に3回ほど頭痛発作があるが，スマトリプタンを使えば1時間くらいで確実におさまるという。悪心に対してメトクロプラミドを時々内服している。今後半年以内の妊娠を計画しており，片頭痛治療についてどのような選択肢があるか知りたいとのこと。スマトリプタンを始める前までは，片頭痛がひどくて日常生活に支障をきたしていた。頭痛発作が起きても薬が飲めないなら，仕事を休まないといけなくなるのではないかと心配している。

妊娠中の片頭痛治療には，どのような選択肢があるか？

妊娠中の頭痛治療計画は，妊娠前に開始することが理想的である。バイオフィードバックなどの非薬物的テクニックを開始することもできる。規則正しい食事，十分な水分補給，規則正しい睡眠，ストレス管理などの生活習慣の改善も，発作頻度を減らすうえで非常に有用である。薬物治療が必要ならば，アセトアミノフェンが対症療法としては第一選択薬で，いくつかの制吐薬は妊娠中にもよく用いられる。FDA はメトクロプラミドとオンダンセトロンの妊娠中の安全性カテゴリーは B としている（FDA のカテゴリーについては後述）。これらの治療で効果がなければ，バルビツール酸を含む薬物やオピオイドがよく用いられるが，これらは安全性カテゴリーC である。プレドニゾンやデキサメタゾンといったステロイドも使用できる。後頭神経ブロックは，リスクの低い治療手技である。まず保存的治療を行い，必要な場合にのみ，よりリスクの高い治療を行う。

この患者はスマトリプタンを使用できるか？

比較試験はなされていないが，妊娠中のスマトリプタンに関する限られたデータの範囲では，安全であるようだ。ノルウェーの一般集団を対象にした Norwegian Mother and Child Cohort Study によると，1,535人の女性が妊娠中にトリプタンを内服し，妊娠第1三半期のトリプタン使用と主要な先天奇形やその他の妊娠合併症の発生との間に明らかな関連はみられなかったが，妊娠第2三半期や第3三半期におけるトリプタン使用は子宮弛緩と分娩中の出血のリスク上昇と若干関連していた。製

表7.7 FDAによる妊娠中の薬物安全性カテゴリー

- カテゴリーA：ヒト対照試験でリスクがない
- カテゴリーB：人体へのリスクについてエビデンスはないが，ヒト対照試験もない
- カテゴリーC：人体への影響は除外できていない
- カテゴリーD：人体へのリスクがあるというエビデンスがある
- カテゴリーX：妊婦には禁忌である

表7.8 FDA：片頭痛によく用いられる対症療法薬の妊娠中の薬物安全性カテゴリー

鎮痛薬	
アセトアミノフェン	B
アスピリン，NSAIDs	C（妊娠第3三半期にはD）
バルビツール酸	C
カフェイン	C
コデイン	C
hydrocodone/アセトアミノフェン（APAP）	C
meperidine	C
オキシコドン	C
すべてのトリプタン製剤	C
制吐薬	
メトクロプラミド	B
オンダンセトロン	B
プロメタジン	C
プロクロルペラジン	C
クロルプロマジン	C

薬会社主導のスマトリプタンとナラトリプタンの登録研究によると，登録された599人の女性のほとんどはスマトリプタンを内服しており，サンプルサイズは小さいものの，この群での先天異常の数は一般人口と比べほとんど差はない。これらの研究から，一部の頭痛専門家は，安全な治療にもかかわらず頭痛がコントロールできない患者には，妊娠中でもスマトリプタンを処方して大丈夫だと考えている。本症例のような患者はまれであるが，我々は，スマトリプタンを一部の難治性の頭痛をもつ妊婦の治療選択肢の1つとして残している。

解説

FDAによる妊娠中の薬物安全性カテゴリー（胎児危険度分類）はA，B，C，D，Xに区分される（**表7.7**）。カテゴリーAは安全性について確実なエビデンスがあり，ヒトでの比較研究でリスクのなかった薬物に限られる。カテゴリーXは，胎児に深刻な障害をもたらすリスクが明らかな薬物であり，妊娠中には禁忌である。妊娠中の薬物の安全性を評価する別の方法としてはTERISリスク基準や，RE-PROToxのような有料の記述形式のデータベースがあるが，見解が統一されていなかったり，一貫性がなかったりする。このことは，限られたデータに基づいて安全性を評価することがいかに難しいかを表している。

片頭痛によく用いられる対症療法薬について，FDAによる妊娠中の薬物安全性カテゴリーを**表7.8**に示す。アセトアミノフェンはカテゴリーBのため，おそらく最もよく用いられるが，すべての制吐薬の安全性も長期的データで裏づけられている。

事実，オンダンセトロンを除くすべての制吐薬はTERISリスク基準において，妊娠中の薬物曝露後の胎児奇形リスクはなさそうだとされている（エビデンスレベルは，まずまず～良）。前述のとおり，スマトリプタンの催奇形性を示唆するエビデンスはない。麦角類は子宮血流を減らすため避けるべきである。NSAIDsも，妊娠第1三半期には自然流産のリスクを高め，妊娠第3三半期には動脈管の早期閉鎖と腎臓の異常のリスクがあるため，一般的には避けるべきである。

妊娠中の対症療法薬は概して安全だと考えられているが，非薬物療法が急性頭痛治療の中心である。温熱バイオフィードバック，リラクセーショントレーニング，理学療法はすべて効果がある。妊娠する前に，これらの治療の練習を始めることが役に立つだろう。というのも，特に妊娠第1三半期で必要になった場合に使えるからである。加えて，輸液の重要性を過小評価してはならない。ときに，輸液と暗く静かな部屋で安静にするだけでだいぶ良くなることもある。

治療計画を練るときには，妊娠中に片頭痛治療薬を使うことのメリット・デメリットのバランスを患者ごとに十分検討することが重要である．妊娠中の薬物使用は"利益がリスクを上回る"とき以外は推奨されないというFDAによる一文が，ほとんどの薬物の添付文書に記載されている．臨床試験で妊婦に薬物が投与されることはないため，妊娠中の薬物安全性に関する明確なデータはないことが多く，市販後調査や観察データに頼るしかない．重症の片頭痛発作で頻繁な嘔吐が長引いて脱水になるような患者では，薬物治療の利益がリスクを上回ると考えられるだろう．なお，この問題について患者と相談した内容はカルテにきちんと記載するべきである．

妊娠中における片頭痛の自然経過については第8章で詳しく述べる．片頭痛は妊娠中に改善することが多いが，例外はあり，改善するとしても妊娠第1三半期を過ぎてからのことが多い．したがって妊娠を計画している患者は，頭痛が起きた場合の治療計画をあらかじめ立てておくべきである．

診断

前兆のない反復性片頭痛，妊娠計画中

💡 Tip

妊娠中は多くの片頭痛治療薬が禁忌であるが，安全性のデータが十分にある薬はいくつかある．頭痛が妊娠第1三半期を過ぎても続くなら，薬物治療が可能であることを伝えて患者を安心させるとよい．

授乳中の頭痛治療

症例

前項の症例の患者が出産後に再受診した．片頭痛は妊娠後半には改善したが，出産後また発作が起こるようになった．発作は週に3日くらいで，頭痛の性状は妊娠前と同様であった．発作の頻度が増えたのは，おそらく睡眠が十分にとれなくなったことと，仕事のストレスのせいだと思っているとのこと．発作が起こると妊娠中に服用していたアセトアミノフェンを使っているが，必ずしも効くわけではないという．

授乳中の薬物の安全性はどのように決定されるのか？

米国小児科学会薬剤委員会〔American Academy of Pediatrics（AAP）Committee on Drugs〕は，すべての薬を完全に網羅しているわけではないが，授乳中の薬物の安全性について5つのカテゴリーに分けている．(1)通常授乳してよい，(2)影響は不明だが授乳はリスクの可能性あり，(3)一時的に授乳を中断する必要がある，(4)一部の乳児へかなりの影響があり，注意して投与すべき，(5)禁忌，である．この分類の前回改訂は2001年である．ほかによく用いられる情報源としては，Thomas W. Haleの"Medications and Mothers' Milk"があり，これは2年ごとに改訂される．これらの分類は大規模実地観察研究または比較試験に基づいている．安全性はL1〜L5に分類されており，L1は安全な薬物，L5は授乳中には禁忌であることを意味する．

授乳中のこの患者では，頭痛治療にどの薬物を勧められるか？

授乳中に使える対症療法薬としては，アセトアミノフェン，NSAIDs，そしてスマトリプタンがある．エレトリプタンはAAPの分類には記載されていないが，Haleの分類ではL2に属する．デキサメタゾンやプレドニゾンといったステロイドはたいてい授乳中に使用できる．どの制吐薬もAAPの分類には掲載されていない．アスピリンと麦角類は避けるべきであり，これは重要な点である．

本症例では，プロプラノロールを予防治療として開始し，頭痛発作は週1回まで減少した．それほど強くない頭痛発作にはイブプロフェンを使い，月に2回程度起こる，よりひどい頭痛発作にはスマトリプタンを使った．服用した薬が母乳に移行するかどうかは，薬物の脂溶性など複数の因子が関係し

ている。服用したスマトリプタンが母乳に移行する量は微量である。スマトリプタンの半減期が短いこともあって，授乳中の女性の片頭痛発作治療薬として良い選択肢となる。一部の女性は服用後しばらくは搾乳して捨てる場合もあるが，スマトリプタンの場合は医学的には必要ない。

解説

片頭痛もちの女性は，産褥期に発作の頻度が増えることが多い。片頭痛の発作頻度が増す要因として睡眠の中断と心理的ストレスの増大はよくあるもので，本症例の患者もこの2つを挙げている。授乳そのものが片頭痛の頻度に影響するかどうかについては，相反する研究結果がある。ある研究では授乳は産褥期の頭痛頻度に影響しなかったが，別の研究では授乳には発作を減らす効果があるとしている。少なくとも，片頭痛自体は授乳の禁忌ではないと言って差し支えないだろう。

薬物が母乳を介して乳児に移行する機序は，妊娠中に胎児に運ばれる機序とは異なるため，薬物安全性カテゴリーは，妊娠中か授乳中かによって異なる場合もある。例えばバルプロ酸は，妊娠中はカテゴリーX（ヒトまたは動物の研究でリスクがあるとの明らかなエビデンスあり）に分類されるが，授乳中はAAPの分類では"たいてい使用できる"に入っており，Haleの分類ではL2である。

同様に，妊娠中に安全とされる薬が授乳中には禁忌となる場合も，決して多いわけではないが存在する。その例として重要なのはナドロールであり，妊娠中に使用してもおそらく安全であるが，脂溶性であるため母乳中に濃縮される。ナドロールを内服した母親の乳児数人に心ブロックを生じた症例報告がある。

授乳中の薬物安全性を決定する要素はいくつかあり，母乳への移行量，母体の薬物濃度，乳児が飲む母乳量が挙げられる。授乳中よく使用される薬物とその安全性分類を**表7.9**に示す。一般的には，妊娠中に比べて授乳中は，禁忌となる片頭痛治療薬は少ない。

表7.9 授乳中に使用される薬物とその安全性分類

授乳中でも通常服用できる薬物	重大な副作用と関連のある薬物（授乳中の投与には注意が必要）	授乳中の安全性について不明または懸念がある薬物
プロプラノロール（L2） マグネシウム リボフラビン バルプロ酸（L2） ベラパミル（L2） ステロイド アセトアミノフェン イブプロフェン（L1） ketorolac インドメタシン ナプロキセン（L3） 単純なオピオイド スマトリプタン（L3）	アスピリン アテノロール エルゴタミン リチウム	アミトリプチリン（L2） ノルトリプチリン SSRI

Haleの分類がある場合は括弧内に記載。

それでもなお乳児が特定の薬物に曝露されることを心配するのであれば，それを防ぐ方法がいくつかある。例えば，授乳した直後に服薬したり，または乳児が長めに寝そうなときに服薬するとよい。搾乳してもいいのであれば，服薬後の母乳は"絞って捨てる"という方法もある。

診断

前兆のない反復性片頭痛，授乳中

💡Tip

同じ薬でも，妊娠中と授乳中とで安全性が異なる場合がある。授乳中は多くの頭痛治療薬は安全に使うことができるので，頭痛治療のために母乳哺育を諦める必要はない。

参考文献

適切なトリプタン使用

Burstein R, Collins B, Jakubowski M. Defeating migraine pain with triptans: a race against the development of cutaneous allodynia. *Ann Neurol*. 2004;55:19-26.

Dodick DW. Triptan nonresponder studies: implications for clinical practice. *Headache*. 2005;45:156-62.

Tfelt-Hansen P. Maximum effect of triptans in migraine? A comment. *Cephalalgia*. 2008;28:767-8.

トリプタン感覚

Dodick D, Lipton RB, Martin V, *et al*. Consensus statement: cardiovascular safety profile of triptans (5-HT agonists) in the acute treatment of migraine. *Headache*. 2004;44(5):414-25.

Papademetriou V. Cardiovascular risk assessment and triptans. *Headache*. 2004;44(Suppl 1):S31-9.

Visser WH, Jaspers NM, de Vriend RH, Ferrari MD. Chest symptoms after sumatriptan: a two-year clinical practice review in 735 consecutive migraine patients. *Cephalalgia*. 1996;16(8):554-9.

トリプタン，SSRI，セロトニン症候群

Evans RW, Tepper SJ, Shapiro RE, Sun-Edelstein C, Tietjen GE. The FDA alert on serotonin syndrome with use of triptans combined with selective serotonin reuptake inhibitors or selective serotonin-norepinephrine reuptake inhibitors: American Headache Society position paper. *Headache*. 2010;50(6):1089-99.

Shapiro RE, Tepper SJ. The serotonin syndrome, triptans, and the potential for drug-drug interactions. *Headache*. 2007;47(2):266-9.

サルファ剤アレルギーとトリプタン使用

Platt D, Griggs RC. Use of acetazolamide in sulfonamide-allergic patients with neurologic channelopathies. *Arch Neurol*. 2012;69(4):527-9.

Strom BL, Schinnar R, Apter AJ, *et al*. Absence of cross-reactivity between sulfonamide antibiotics and sulfonamide nonantibiotics. *N Engl J Med*. 2003;349(17):1628-35.

NSAIDsの副作用

García Rodríguez LA, Barreales Tolosa L. Risk of upper gastrointestinal complications among users of traditional NSAIDs and COXIBs in the general population. *Gastroenterology*. 2007;132(2):498-506.

Harirforoosh S, Jamali F. Renal adverse effects of nonsteroidal anti-inflammatory drugs. *Expert Opin Drug Saf*. 2009;8(6):669-81.

Jacobsen RB, Phillips BB. Reducing clinically significant gastrointestinal toxicity associated with nonsteroidal antiinflammatory drugs. *Ann Pharmacother*. 2004;38(9):1469-81.

神経遮断薬による副作用としての錐体外路症状

Erdur B, Tura P, Aydin B, *et al*. A trial of midazolam vs diphenhydramine in prophylaxis of metoclopramide-induced akathisia. *Am J Emerg Med*. 2012;30(1):84-91.

Kelley NE, Tepper DE. Rescue therapy for acute migraine, part 2: neuroleptics, antihistamines, and others. *Headache*. 2012;52(2):292-306.

Lima AR, Soares-Weiser K, Bacaltchuk J, Barnes TR. Benzodiazepines for neuroleptic-induced acute akathisia. *Cochrane Database Syst Rev*. 2002;(1):CD001950.

Parlak I, Erdur B, Parlak M, *et al*. Midazolam vs. diphenhydramine for the treatment of metoclopramide-induced akathisia: a randomized controlled trial. *Acad Emerg Med*. 2007;14(8):715-21.

Tura P, Erdur B, Aydin B, Turkcuer I, Parlak I. Slow infusion metoclopramide does not affect the improvement rate of nausea while reducing akathisia and sedation incidence. *Emerg Med J*. 2012;29(2):108-12.

片頭痛のレスキュー治療

Kelley NE, Tepper DE. Rescue therapy for acute migraine, part 1: triptans, dihydroergotamine, and magnesium. *Headache*. 2012;52(1):114-28.

Kelley NE, Tepper DE. Rescue therapy for acute migraine, part 2: neuroleptics, antihistamines, and others. *Headache*. 2012;52(2):292-306.

Kelley NE, Tepper DE. Rescue therapy for acute migraine, part 3: opioids, NSAIDs, steroids, and post-discharge medications. *Headache*. 2012;52(3):467-82.

Whyte C, Tepper SJ, Evans RW. Expert opinion: Rescue me: rescue medication for migraine. *Headache*. 2010;50(2):307-13.

片頭痛発作重積の治療

Colman I, Friedman BW, BrownMD, *et al*. Parenteral dexamethasone for acute severe migraine headache: meta-analysis of randomised controlled trials for preventing recurrence. *BMJ*. 2008;336(7657):1359-61.

Fisseler FW, Shih R, Szucs P, *et al*. Steroids for migraine headaches: a randomized double-blind two-armed, placebo-controlled trial. *J Emerg Med*. 2011;40(4):463-8.

Kelly AM, Kerr D, Clooney M. Impact of oral dexamethasone versus placebo after ED treatment of migraine with phenothiazines on the rate of recurrent headache: a randomised controlled trial. *Emerg Med J*. 2008;25(1):26-9.

Singh A, Alter HJ, Zaia B. Does the addition of dexamethasone to standard therapy for acute migraine headache decrease the incidence of recurrent headache for patients treated in the emergency department? A meta-analysis and systematic review of the literature. *Acad Emerg Med.* 2008;15(12):1223-33.

Wang SJ, Silberstein SD, Young WB. Droperidol treatment of status migrainosus and refractory migraine. *Headache.* 1997;37(6):377-82.

群発頭痛の酸素療法

Haane DYP, Dirkx THT, Koehler PJ. The history of oxygen inhalation as a treatment for cluster headache.*Cephalalgia.* 2012;32(12):932-9.

妊娠期と授乳期の急性頭痛治療

American Academy of Pediatrics Committee on Drugs. Transfer of drugs and other chemicals into human milk. *Pediatrics.* 2001;108(3):776-89.

Cunnington M, Ephross S, Churchill P. The safety of sumatriptan and naratriptan in pregnancy: what have we learned? *Headache.* 2009;49(10):1414-22.

Loder E. Migraine in pregnancy. *Semin Neurol.* 2007;27(5):425-33.

Lucas S. Medication use in the treatment of migraine during pregnancy and lactation. *Curr Pain Headache Rep.* 2009;13(5):392-8.

Nezvalová-Henriksen K, Spigset O, Nordeng H. Triptan exposure during pregnancy and the risk of major congenital malformations and adverse pregnancy outcomes: results from the Norwegian Mother and Child Cohort Study. *Headache.* 2010;50(4):563-75. Erratum in: *Headache.* 2012;52(8):1319-20.

Chapter 8 頭痛予防の薬物療法のピットフォール

慢性頭痛の予防治療については，"when"，"which"，"how"，"how long"が重要である。つまり，いつ予防治療を行うか，どの薬物を用いるか，どのように投与するか，どのくらいの期間継続するか，ということである。これらの問いに対して決まった答えはないが，決断の手助けとなる原則がいくつかある。それを表8.1に示す。本章の症例は，よく遭遇する厄介な状況で頭痛予防の薬物療法を行う際のピットフォールを例示している。

主要な一次性頭痛である片頭痛，緊張型頭痛，群発頭痛は反復性であったり慢性であったりする。発作頻度が高い場合や逆に低い場合の予防治療は，判断が比較的簡単であるが，発作頻度が変動する場合や高くも低くもない場合には，予防治療を推奨してよいかどうか判断が難しい。

どの薬物を使用するかの判断もまた難しい。本章の症例でも示すように，特定の予防薬の選択は患者背景や併存疾患に重点がおかれる。臨床における困難な問題は，"すべての治療は試みた"という患者へのアプローチの仕方である。予防治療は効果がないと結論づけるのは妥当だろうか？ 米国頭痛学会（American Headache Society：AHS）や米国神経学会（American Academy of Neurology：AAN）など頭痛の権威ある団体によりまとめられた治療ガイドラインでは，使用経験に裏づけされたエビデンスの集積と強さによって予防薬が分類されているが，これらを個々の患者に適用することは簡単ではない。

毎日服薬するのを希望しない頭痛が頻回にある男性

表8.1 いつ片頭痛の予防治療の導入を考えるか？

- 1週間に頭痛の発作が3回以上ある
- 頭痛により日常生活に著しい支障をきたす
- 急性期の治療薬が効かない，禁忌である，もしくは過剰使用がある
- 急性期の治療薬で副作用が起こった
- 患者が予防治療を希望した
- 合併症がある：うつ，不安，高血圧，不眠症など
- 特別な状況：高齢者，妊婦，小児

症例

36歳の男性。前兆のない反復性片頭痛に長年苦しんでいる。スマトリプタンに対する反応は良いが，使用回数が多いのでかかりつけ医は心配していた。この2カ月間にスマトリプタン100 mg錠の18錠入りを5個処方したが，患者はさらに追加処方を希望してきた。処方された分はすでに使い切っており，休暇で海外旅行に行くので頭痛のリスクを避けたいし，薬なしではいられないとのことであった。かかりつけ医は今回9錠を追加処方したが，帰国したら受診するよう伝えた。

休暇明けの受診時に，スマトリプタンの長期の連日服用，頻回の服用は逆に頭痛の悪化の原因になり，薬剤の使用過多による頭痛（薬物乱用頭痛）につながると説明し，頭痛の頻度を減らすために予防薬を毎日服用することを勧めた。患者はスマトリプタンを週に"少なくとも"3〜4回服用していることを認め

> たが，効果があることと副作用は出ていないことを強調した．さらに患者は，週に3〜4日は頭痛がないので予防薬を毎日服用したくはないと言った．

■片頭痛に予防薬を使うことを勧めたのは正しかったか？

本症例で医師が予防薬の使用を促したことにはいくつかの理由がある．この患者の頻回頭痛のパターンと発作時の薬物の過剰使用は最近起こったものではない．この医師は，患者がどのくらいの薬物を使用したかずっと気にかけていた．しかし，患者は自分の頭痛の頻度を低く見積もっていて，90錠ものスマトリプタンを60日で使い切ってしまった．この状況ではほとんどの医師が薬物の過剰使用を疑い，おそらくできるだけ早いうちに予防薬の開始について患者と話し合うだろう．あとから考えると，本症例では頭痛ダイアリーや受診回数の増加，処方錠数を通して，頭痛の頻度と服薬回数を確認することが重要であった．

この患者の本当の頭痛頻度は，最低でも月に6〜14回と考えてよいだろう．こういう中等度の頻度の頭痛患者は，時を経て頭痛頻度が増すリスクが高い．Frequent Headache Epidemiology Studyでは，このような患者を1年間追跡調査した．その結果，1年間で慢性頭痛に移行する頻度は，もとの頭痛頻度と強い相関があった．頭痛が1週間あたり1回の患者では，慢性頭痛のリスクが急激に上昇した．

このエビデンスにのっとれば，規則的に1週間に1回以上頭痛がある片頭痛および緊張型頭痛の患者では，予防治療を検討する必要がある．これは，1週間に1回の頭痛がある患者すべてで予防治療を始めるべきだという意味ではない．そうではなくて，頭痛の予防治療を検討する必要がある，ということである．患者の頭痛や服薬の頻度が増えていくのを止められないなら，予防治療の検討は当然必要になってくる．

■毎日の服薬が，この患者で慢性頭痛のリスクを下げる唯一の方法なのか？

Frequent Headache Epidemiology Studyでは，慢性頭痛へと移行するリスク因子が同定されており，それを表8.2に示す．これらの特徴をもった頭痛患者はより慢性頭痛に移行しやすいが，因果関係はいまだはっきりしていない．つまり，肥満やストレスのある生活が頭痛にどのように関連し，それがどのように慢性化につながっていくかはわかっていない．なぜなら，修正可能なリスク因子に取り組むことが頭痛の自然歴を変えるのかどうか，わかっていないからである．

しかし，これらのリスク因子に取り組むことには重要な医学的根拠があり，なかには慢性頭痛の発症と関連していることが徐々に証明されてきているものもある．例えば，いくつかの小規模研究では，肥満外科手術後の体重減少によって慢性片頭痛患者の

表8.2 慢性頭痛発症のリスク因子

リスク因子	備考
女性	修正できない
頻回の頭痛	頭痛の頻度を下げる予防薬を使用することで修正できる可能性がある．長期にわたり頭痛に好ましい影響を与えるかどうかはエビデンスがない
急性期の治療薬の過剰使用	修正できる
肥満	修正できる．予備的観察研究によると，片頭痛では減量で頭痛頻度を減らせる可能性がある
日常生活でのストレス	修正できる．環境を変えたり，ストレスを減らすもしくはうまく対処する技術をトレーニングする
うつ	修正できる．薬物やその他の治療を用いる
いびき	上気道の問題あるいは睡眠時無呼吸に関連したいびきであれば，修正できる
カフェインの過剰摂取	修正できる

Scher AI, Stewart WF, Ricci JA, Lipton RB. Factors associated with the onset and remission of chronic daily headache in a population-based study. *Pain*. 2003;106:81-9. に基づく．

頭痛頻度が減少したことが示されている。

表8.2に概略を示したように，体重の減量，日々の運動，リラクセーション法を学ぶこと，薬物療法により頭痛の頻度を減らすこと，いびきや睡眠時無呼吸の治療などによるリスク因子の改善が推奨される。

解説

頭痛の頻度が低い患者では，頭痛は時々生じるだけである。そのため予防治療よりも，頭痛が起こったときのみに服薬するほうを好むし，また理に適ってもいる。時々起こる問題のために毎日服薬するのは気が進まないという人がほとんどである。このことは十分理解できる。というのも，片頭痛の一番の予防薬でさえすべての発作を抑えられるわけではないし，たいてい副作用を伴うからである。1カ月に起こる頭痛の頻度を少し減らす代わりに毎日の副作用があるというのでは，割に合わないようである。

逆に頭痛の頻度が高い患者は，毎日もしくはほぼ毎日頭痛に悩まされており，ほとんどの場合，予防薬が必要だと考えている。たとえトリプタン製剤や鎮痛薬が発作によく効いていたとしても，これらは毎日服用するものではない。頭痛発作のための治療薬を使いすぎると重大な副作用を生じることがある。例えば，非ステロイド性抗炎症薬（NSAIDs）による胃潰瘍，バルビツール酸やオピオイドの依存や中毒である。加えて，頭痛発作の治療薬はほとんどが，過剰使用により薬物乱用頭痛を起こす可能性がある。中等度の頻度の頭痛患者では，予防薬を使用すべきかどうか判断するのが難しいだろう。そういう場合は，頭痛の頻度について頭痛ダイアリーのような形で記録をつけてもらうことが役に立つ。頭痛の頻度が一貫して高く，発作のたびに服薬することに意味がないとわかれば，医師にとっても患者にとっても助けとなる。

診断

頻発反復性片頭痛

💡 Tip

中等度の頻度の頭痛患者では，薬物の過剰使用がないか頭痛頻度の増加がないか注意深く観察することが必要である。頭痛頻度が週に1回程度であれば，予防治療を検討すべきである。

予防薬を使ったことのない患者での薬物選択

症例

27歳の女性。典型的な視覚性前兆のある片頭痛の診断で，数年来フォローされている。それ以外は健康で，服薬もない。頭痛発作にはトリプタンが有効であったが，不快な"トリプタン感覚"と倦怠感のせいで継続できなかった。幸いメトクロプラミド10 mgとアスピリン1,000 mgの併用がよく効いた。

受診時に頭痛ダイアリーを見ると，頭痛の頻度はこの1年で月に平均3回から6～7回へと徐々に増加している。発作はときに数日続き，仕事に行けないほどであった。最近も頭痛が3日続くため救急部を受診していた。

神経学的所見と身体所見に異常はなかった。不規則な睡眠やカフェインの摂取，ストレスといった頭痛の誘因を減らすように努力したが，頭痛の頻度は減らなかった。かかりつけ医から薬物乱用頭痛に注意するよう言われていたため，頭痛薬は1週間に3回以上使用しないよう気をつけていたという。しかし，「頑張ってみたところで，最後は救急部を受診することになる」という。

患者の経過から何がわかるか？どのような治療が勧められるか？

本症例の頭痛の頻度，強度，期間は，少しずつ着実に増悪している。頭痛のせいで日常生活に支障をきたし，失業するのでないかと不安を抱えている。月に6～7回の片頭痛発作があり，ひとたび出現すれば数日続くこともある。患者の頭痛頻度は，反復性片頭痛と慢性片頭痛の鑑別に用いられる"月に15日"という頻度に近づいてきている。このような徐々

表 8.3 米国頭痛学会（AHS）/米国神経学会（AAN）による反復性片頭痛の予防治療ガイドライン 2012 年版の要約

レベル A：有効性が確立されている
片頭痛の予防が必要な患者に使用すべき

薬物	用法例	副作用，問題点
divalproex sodium/バルプロ酸*	500〜1,000 mg/日	先天異常の原因となることが知られている。体重増加，倦怠感
メトプロロール	47.5〜200 mg/日	倦怠感，低血圧
セイヨウフキ（バターバー）	50〜75 mg を 1 日 2 回	栄養補助剤に分類される。FDA の監査と精査の対象ではない
プロプラノロール*	120〜240 mg/日	倦怠感，低血圧
チモロール*	10〜15 mg を 1 日 2 回	倦怠感，低血圧
トピラマート*	25〜200 mg/日	感覚異常，認知機能低下，急性閉塞隅角緑内障，腎結石

レベル B：おそらく有効である
片頭痛の予防が必要な患者で考慮すべき

薬物	用法例	副作用，問題点
アミトリプチリン	25〜150 mg/日	倦怠感，口腔内乾燥，体重増加
fenoprofen	200〜600 mg を 1 日 3 回	胃腸障害，血小板抑制
ナツシロギク（フィーバーフュー）	50〜300 mg を 1 日 2 回。MIG-99 は 2.08〜18.75 mg を 1 日 3 回	栄養補助剤に分類される。FDA の監査と精査の対象ではない
ヒスタミン	1〜10 ng 皮下注を週 2 回	
イブプロフェン	200 mg を 1 日 2 回	胃腸障害，血小板抑制
ケトプロフェン	50 mg を 1 日 3 回	胃腸障害，血小板抑制
マグネシウム	クエン酸マグネシウム 600 mg を 1 日 1 回	下痢
ナプロキセン/ナプロキセンナトリウム	ナプロキセン 500〜1,100 mg/日，ナプロキセンナトリウム 550 mg を 1 日 2 回	胃腸障害
リボフラビン	400 mg/日	栄養補助剤に分類される。FDA の監査と精査の対象ではない
ベンラファキシン	徐放製剤 150 mg/日	興奮

レベル C：効果がある可能性がある
片頭痛の予防が必要な患者で考慮してもよい

薬物	用法例	副作用，問題点
カンデサルタン	16 mg/日	低血圧
カルバマゼピン	600 mg/日	倦怠感，認知機能低下，アレルギー反応
クロニジン	0.075〜0.15 mg/日。貼付剤も研究されている	低血圧
リシノプリル	10〜20 mg/日	乾性咳嗽，低血圧
nebivolol	5 mg/日	倦怠感，低血圧
ピンドロール	10 mg/日	倦怠感，低血圧
フルルビプロフェン	200 mg/日	胃腸障害，血小板抑制
メフェナム酸	500 mg を 1 日 3 回	胃腸障害，血小板抑制
コエンザイム Q10	100 mg を 1 日 3 回	栄養補助剤に分類される。FDA の監査と精査の対象ではない
シプロヘプタジン	4 mg/日	倦怠感，口腔内乾燥，体重増加

*FDA により片頭痛の予防に認可されている。

に頭痛の頻度が増していくパターンは慢性片頭痛の発症時にみられ，ときに"慢性化現象"とも呼ばれる。さらにこの患者は，生活習慣など頭痛の誘因の改善にも取り組んだ。なお，表8.2 に示したようなリスク因子はもっていなかった。患者は片頭痛の予防治療を積極的に検討すべき状況にあり，かかりつけ医は予防薬の使用を勧め，米国食品医薬品局（FDA）が片頭痛の予防に認可している divalproex sodium 250 mg の1日2回内服を処方した。

予防薬には何をどのように選択するか？

片頭痛発作を予防する薬物として有効性のエビデンスがあるものを表8.3 に示す。最も質の高いエビデンスがあるものはレベル A，それよりは少し劣るものをレベル B，強くはないが推奨できるものをレベル C としている。FDA はエビデンスレベルの高い薬物すべてを認可しているわけではない。片頭痛や他の頭痛疾患に対する薬物以外の予防治療は第9章で紹介するが，バイオフィードバックを用いたリラクセーションなどいくつかの治療法は有益だとするエビデンスが示されており，この患者にも適用できる。

予防薬の選択は，併存疾患やほかに使用している薬によって決まることも多い。例えば，高血圧の患者ではプロプラノロールのようなβ遮断薬は，片頭痛の予防にも良い適応になる。本症例の患者は頭痛のほかに薬が必要になる病気をもっていないが，すでにアスピリンを頭痛発作に使用しているので，イブプロフェンやケトプロフェン，fenoprofen，ナプロキセンなどの NSAIDs は予防薬として望ましい選択ではない。

本症例の患者は3カ月後にフォローアップのため受診した。頭痛ダイアリーによると，頭痛の頻度はかなり改善したが，4 kg 弱の体重増加があり，それを気にしていた。「いつもお腹がすいている」と言い，体重が増えない治療がないか相談された。

体重増加やほかの副作用が起きにくい予防薬はどれか？

患者がどの片頭痛治療薬を好み，服薬を続けられるかは，薬の副作用に大きく影響される。体重増加や生殖機能の障害などの副作用は，片頭痛の予防治療を必要とすることが多いのが若い女性であることから特に好ましくない。残念ながら体重増加は多くの片頭痛治療薬に起こりうる。

片頭痛と体重増加の関係は複雑である。過体重と肥満が片頭痛の発症リスクを高めるというエビデンスはないが，すでに片頭痛のある患者では過体重と肥満は片頭痛の悪化に関与する。しかし，少なくとも女性では，片頭痛が過体重や肥満になるリスクを高めるかどうかは明らかでない。

divalproex sodium は体重増加だけでなく先天異常にも関連している。妊孕性のある女性に用いる際には注意が必要である。ほかに治療選択肢がある場合はなおさらである。このような患者に予防薬として選択することは最善とはいえない。

体重増加を避けたいという患者の希望と，片頭痛の予防薬として FDA が認可したレベル A の薬を使いたいという医師の希望を両立させる治療はあるのだろうか？　表8.4 に，体重を増加または減少させる，あるいは"体重の増減に関与しない"薬物を示す。トピラマートは唯一，レベル A の支持を得ていて体重増加に関与しない薬物である。トピラマートは妊娠中に内服すると口蓋裂の発症リスクが増大するため，本症例の患者で使用する際は妊娠に注意する必要がある。

表8.4 片頭痛予防薬と体重に関する副作用

体重増加を伴う	体重の増減には関与しない	体重減少を伴う
β遮断薬 divalproex sodium ほとんどの三環系抗うつ薬	リシノプリル，カンデサルタン リボフラビン（ビタミン B$_2$） ベンラファキシン	protriptyline トピラマート

> **解説**

予防薬の選択にあたっては，特定の患者因子も考慮に入れる必要がある．一般的に，エビデンスレベルの高い薬物で始めるのが望ましいが，患者の希望や副作用も検討すべきである．

> **診断**
>
> 典型的な視覚性前兆のある頻発反復性片頭痛

💡 **Tip**

FDA が認可しガイドラインでレベル A の推奨を得ている片頭痛予防薬であっても，患者によっては間違った治療になることがある．適切な片頭痛予防薬の選択には，併存疾患とその治療状況，副作用に対する患者の考え方，エビデンスの強さを総合的に評価することが必要である．

"治療はすべてやった"患者に対する予防治療

> **症例**
>
> 38歳の女性．長年苦しめられている頭痛の治療法を探し求めて受診．以前に慢性片頭痛の診断を受けている．今回新たに担当した医師も，注意深く病歴を聴取し，これまでの検査結果を見直し，身体診察を行ったうえで，慢性片頭痛という診断に至った．患者は診療に必要とされるような頭痛の詳細を記録していた．その記録によると，一般的な片頭痛の予防治療も対症療法も受けていた．その中で何が役立ったか尋ねると，「正確には思い出せないけれど，いくつかの治療は少しだけ役立ったが，それほど良いとは思わない．でも，今後もそれに頼るほかない」という．この患者は非薬物的な治療に興味があり，新聞で読んだ"片頭痛の外科的治療"を希望した．

■ この患者には一般的な予防薬は効かないのか？

この患者に片頭痛の予防薬が効かない可能性は確かにあるが，患者から得た情報だけでは判断には不十分である．どの薬を試したかは明らかになっているが，使用した量と期間については情報がない．また，患者の"少しだけ役立った"という言葉の意味するところも不明である．以上の理由から，この患者の慢性片頭痛が治療抵抗性であるとは断言できず，以前に試した治療が不十分であったとも言い切れない．

新しく担当になった医師は，以前の治療記録を取り寄せ，治療経過を整理した．すると，典型的な片頭痛治療薬を使用してはいたが，使われた量はいずれも必要量以下で，しかも 2〜3 週間しか使っていないことがわかった．例えば，プロプラノロール 20 mg 1 日 2 回を 3 週間で中止して，別の薬物療法に変更されていた．そこで，典型的な片頭痛予防薬をもう一度始め，今度は適切な治療量で 2〜3 カ月使用してみることを提案した．それに加えて，治療の効果を判断するために痛みのレベルを毎日記録することも指示した．

■ どのようにして再施行の必要性が阻まれたか？

片頭痛の予防に有益だという良質なエビデンスがある治療薬は限られている．ある薬を選んだら，効果の有無を十分に確認できるような量と期間で試してみることが重要である．治療レジメンを細心の注意を払いながら系統的に使うことで個々の薬が適切に使用され，効果の有無を十分に確認できる．これは，治療法の 1 つもしくはすべてが無効であると結論づける前に試みるべき重要なことである．

以前には効果がないと思われた治療に戻って再度試みることは，患者をとても落胆させるが，その薬物が正しく使われていなかった場合には必要なことである．このような試みには患者の十分な心構えが重要である．予防治療に取りかかる前に，我々は治療を行うメリットについて患者の期待度を検証している．多くの患者は治療の効果について現実味のな

い考えを抱いていたり，すべての頭痛がすみやかに改善すると期待していたりする．我々は患者に対して，予防治療の目的は頭痛をなくすことではなく減らすことだと説明しているし，治療の効果が出るまでに数カ月かかる可能性や，内服量の調整が必要になるかもしれないことも強調している．治療が効果を上げていることがわかるように頭痛カレンダーをつけ続ける重要性についても強調しているが，それは患者の記憶に頼っていては治療の効果を判定できないからである．予防治療の成功率は，治療の原則（表 8.5）を守ることで高くなる．

解説

治療ガイドラインは予防薬の選択において手助けとなる．ほとんどの予防薬での治療は，うまくいっても片頭痛発作の頻度を半減させるくらいである．ときには，頭痛の頻度が減る代わりに，発作が軽くなったり，対症療法薬の効果が上がったりする．これらの有益性は，片頭痛のような強くなったり弱くなったりする疾患では効果が見いだしにくい．

ほとんどの予防薬は，すぐには効果が得られない．効果が現れるまで 1 カ月あるいは 2 カ月を要する．頭痛を抑制できる用量は患者によって異なる．通常多くの薬物は忍容性を向上させるために少ない量から開始する．目標量に達する前に患者が使用を中止した場合は，その薬物には効果がないように思えるかもしれないが，効果不十分であると結論づける前に，目標量（もしくは最大耐容量）で 2〜3 カ月間治療を行うべきである．

表 8.5　片頭痛予防の原則

- 併存疾患を念頭に予防薬を選択する
- 低用量から開始し，目標量までゆっくり増量する
- 少なくとも 2〜3 カ月は目標量を継続する
- 頭痛カレンダーもしくは頭痛ダイアリーでモニタリングを行う：目標は 3〜5 割の頻度減少と症状の改善もしくは発作時の頓挫薬の使用回数の減少
- 難治性の患者では予防薬の併用も考慮する
- 頭痛のコントロールが良好であれば，4〜6 カ月後に減量もしくは中止を考慮する

診断

慢性片頭痛

💡Tip

一見，頭痛の治療に不応性と思える患者では，以前の治療における投与量と投与期間が十分であったか検証する必要がある．

もう 1 人の"治療はすべてやった"患者

症例

30 歳の女性．片頭痛の家族歴と月経関連片頭痛の既往がある．ここ 2〜3 年はひどい慢性片頭痛があり，治療法を探している．20 代に多くの治療を行ったが，うまくいかなかった．しかし，運動してストレスを溜めないことが症状のコントロールに良いことに気づいた．

20 代後半に家族でアンティークビジネスを始めてからストレスを感じることが多くなり，片頭痛が 1 カ月に 20 日以上出現するようになった．アミトリプチリン，divalproex sodium，トピラマート，ベラパミル，プロプラノロール，ベンラファキシン，セルトラリン，インドメタシンを順次使用したが，どれも頭痛の頻度と強さを有意に改善するものではなかった．オナボツリヌムトキシン A（A 型ボツリヌス毒素）を注射することで当初は頻度が月に 15 日に減ったが，長続きしなかった．

個々の頭痛発作に対するスマトリプタンは部分的には有効であったが，医療保険上 1 カ月に処方できる錠数が決まっており，使用が制限された．有酸素運動は継続したが頭痛はあまりコントロールできず，当時のかかりつけ医は「もうやれることはない」と言い，勤務時間を減らすか仕事を辞めることを勧めた．

この患者にはすべての治療が試されたのか？ 本当に仕事を辞めるべきなのか？

この患者の収入は家族にとって非常に重要だったので、仕事を減らすのも辞めるのも望まなかった。本症例のように、予防治療に落胆する人は珍しくない。片頭痛予防薬のほとんどは効果が高くないし、臨床試験では対象患者の半数で頭痛頻度が半減すれば成功と見なされるのに、それすら達成できない患者もいる。こうして、多くの患者が一般診療や専門診療の中で予防治療は"すべてやった"のに治療効果がなかったと報告されるのである。なかには、以前の治療の期間や投与量が不十分で、単剤での治療をやり直さなければならない場合もある。しかし、以前の予防治療を十分量、十分期間試しても効果がないと判断されれば、予防薬の併用を考えるのは妥当である。

治療の併用すなわち"合理的な多剤併用療法"は、治療抵抗性のうつや高血圧症など難治性の疾患では標準治療であり、治療抵抗性の頭痛にも用いるのは当然であろう。適応を慎重に選べば、併用療法により、頭痛の原因となる複数の相互作用因子をターゲットとして治療することができる。一般的には、同じ作用機序をもつ薬の併用は副作用が増強される可能性があるため行わない。まれに併用療法は重篤な副作用を起こすことがある。例えば、トピラマートと divalproex sodium の併用は脳症を引き起こすことがある。

複数の疾患（例えば、うつと頭痛）を抱える患者でも、併用療法は賢明な選択である。併用療法を行うと、薬物の使用量が少なくて済み、厄介な副作用を起こすリスクも減らすことができる。例を挙げると、高用量のβ遮断薬のみで頭痛をコントロールされていて倦怠感が出現した患者には、少量のβ遮断薬と少量のアミトリプチリンを併用したほうが有益かもしれない。

頭痛の予防で併用療法を行うことには、どのくらい確立されたエビデンスがあるのか？

併用療法の不利な点は、併用の選択肢について臨床試験によるエビデンスが確立していないことにある。表8.6 に併用療法で使われる薬物とその根拠についてまとめる。薬物の組み合わせは多種多様で研究の件数は少ないことから、多くの併用療法におけるメリットを評価するにはまだエビデンスが不十分である。しかし、薬物療法と非薬物療法の併用は有効だというエビデンスは出てきている。

一方、効果のない併用療法が少なくとも1つはあるというエビデンスもある。最近の臨床試験で、長時間作用型のプロプラノロール 240 mg/日とトピラマート 50〜100 mg/日が慢性片頭痛（頭痛が月に平均15回以上）に有用かどうか調べられた。そ

表8.6 片頭痛の予防治療でよく使用される組み合わせ

組み合わせ	説明
三環系抗うつ薬＋β遮断薬	どちらの薬も単独では目標量を内服できない場合に、2剤を少量〜中等量で組み合わせる
トピラマート＋β遮断薬	β遮断薬で認められる軽度の体重増加の副作用に対し、トピラマートで打ち消しをはかる
トピラマート＋抗うつ薬	抗うつ薬で時々認められるかなりの体重増加の副作用に対し、トピラマートで打ち消しをはかる
β遮断薬＋divalproex sodium	副作用が重複しないため、忍容性の向上が見込まれる
β遮断薬＋他の抗うつ薬（ベンラファキシンなど）	一般的に副作用の相乗効果はみられない
薬物治療＋非薬物治療	薬物（アミトリプチリンなど）とリラクセーション法の組み合わせは、それぞれの単独治療よりも効果が優っているというエビデンスが十分にある
A型ボツリヌス毒素注射＋薬物治療もしくは非薬物治療	A型ボツリヌス毒素は一般的には全身性の副作用は伴わないので、慢性片頭痛の単剤治療が奏効しなかった患者に適している。ただし、反復性片頭痛ではなく慢性片頭痛の予防効果のみ認められていることに留意する

の結果，1カ月の頭痛の頻度は併用療法では平均4回減ったが，トピラマート単剤でも平均4.5回減り，両群の間に統計学的有意差はみられなかった。

臨床試験でいくつかの併用療法の優位性が証明され始め，臨床でもよく用いられるようになっているので，併用療法の効果を調べるさらなる研究を行うことは明らかに重要である。

本症例の患者では最終的に，アミトリプチリン，トピラマート，ベンラファキシン，A型ボツリヌス毒素注射の4剤併用による予防治療がうまくいった。これほど多くの薬物を使うことはめったにないが，ときに非常に難治性の頭痛には行うことがある。この治療を開始して6カ月後には，患者は欠勤なしでフルタイムで仕事をこなせるようになっており，もう個々の頭痛発作に対して薬物を過剰使用することはなくなった。

解説

頭痛予防における併用療法の目標は，できるだけ痛みを軽減させること，もしくはできるかぎり副作用を少なくすること，またはその両方である。併用療法による痛みの緩和は，副作用なしに相加的もしくは相乗的に得られるのが理想的である。複数の薬物を組み合わせると副作用のリスクは増強しうるが，この問題は使用薬物を慎重に選択し注意深くモニタリングと用量調整を行っていくことで最小限に抑えることができる。

診断

1剤の予防薬では難治性の慢性片頭痛

💡 Tip

片頭痛の予防治療がうまくいかなかったと結論づける前に，併用療法を行ってみるべきである。

複数の疾患をもつ患者への予防治療

症例

58歳の女性。10代の頃から始まった頭痛の治療法を探し求めて受診。20代後半まで月に1回程度で，たいていは月経前の数日間であった。頭痛の性状は片頭痛の診断基準に合致した。30代になって頻度が増えた。プロプラノロールが開始され，頭痛は月に1回程度に減った。プロプラノロールは1年後に中止となった。40代前半に関節リウマチを発症した。NSAIDsで治療したが病状は進行し，ヒドロキシクロロキンとメトトレキサートが開始された。Raynaud現象，不眠，高血圧も発症し，血圧はサイアザイド系利尿薬で良好なコントロールが得られていたが，最近プラゾシンに変更され，不眠に対してはトラゾドンが開始された。

頭痛の頻度は再び増えて週2回になったという。この頭痛もやはり片頭痛の診断基準に合致した。神経学的所見に異常はない。血圧は142/92 mmHgで，診察では関節リウマチの所見に矛盾しなかった。

新しい薬または血圧の上昇が頭痛を起こしたのか？

軽度の慢性高血圧と頭痛の関連についてはいまだに議論が続いているが，多くの専門家は軽度の血圧上昇では頭痛は起こりにくいとの見解である。しかし，突然の急激な血圧上昇は頭痛を引き起こす。"悪性高血圧"は深刻な血圧上昇によって起こり，末端臓器障害に関与する。悪性高血圧は子癇前症，コカイン中毒，褐色細胞腫，重症頭部外傷後や，その他の多くの状況で起こりうる。悪性高血圧であれば通常，うっ血乳頭が起こり，血圧は220/120 mmHgを超える。

本症例は緊急での降圧を必要とするような高血圧ではなく，血圧はうまくコントロールされていたが，血圧コントロールが良くても頭痛が起こるという病態が長いこと続いていた。この患者では，高血圧が頭痛を引き起こしている可能性はかなり低いと考えられたが，降圧治療が頭痛を引き起こしている可能

性はあった。最近サイアザイド系利尿薬をプラゾシンに変更しているが，プラゾシンは神経接合部の後シナプスにあるαアドレナリン受容体を遮断し，血管を拡張させる。特に開始直後は強い血管拡張作用を示す。一般的に，強い血管拡張作用をもつ薬物は，頭痛を増悪させたり誘発するとされている。患者は最近トラゾドンも開始されており，こういった薬物の追加はもともとあった頭痛を助長させる可能性がある。

併存疾患は片頭痛の治療にどのように影響を与えるのか？

片頭痛の予防に使われる薬物のほとんどは，はじめは別の病態を治療するために開発され，偶然に頭痛にも効果があるとわかったものである。一部の症例では2つ以上の病態を1つの薬物で治療するために，これらの薬物がもつ複数の作用が活用される。この患者の場合は，高血圧，片頭痛，Raynaud現象という3つの問題を解決する方法として，ベラパミルのようなカルシウム拮抗薬の使用が考慮されることになる。AHS/AANによる最新の治療ガイドラインでは，片頭痛の予防にベラパミルを使用した臨床試験をレビューし，エビデンスが不十分のため推奨するともしないとも言えないと結論づけている。しかし臨床経験からは，このような治療が奏効すればいくつかの面でメリットが得られる患者（例えば本症例の患者）には，ベラパミルを使う余地があると考えられている。

一方でトリプタン，エルゴタミン，ジヒドロエルゴタミン，イソメテプテン化合物のような血管収縮薬は，おそらくこの患者では血圧上昇などが起こりうるため避けたほうがよいだろう。これらの薬を使用する前に高血圧をうまくコントロールしておくべきである。以前この患者にはβ遮断薬のプロプラノロールが効いたようだが，現在はRaynaud現象もあるので，あまり良い選択とはいえない。

解説

頭痛とほかの疾患が併存する場合，頭痛の治療は難しくなる。頭痛は，巨細胞性動脈炎や全身性エリテマトーデス（SLE）などリウマチ性疾患を含むさまざまな疾患によって増悪したり誘発されたりする。しかしこの患者では，関節リウマチよりも頭痛のほうが何年も前に発症しており，両者につながりはないものと考えられる。同様に，高血圧も深刻ではなく長きにわたっていて，頭痛は血圧に関係なく変動しており，軽症の高血圧が現在の頭痛の増悪につながっているとは考えにくい。

多くの内服薬が頭痛の原因もしくは増悪因子でないかと疑われる。本症例のようにもともと頭痛がある患者では，薬物の副作用が最も疑わしい。原因薬物としてはニフェジピンやプラゾシン，亜硝酸薬のような血管拡張薬がおそらく最も多い。この患者の内服薬を注意深く見直してみると，プラゾシンへの変更が（おそらくその血管拡張作用と関連して）頭痛の増悪と血圧コントロールの悪化の原因になっていると思われる。そこでプラゾシンを中止し，ベラパミルへ変更して120 mg/日まで増量した。トラゾドンはメラトニンに置き換えた。それにより頭痛は減っていつもの月1回の頻度となり，血圧とRaynaud現象もうまくコントロールできた。

診断

薬物によって増悪した片頭痛

Tip

頭痛とほかの疾患が併存する患者では，その症状が頭痛と関連したものなのか独立したものなのかを判断することが重要である。なぜなら頭痛は，多くの疾患の早期の症状となりうるからである。

妊娠を希望している女性の片頭痛予防

症例

24歳の女性。頻回に片頭痛発作があり，日常生活に支障をきたしている。妊娠の間の片頭痛治療について相談するため頭痛外来を受診。頭痛の予防はプロプラノロールとリボフラビンでコントロールできており，個々の頭痛発作に対してはスマトリプタンを内服していた。医師は，妊娠するまでの数週間は内服をすべて中止するよう指示するとともに，現在の頭痛の状態では妊娠は厳しいと伝えた。患者は，子供は欲しいが薬を中止することで頭痛が増悪しないか，薬なしでいられないのではないか，と心配している。

表8.7 妊婦に対して一般的に用いられる片頭痛予防薬の安全度

薬物	FDAによる妊娠中の薬物安全性カテゴリー*
アミトリプチリン	C
ボツリヌス毒素	C
ガバペンチン	C
ノルトリプチリン	評価なし
プロプラノロール	C
トピラマート	D
バルプロ酸（divalproex sodium）	X（片頭痛の治療において）
ベラパミル	C
ステロイド	C

* カテゴリーA：ヒト対照試験でリスクがないことが証明されている。カテゴリーB：人体へのリスクについて証明されていないが，ヒト対照試験もない。カテゴリーC：人体への影響は除外できていない。カテゴリーD：動物あるいは人体における研究でリスクがあると証明されている。カテゴリーX：妊婦には禁忌である。

妊娠は片頭痛にどのような影響を及ぼすのか？ 片頭痛は妊娠経過のリスクを上昇させるのか？

片頭痛に悩まされている多くの女性にとって，妊娠は良い知らせである。片頭痛をもつ女性の約70％は，妊娠中に片頭痛がある程度良くなると報告されている。これは妊娠第2三半期，第3三半期で最も顕著であり，また前兆のない片頭痛に多くみられる。しかし，すべての女性が軽快するわけではなく，なかには全然変わらない人もいれば，逆に増悪する人も若干いる。前兆のある片頭痛の女性では，頭痛の頻度と複雑性が増す人もいる。

前兆のない片頭痛では，妊娠合併症や流産などのリスクは上昇しない。しかし前兆のある片頭痛では，子癇前症や周産期脳梗塞を含め妊娠合併症のリスクが増大する。したがって，前兆のある片頭痛をもつ妊婦は注意深く観察すべきである。実臨床で特に難しいのは，片頭痛の増悪と早期の子癇前症（早期の症状は頭痛のみ）の鑑別である。

妊娠中の片頭痛予防にはどのような選択肢があるか？

片頭痛をもつほとんどの女性は，できるかぎり妊娠中は薬物の使用を控えたいという思いがあり，個々の頭痛発作に対して服薬を制限しようとする。急性片頭痛に対する適切な治療については第7章で述べた。もし可能であれば，器官形成の起こる妊娠第1三半期の予防薬内服は避けたい。妊娠第1三半期の終わり頃までに頭痛が軽快しなければ，そのときは内服を検討してよいだろう。

表8.7に，一般的な片頭痛予防薬とFDAによる妊娠中の薬物安全性カテゴリー（胎児危険度分類）を示す。トピラマートとdivalproex sodiumは，どちらも潜在的な胎児への危険性があるという質の高いエビデンスがある。トピラマートは口唇口蓋裂の発症に関連し，divalproex sodiumは神経管欠損や先天性欠損と関連する。メテルギンのような麦角誘導体，アンジオテンシン変換酵素（ACE）阻害薬，アンジオテンシン受容体拮抗薬（ARB）は，妊娠希望の女性もしくは避妊していない女性では避けるべきである。片頭痛予防薬の大半はカテゴリーCに分類される。

しかし，このカテゴリー分類には臨床経験が加味されていない。例えば，β遮断薬は（アテノロールがカテゴリーDであるのを除いて）カテゴリーCであるが，長年妊婦に使用しても問題ないとされてきた。プロプラノロールの効果については良質なエビデンスがあるので，妊娠中に片頭痛の予防治療が必要な際には最適な選択と考えられている。逆に，カテゴリーCに属する他の薬物の多くは，臨床試験やその他の検証により効果はそれほどでもないことがわかっているので，利益と害のバランスを評価することが難しい。我々は通常，片頭痛に対する利益が十分に証明されていない予防薬の使用は避けている。そういう薬を妊娠していない女性に使ってみるのは構わないかもしれないが，妊婦での使用はリスクが高いので，我々はレベルAもしくはB（AHS/AAN片頭痛予防ガイドライン2012年版でのランク）の薬物を使うことにしている。

ハーブやビタミンなどの自然療法や行動療法とは何か？ これらは妊婦に対して安全に使用できるのか？

バイオフィードバックを用いたリラクセーション療法は，片頭痛の予防に効果があるというエビデンスが確立されている。理学療法についてはあまり研究されていないが，安全性に問題はないようである。我々は妊娠を計画している片頭痛をもつ女性に対し，"妊娠する前に"バイオフィードバック療法を学ぶよう推奨している。加えて，休養と水分を十分にとりストレスを避けることの重要性は過小評価すべきでない。頭痛の増悪時に家庭や職場での負担を減らせれば，頭痛軽減に効果的なこともある。

片頭痛の予防治療にハーブやサプリメントを用いることがある。通常は非常に多い量を用いる。これらは処方薬と異なりFDAが監視しているわけではないし，処方箋なしで購入できるので薬剤師と顔を合わせることもない。こういう状況を懸念した研究が何年も前に行われたが，妊婦を装った調査員が健康食品店を訪れ，頭痛と悪心の治療に"安全な"ものは何かと尋ねたところ，驚いたことにかなりの割合で店員は妊娠中の使用が推奨されていない製品や安全でないことがわかっている製品を勧めてきた。患者はこれらの製品を"自然由来"のものなので処方薬より安全だと決めてかかるが，実のところ妊娠中の安全性については不明である。そのため，我々はこういったものは使わないことを勧める。

妊娠する前にどのくらいの期間，予防薬を中止すべきか？

妊娠のどのくらい前に薬をやめるべきか，よく質問される。妊娠のかなり前にやめる必要があるというエビデンスはない。だいたいの片頭痛予防薬は体内に蓄積されるものではなく，いったんやめれば障害につながるような胎児曝露は起こらない。なぜなら母児間の血液供給路は受精後1週間くらいはつながっていないので，我々は月経周期を記録しているなら排卵日までは服薬してよいと提案することもある。

本症例の患者では，妊娠前からバイオフィードバックを用いたリラクセーションを始め，徐々に内服量が減らすことができた。頭痛が妊娠第1三半期を終えてもまだ続くようであれば，プロプラノロールを再開し，個々の頭痛発作に対してアセトアミノフェンを使う計画を立てた。

解説

片頭痛は妊娠可能年齢の女性で罹患率が高く，妊娠中の頭痛管理は臨床上よく出くわす難題である。妊娠中の頭痛管理は患者に合わせて調整し，非薬物治療を取り入れたりして，多くの患者にとって安全かつ効果的でなければならない。大半の患者は妊娠中も片頭痛とうまくつき合い，頭痛をコントロールできる。流産など妊娠中に問題が起こる可能性は低く，健康状態の良い女性が妊娠しようとするのを思いとどまらせる理由もない。片頭痛は女性に多いので，妊娠中の頭痛管理はしばしば問題になる。

片頭痛もちの女性が妊娠を試みようとしているなら励ましてあげるべきであり，妊娠前に受診するよう促す。これは，妊娠中の頭痛治療計画を話し合っ

たり妊娠が片頭痛に与える影響を教育する良い機会である。また，妊娠可能なすべての女性に対し，神経管欠損のリスクを減らすために葉酸を含めたマルチビタミンを摂取することを勧めるとよい。

妊娠中の片頭痛治療計画を立てるにあたり，個々の患者の状況を考慮に入れたうえで，医師と患者は治療の利益と害を比べてよく考えなくてはならない。これは簡単なことではない。というのも，妊婦に対して実際に薬物を使用して調べた研究はなく，妊娠に対する影響のデータはわずかでまた不完全なものしかないため，しばしば市販後調査や観察研究に基づくしかないからである。重症の片頭痛のために頻繁に嘔吐が誘発され脱水になったり，あるいは強い精神的ストレスが引き起こされている女性の場合は，通常，薬物治療によるメリットのほうが潜在的リスクに勝ると判断される。妊娠中の治療による利益と害について患者と話し合った内容は，カルテにしっかり記載すべきである。

診断

前兆のない反復性片頭痛，妊娠前・中の治療計画

Tip

片頭痛の女性が妊娠しようとするのを思いとどまらせるべきではなく，妊娠前に長期の休薬期間を設ける必要もない。片頭痛に悩む女性のほとんどは妊娠中の頭痛をコントロールでき，妊娠経過も良好である。

慢性片頭痛と感覚異常を訴える中年女性

症例

39歳の女性。片頭痛のフォローアップのため受診。長年，慢性片頭痛に悩まされてきた。既往に気管支喘息，2型糖尿病，甲状腺機能低下症，第Ⅴ因子Leiden変異，静脈血栓症の強い家族歴がある。頭痛はコントロール困難であった。30代前半に頭痛で仕事を頻繁に欠勤した。やがてトピラマート50 mg 1日2回とプロプラノロール60 mg 1日1回の併用療法で改善した。

患者はこの併用療法で何年も良い状態にあった。今回の受診の2カ月前，麻酔下に左肩の処置と肘のステロイド注射を受けた。手術後，覚醒した際に呼吸困難と左胸の激痛に見舞われた。左肺動脈主幹部の塞栓症と診断され，抗凝固療法とモニタリングのため入院となった。

入院後，血圧が低いためプロプラノロールは中止された。両側の上下肢の感覚異常（しびれ）が出現したため入院期間が延長した。トピラマートは何の問題もなしに今まで同じ量を飲み続けてきているため，原因とは考えにくいと判断された。コンサルトを依頼された神経内科医は，感覚異常の原因を同定できなかった。神経伝導検査が行われ，筋電図検査を実施するためにワルファリンを中止する必要性について検討されたが，継続することとなった。今回の診察時，患者は筋電図検査を受ける必要があったのかと尋ねてきた。

この患者の感覚異常の原因で最も可能性が高いのは何か？

この患者は糖尿病に罹患しているので，感覚異常や神経障害を起こしてもおかしくないが，糖尿病性のものがこれほど突然に起こる可能性は低い。患者はトピラマートを何年間も問題なく服用してはいるが，トピラマートが両側の感覚異常の原因になった可能性が最も高い。この点についてもう一度患者に尋ねてみると，最近の病気にかかる前，トピラマートを必ずしもきちんと服用しておらず，"何回か飲み忘れていた"ことを思い出した。病院では処方されたとおりに服用していた。退院後は，ワルファリンをきちんと服用することに非常に気をつけていたので，トピラマートの服用も忘れなかった。こうして間接的にトピラマートが増量され，低用量では起きない副作用につながった。

感覚異常（しびれ）はトピラマートの最も一般的な副作用である。片頭痛患者を対象にした臨床試験で

は，トピラマート100 mg/日を内服した群で47％に感覚異常が出現したのに対して，プラセボ群では5％であった．また，用量が増加すれば感覚異常の発現リスクは上昇する．一方で集中力低下や記憶力低下が起こることもよく知られており，トピラマート服用群でそれぞれ5％，6％で出現したのに対してプラセボ群では1％，2％であった．

トピラマートのほとんどの副作用は用量調整中に起こる．ある研究では，6週間同じ量で副作用が起こらなければ，その後も起こる可能性は低いと結論づけている．しかし本症例では，患者の服用量は感覚異常が出現したときは安定していなかった．服薬アドヒアランスが向上したため間接的に服用量が増えたわけだが，このことを考慮していなかったため，侵襲的な検査のために危うく抗凝固薬を中止するという危険な手段をとるところだった．

トピラマートによる感覚異常は防げるのか？　治療できるのか？

25 mg/日のような低用量から開始して徐々に目標量（通常100 mg/日）まで増量することで，副作用の発現は最小限に抑えられるし，体が薬物に慣れるまでの時間を稼げる．感覚異常は時間とともに改善していく．たとえ改善しなくても，その副作用が危険なものではなく服用を中止すれば治ることを知っている患者なら，その多くは片頭痛のコントロールが悪くなるよりは副作用に耐えるほうを選ぶ．

症例報告レベルのエビデンスでは，カリウムの補充が感覚異常を軽減させるという．ある専門家は20〜40 mEq/日の塩化カリウムの補充を提唱している．また，頭痛のコントロールに高用量が必要とされていた患者でも，いったんコントロールが得られれば低用量でも効く場合があるので，トピラマートの用量を減らすことも有用である．ただし，一部の患者では利益と副作用のバランスがとれず，中止せざるを得ない場合もある．

トピラマートの副作用を片頭痛群とてんかん群で比較したメタ解析があり，トピラマートの副作用は両群間で大きく異なることが示されている．片頭痛群ではてんかん群に比べて副作用に幅があり，副作用のため脱落した者も多かった．トピラマート100 mg/日の服用において，片頭痛群の感覚異常のリスク比はてんかん群と比較して2.7〔99％信頼区間（CI）1.80〜3.97〕であった．

解説

本症例から，服薬アドヒアランスは予想できないということがわかる．この患者はナースプラクティショナーであり，処方どおりに服薬することの必要性は十分知っているはずだった．治療に意欲のある患者でさえ処方された薬をきちんと飲むことは難しく，日々の内服量が増えるにつれてアドヒアランスは低下する．

トピラマートは，いくつかのグルタミン酸受容体とγ-アミノ酪酸（GABA）受容体と電位依存性Na，Caチャネルに作用する．炭酸脱水酵素阻害薬でもあり，この薬理作用が，トピラマートや炭酸脱水酵素を阻害するアセタゾラミド，ゾニザミドといった薬物でみられる可逆性の感覚異常を起こすと考えられている．研究者の中には，感覚異常の発現は片頭痛予防の効果が出ていることを示す好ましい徴候と提唱している人もいる．

診断

慢性片頭痛，トピラマートによる感覚異常（しびれ）

Tip

新しい副作用が発現した際には，以前は問題なかった薬物であっても服薬アドヒアランスの変化もしくは他の薬物の開始や中止も副作用の出現に影響を与えるため確認する必要がある．

発作頓挫薬を乱用している患者に予防治療は効くか？

> **症例**
>
> 32歳の男性。慢性片頭痛に対し市販の鎮痛薬を毎日使用している。頭痛は年々増悪しており，処方薬と市販薬の使用頻度は増えている。使用説明書に従って1日に何回もイブプロフェン錠を内服し，さらにアセトアミノフェンやカフェイン，アスピリンも併用していた。薬を飲むと一時的におさまるが，1時間くらいするとまた鈍い頭痛が起こってくるという。また，朝はたいてい頭全体の鈍い痛みとともに目覚めるという。
>
> 　かかりつけの神経内科医は頭痛の予防薬を内服してみてはどうかと勧めたが，予防治療はうまくいかず，その一方で患者は作用時間の短い薬物を過剰に使用していた。そのため医師は，これらの薬物を中止し，薬物なしで1カ月様子を見たいと提案した。そして，おそらく薬物の過剰な使用が頭痛を引き起こしているので，頭痛を軽減するにはその薬物を除く必要があると説明した。医師は，できることは全部やったので「今度はあなたの番です」と言った。患者は頭痛薬を中止することで仕事ができなくなることを恐れていた。医師は，これ以上アドバイスできることはなく，治療の手がないと伝えた。

■ この患者は薬物乱用頭痛なのか？

慢性片頭痛と薬剤の使用過多による頭痛（薬物乱用頭痛）を鑑別することは難しいが，この患者の場合は薬物乱用頭痛である可能性が高い。薬物乱用頭痛は，感受性のある患者が対症療法薬（発作頓挫薬）を使いすぎたときに起こる。毎日起こる頭痛が明らかに薬を飲む前である患者は多い。薬物乱用頭痛では，頭痛の重症度と頻度と薬物使用は一緒になって増加するため，薬を使う量が増えるほど頭痛もひどくなるという終わりのないサイクルにとらわれたような感覚になる。本症例の患者の頭痛の悪化は，薬物の使用が増えることと密接な関係にある。

薬物乱用頭痛の概念は診断基準がコロコロと変わり物議を醸している。しかし，いくつかの臨床所見が，薬物の使用により頭痛が悪化している可能性を示す有力な手掛かりになる。その1つは，毎日もしくはほぼ毎日トリプタンや麦角誘導体やオピオイドなどの鎮痛薬を，単独もしくは併用で用いることで頭痛が始まるもしくは悪化することである（NSAIDsは一般的に薬物乱用頭痛を起こさないと信じられている）。2つ目は，問題を起こしている薬物を中止すると，たいていは頭痛が改善し，ときには消失することである。この2つ目の点は特に議論の的になっており，薬物の過剰使用により頭痛の頻度は不可逆的に増えてしまい，薬をやめても頭痛は減らないと考える専門家も一部いる。我々は，起床時に頭痛があるのか，この症例のように頭痛によって目覚めるのかについて患者に尋ねることが有用であると考えている。夜間帯は多くの患者にとって頭痛薬が切れる最も長い時間帯であり，離脱症状としての頭痛のため何度も眠りが妨げられる。

■ 薬物乱用頭痛を疑った場合，予防治療を始める前にその薬物は必ず中止すべきか？

臨床上での経験では，対症療法薬を過剰に使用している多く患者は片頭痛予防薬によって得られる利益は大きい。いったん頭痛の頻度が減り始めれば対症療法薬の使用を減らすことができ，かなりの頭痛改善を認める。この臨床上の印象は，鎮痛薬を過剰使用している患者がA型ボツリヌス毒素やトピラマートを慢性片頭痛に使用して反応をみたいくつかの臨床試験でも支持された。

　一方，治療不応性の片頭痛患者で対症療法薬の使用を減らすのは望ましいことであるが，本症例の患者のような，ある特定の状況においては薬を突然中止しないほうがよい。さらには，ある薬を突然中止すると離脱症候群を引き起こし，これは不快であるし危険ですらある。例えば，バルビツール酸を突然中止すると痙攣が起こるし，オピオイドを突然中止するとインフルエンザ様症候群が起こる。"禁断症状"や離脱症状が出る前に，予防薬をまず導入し，それからゆっくりと過剰使用している薬を減量して

いく，いわば"中間妥協点"をとることが好ましいと我々は考える。

> **解説**
>
> 対症療法薬を過剰に使用する患者でも予防薬の使用が有効であることは事実だが，同時に薬物過剰使用の問題にも対処することが重要である。薬物の過剰使用に対処するまでは予防治療に完全な効果が認められない患者もいる。離脱時期の数日間にステロイド（メチルプレドニゾロンなど）の大量投与と減量をしたり，ジヒドロエルゴタミンを繰り返し静注すると，薬物を減量していく過程をスピードアップできることがある。

> **診断**
>
> 慢性片頭痛における薬物乱用頭痛

💡 **Tip**

予防治療の効果を確実なものにするうえで，過剰に使用された対症療法薬を突然中止することは必須ではない。

片頭痛治療を受けている女性の転倒

> **症例**
>
> 56歳の女性。10代前半から出現した頭痛の評価のため受診。頭痛は片側，拍動性で，痛みは強い。悪心を伴うが光過敏や音過敏はない。前兆は経験したことがない。頭痛は典型的には6～8時間持続する。1年前までは月に2回ほどだったが，以前よりもきつい仕事を新しく始めてからは頻度が増え，今では週に2～3回起こる。頭部MRIなどの検査で異常はなかった。プロプラノロール，divalproex sodium，トピラマートといった片頭痛の予防治療を試したが，どの治療薬にも耐えられなかった。
> 患者は薬物の副作用にとても敏感で，プロプラノロールでは倦怠感が出現し，トピラマートとdivalproex sodiumでは記憶力低下，そしてアミトリプチリンでは体重増加が起こったという。鎮静，認知機能低下，倦怠感をとても心配したため，そういった副作用がほとんどないリシノプリルが開始された。リシノプリル10 mgを開始して3週間後，夜ベッドから出てトイレに行ったとき，よろめいて転び，頭に軽いけがをした。救急受診時，血圧は104/68 mmHgで，リシノプリルが原因で起立性低血圧が起こって転んだのだと言われ，服用を中止するようアドバイスされた。

■ 転倒の原因は片頭痛治療だったのか？

この患者の転倒の原因としては，家具や絨毯につまずいた，足もとが暗くて見えなかった，急性の神経学的イベントが起こったなど多くのことが考えられる。しかし，片頭痛治療として降圧薬を開始したことと転倒との間に一時的な関連があったことは無視しがたい。患者は1日1回リシノプリルを就寝時に内服しており，血中濃度が最大になるのはおそらく入眠中と思われる。起立性低血圧に関連した失神もしくは失神前状態が，転倒した原因として最も可能性が高いであろう。本症例の患者は寝ぼけていたため，失神前の症状は何も思い出せなかった。

■ これは予防できたのだろうか？

この患者は比較的少量のリシノプリルから開始されたが，少ない量であっても副作用が起こる可能性は十分ある。しかし患者の中には，指示されたとおり増量することを忘れてしまう人もいるし，低用量では効果が現れず待ちきれない人もいる。そういう患者は早々と治療をやめてしまうかもしれない。

我々の経験では，ほとんどの患者は，少量から始めて目標量まで毎週徐々に増量していく単純な段階的調整スケジュールに従うことができる。"少ない量から開始しゆっくり増量を行う"アプローチの理由を説明すると，多くの患者は副作用（頭痛がある以外は健康な患者にとっては大きな関心事である）を防ごうとする医師に感謝を示す。ただし，本症例での苦い経験から，片頭痛治療のために降圧薬を始

めた患者では常に，起立性低血圧や意識消失発作の可能性について注意を払うべきだということがわかる。

臥位から急に坐位や立位になることは日常よくあることだが，かなりの生理学的ストレスがかかるものでもある。失神は急速かつ一過性の血圧低下や，姿勢変化後15分くらいして出現する起立性低血圧により起こる。

起立時の血圧低下の危険性は加齢に伴って増加する。高齢患者では，ベッドから起き上がる際や坐位から急に起き上がるときには特に注意すべきである。

解説

降圧薬は片頭痛予防薬の中で最も忍容性が高いが，いくつかの副作用があり使用が限られることもある。本症例でも起こったように，薬物誘発性の低血圧や徐脈は起立性低血圧を起こす可能性がある。起立性低血圧による失神や失神前状態はいかなる年齢でも起こりうる。起立性低血圧や徐脈は，転倒のリスクが高く転倒時に大きな合併症を伴いやすい高齢者で特に注意すべきである。

失神や失神前状態は大きな悪影響を及ぼす副作用であるが，降圧薬にはその他の副作用もある。運動耐容能の低下はカルシウム拮抗薬，β遮断薬でみられる。特にβ遮断薬ではよく起こる。また，議論のあるところではあるが，β遮断薬はうつ状態を悪化させるといわれている。この可能性についてあらかじめ注意を受けていれば，どういう症例であれ患者は気づきやすい。β遮断薬は気管支喘息やRaynaud病も悪化させる。カルシウム拮抗薬は全身倦怠感，便秘や足背の浮腫を起こすことがある。

系統的に研究されてはいないが我々の経験からは，片頭痛患者の中には並外れて副作用を起こしやすい人が多い。大半の患者では，予防薬を少量から開始し忍容性に合わせて増量していくのが賢明である。例えば，リシノプリルなら毎夜5 mgから開始し，1週間後に10 mgに増量する。プロプラノロールであれば毎夜20 mgから開始し，副作用が出ないのを確認して1～2週間ごとに20 mgずつ増量していく。ゆっくり段階的に増量していく方法は，小児喘息の既往がある患者にも推奨される。ベラパミルは毎夜40 mgから開始する。患者には，次回受診までの間は自宅で血圧と脈拍を測るよう指導するとよいが，その際，これは副作用を評価するためのものであり，薬効を確認するためのものではないことを伝えておく。血圧や脈拍と頭痛の治療効果との関連はまだ明らかになっていない。

一部の患者は降圧薬に対して異常に副作用を起こしやすいが，この反応はいくらか特異体質によるところがある。事実，ベースラインの血圧が低い患者で片頭痛の治療のため降圧薬を使用しても，うまくいくことが多い。鎮静や認知機能低下など他の片頭痛予防薬の副作用が心配な患者では，降圧薬は忍容性に優れ，片頭痛治療の重要な選択肢である。ポイントは，少量で開始しゆっくり増量することであり，これは高齢者ならどの薬物にも共通する投与方法であるが，若い患者でも心に留めておく価値がある。

診断

片頭痛，リシノプリルによる起立性低血圧の疑い

💡 Tip

起立性低血圧は，片頭痛の予防に降圧薬を用いた際に起こりうる。この副作用は高齢になると発症しやすいため，少量から開始し転倒に注意することが重要である。

アミトリプチリンで目がかすむようになった高齢女性

症例

66歳の女性。前兆のない片頭痛に長年悩まされている。娘の離婚による家族関係のストレスで，頭痛が

増悪しているとのこと。孫の世話を始めたが，"嬉しいと同時にストレスもある"といい，新しい生活に慣れるまで"難関を乗り越える"ために予防治療を開始したいという。眼圧がボーダーラインである以外は健康で，血圧は 108/74 mmHg であった。かかりつけ医はトピラマートを処方しようと考えたが，眼圧上昇や緑内障の副作用があるため，代わりにアミトリプチリンを処方した。頭痛の頻度は低下したが，2 カ月後に救急部から電話があり，患者は数時間前に両側の急性視力障害と両眼の充血で受診したとのことであった。眼科医が診察したところ，急性の閉塞隅角緑内障であった。

眼筋ジストニア，眼球の運動障害，色や明暗の識別変化は，まれにトピラマートや SSRI の使用に関連して起こる。

診断

アミトリプチリンによる急性閉塞隅角緑内障

💡Tip

深刻なものとなりうる眼合併症はトピラマートでよく起こるが，その他の片頭痛予防薬，特に三環系抗うつ薬でも起こる。

■ 何が起こったのか？

トピラマートは眼圧の上昇を最も起こしやすい片頭痛予防薬である。毛様体脈絡膜からの滲出液により水晶体と毛様体が移動して隅角が塞がれ，急性閉塞隅角緑内障を引き起こす。両側で起こることもある。三環系抗うつ薬や抗精神病薬（嘔吐を伴う頭痛に時々用いられるプロメタジンなど）でも急性閉塞隅角緑内障が発症することは，あまり認識されていない。

三環系抗うつ薬と一部の抗精神病薬の抗コリン作用は散瞳を起こし，それにより隅角の閉塞を引き起こす可能性がある。したがって隅角の狭いことがわかっている患者には使用しない。逆に開放隅角緑内障の患者では，通常これらの薬物は問題なく使用できる。多くの患者はどちらの緑内障に罹患しているのかわからないことが多いため，眼圧異常の病歴をもつ患者の場合はかかりつけの眼科医にどの薬がよいかコンサルテーションするとよい。

長期間のトピラマート使用を心配している片頭痛の女性

症例

33 歳の女性。最近この地域に引っ越してきたため，今後のケアを希望して神経内科医を受診。前兆のない片頭痛を長年もっており，以前診てもらっていた頭痛専門医に 5 年前からトピラマートを処方されていた。ほかの予防薬もいくつか試してみたが，うまくいかなかった。トピラマートを使うようになってから，それまで週 3 回あった頭痛は月 3 回程度に減った。頭痛の発作が起きた際にはトリプタンが効果的であった。患者は，今の治療を変えたくはないが，トピラマートを長期間服用し続けてよいのか知りたいという。

解説

頭痛の予防に使われる多くの薬物で，ときに眼に関連した副作用が起こる。リチウムはおそらく Na 輸送チャネルに対する作用のために，眼の異物感や角結膜炎を起こす。三環系抗うつ薬〔および選択的セロトニン再取り込み阻害薬（SSRI）〕は閉塞隅角緑内障のほか，散瞳と眼の調節障害を引き起こし，目のかすみをもたらす。これは一過性であることが多い。

■ 長期トピラマート内服のリスクとは？

トピラマートの主な副作用は認知機能低下と感覚異常（しびれ）である。これらの副作用が出現すると服用が中止されることが多いが，可逆性である。まれだが恐ろしい副作用である急性閉塞隅角緑内障でさえ，直ちに服用を中止すれば通常は回復する。臨床試験によると，トピラマート服用患者の尿路結石発症率は年間およそ 1% であり，累積危険度は治療期

間とともに増加するが，薬物中止後も腎結石のリスクは変わらないかどうかはまだわかっていない。骨量の減少は痛みがなく，知らない間に進行する。これは，薬理学的には長期間のトピラマート服用による不可逆性の合併症の可能性がある。

　トピラマートが骨量減少を引き起こす根拠はいくつか示されている。骨量減少は多くの抗てんかん薬でも起こる副作用である。divalproex sodium のような古くからある抗てんかん薬では骨量減少のリスクが調べられているが，トピラマートのような新しい抗てんかん薬ではまだ十分なエビデンスがそろっていない。しかし，トピラマートを片頭痛治療に使用している女性を対象として生化学検査と放射線検査で評価した最近の予備調査では，53％に骨量減少を認めた。このリスクは用量には関係がなく，服用期間に関係していると考えられた。

　長期間のトピラマート服用による骨量減少のリスクは，炭酸脱水酵素阻害作用の影響と考えられている。それによる軽度の代謝性アシドーシスが，骨代謝と代謝回転に影響を与える。片頭痛は患者を何年間も悩ませる。しかも，長期の予防治療が必要な患者の多くは女性であることから，この副作用は重要である。

解説

慢性の代謝性アシドーシスと倦怠感には相関があるので，トピラマートの添付文書ではベースラインと定期的な血清重炭酸イオン濃度の測定を推奨している。血清重炭酸イオン濃度が骨量減少に関連するかどうかはまだはっきりしていない。抗てんかん薬を使用している患者で骨量減少を防ぐ，あるいは最小限にするために，さまざまな対策がある。しかし，そういった下記の対策を強く推奨するには，エビデンスがまだ不十分である。

- 治療を開始する際のベースラインと定期的な骨量を測定する。
- 25-ビタミンD値をモニターし，個々の患者に合わせてビタミンDを投与する。
- 十分なカルシウムの摂取とビタミンD 400〜2,000 IU/日の補充を行う。

片頭痛の予防治療の長期安全性について，多くの患者は疑問をもっている。これは片頭痛をもつ人の多くが基本的に健康だからである。長期にわたって予防治療を行うてんかんのような疾患と違って，片頭痛自体は長期に及んでも健康上のリスクはほとんどない。したがって，トピラマートのような薬物を使った長期治療の利益と害のバランスは，片頭痛に使用するのか，てんかんに使用するのかによって変わってくる。

診断

慢性片頭痛

💡Tip

トピラマートによる厄介な副作用のほとんどは，治療を中止すればおさまる。しかし，長期使用による骨量減少の可能性については注意すべきである。

トピラマート服用中の経口避妊薬の効果に不安がある女性

症例

21歳の女性。慢性片頭痛がある。かかりつけ医に電話をしてきて，月経が来ないという。患者は避妊と月経痛のため，ホルモン性経口避妊薬を使用している。6カ月前からトピラマートが開始された。薬局で薬を用意してもらっているときに，トピラマートと経口避妊薬の相互作用で妊娠する可能性が高まることを薬剤師から伝えられた。かかりつけ医は患者と薬剤師に対し，その相互作用は通常量のトピラマートでは臨床的に重要ではないと伝え，安心させた。しかし患者は，月経が来ていないことからすると薬剤師が正しかったのかもしれず，すでに妊娠しているかもしれないと心配している。かかりつけ医はこの2剤を多くの患者に何年も使ってきたが，医師自

Chapter 8 頭痛予防の薬物療法のピットフォール

身も気になり始めた。

■トピラマートと避妊薬の相互作用とは？

トピラマートは，多くのホルモン性経口避妊薬に含まれる活性型エストロゲン複合体であるエチニルエストラジオールの血中濃度を低下させる．複数の研究によれば，エチニルエストラジオールの血中濃度は，トピラマート200 mg/日を服用している女性で平均18％低下する．エストロゲン値の低下はトピラマートの用量に依存しており，400 mg/日のトピラマートで平均21％，800 mg/日のトピラマートで平均30％の低下を認める．この相互作用は，現在一般的に使用されている経口避妊薬では少量のエストロゲンを含むため，その避妊効果を阻害するのに十分である．

しかし，片頭痛の予防薬として使用する際には，投与量が150 mg/日を超えることはめったにない．一般的な量は100 mg/日である．ある研究では，健康なボランティアが50〜200 mg/日のトピラマートを服用したが，エチニルエストラジオールの血中濃度に有意な低下は認めなかった．このデータに基づいて添付文書には，トピラマート200 mg/日未満の服用量ではエストロゲン-プロゲスチン避妊薬の効果を減弱させる可能性は非常に低い，と記載されている．しかし，経口避妊薬をきちんと服用していない患者もいるので，ホルモン性経口避妊薬とやや高用量のエチニルエストラジオールを併せて使用することを考慮する場合もある．本症例では，妊娠反応は陰性で2週間後に正常月経が来た．この患者はトピラマートを服用し続けることにしたが，"念のため"にホルモン性経口避妊薬に30μgのエチニルエストラジオールを追加することにした．

診断

慢性片頭痛

💡Tip
200 mg/日未満のトピラマートは経口避妊薬の効果に影響しない．

片頭痛治療を受けている高齢男性の痙攣

症例

66歳の男性．高血圧，脂質異常症，胃潰瘍の既往がある．片頭痛の治療相談のため頭痛外来を受診．昨年1年間で頭痛の頻度が増え，患者は頭痛の悪化を感情的なストレスのせいだと考えていて，他の健康問題も心配している．就寝時のアミトリプチリン25 mgを開始したところ，頭痛の頻度は週3回から週1回に減少した．睡眠の質も向上した．しかし今回の受診時，患者は片頭痛に対する不安が続いているとこぼした．その理由は，めったに起こらないがとても重度の頭痛発作に対しては有効な治療選択肢がない，ということであった．狭心症をもっているためトリプタンは禁忌であり，胃潰瘍の既往があるためアスピリンなどNSAIDsは服用できなかった．そこで医師はトラマドールを処方した．3週間後に患者は全般性強直間代発作を起こし，入院した．

■何が起こったのか？

新規発症した痙攣のおよそ6％は，痙攣の閾値を下げる薬物が原因と考えられている．痙攣のリスクを高める多くの薬物が片頭痛の治療に使用されており，その例を表8.8に示す．痙攣の既往がない患者や痙攣のリスクのない患者に処方する際には，その薬物の痙攣誘発作用を考慮に入れることはあまりない．実臨床において，痙攣の閾値を下げる薬物を1剤だけ使っている患者では，薬物誘発性の痙攣はめったに起こらない．しかし注意不足でこれらの薬物を組み合わせると，痙攣を起こす可能性が高くなる．特に高齢者は，最もその影響を受けやすい．

表8.8 痙攣の閾値を下げる片頭痛治療薬

薬物の種類	例
抗うつ薬	三環系抗うつ薬 SSRI, SNRI
局所麻酔薬(全身性に吸収された場合)	リドカイン ブピバカイン プロカイン
鎮痛薬	フェンタニル meperidine ペンタゾシン propoxyphene トラマドール
抗精神病薬	クロザピン フェノチアジン ブチロフェノン
その他	抗コリン薬 抗コリンエステラーゼ薬 抗ヒスタミン薬 バクロフェン 高圧酸素療法 リチウム

SNRI：セロトニン・ノルアドレナリン再取り込み阻害薬, SSRI：選択的セロトニン再取り込み阻害薬

解説

ある特定の薬物が痙攣を誘発しやすい。近年の後向き解析によると，痙攣誘発リスクの高い薬物はブプロピオン(23％)，ジフェンヒドラミン(8.3％)，三環系抗うつ薬(7.7％)，トラマドール(7.5％)，アンフェタミン(6.9％)，イソニアジド(5.9％)，ベンラファキシン(5.9％)であった。この研究では，自殺企図で受診した非常に多くのケースを解析しており，痙攣のリスクには薬物の種類だけでなく服用量も関連している。全体として，痙攣を起こした患者の約18％が，痙攣の閾値を下げる薬物を2つ以上服用していた。

診断

痙攣を起こす副作用をもつ薬物を，複数内服している患者の薬物誘発性の痙攣

Tip

痙攣の原因となる薬物の使用はできるかぎり避ける。特に高齢者では避けるべきである。

降圧薬を2剤併用している患者の倦怠感

症例

47歳の女性。難治性の慢性片頭痛の治療を受けている。プロプラノロールで頭痛の頻度が少し減ったため，それ以来120 mg/日を内服し続けている。他の予防薬をいくつか試したが改善がみられなかったので，ベラパミル40 mgを1日3回追加することにした。その後のフォローアップ外来では強い倦怠感を訴えており，薬物のせいではないかと患者は考えていた。ベッドから出たり，仕事に行くのも困難なほどであった。血圧は95/62 mmHg，脈拍は48回/分であった。

倦怠感の原因は？

プロプラノロールなどの非選択的β遮断薬は，交感神経系を阻害して脈拍と心収縮力を抑制する。ベラパミルなどのカルシウム拮抗薬は，房室伝導を抑制して末梢の血管拡張を起こす。同時に使うと心伝導，心拍数，心収縮力が相乗的に減少する。これは徐脈，心拍出量の低下を引き起こすため，倦怠感をきたす原因となる。血管拡張作用により末梢の浮腫も認めることがある。

作用機序が重なる2種類の片頭痛予防薬を使用する際には注意が必要である。ほかに有害な作用が相乗的に重なる片頭痛予防薬としては，β遮断薬とACE阻害薬(リシノプリルなど)やアンジオテンシン受容体拮抗薬(カンデサルタンなど)の併用がある。併用により著明な血圧低下や，倦怠感，失神などを引き起こす可能性もある。

片頭痛の予防として抗てんかん薬を併用すると，相乗的に副作用が増強される可能性がある。例えば，

バルプロ酸とトピラマートの併用では高アンモニア血症のリスクが増大する。バルプロ酸とラモトリギンの併用では，Stevens-Johnson症候群の発症リスクが増加する。逆にガバペンチンは，ほかの抗てんかん薬と併用しても重大な副作用を起こすことは少ない。しかし，その片頭痛予防に対する有用性は定まっていない。AAN/AHSによる片頭痛予防の最新ガイドラインでは，片頭痛の予防にガバペンチンを使用することは，エビデンスが不十分のため推奨するともしないとも言えないと結論づけている。とはいえ，エビデンスに乏しい他の薬物と同様，ガバペンチンは臨床現場では有用であるという印象があるので，幅広く片頭痛予防薬として使用されている。

解説

難治性片頭痛の治療にあたり薬物が併用されることがあり，たいていは安全で忍容性も良い。しかし，併用治療による合併症の可能性は常に心に留めておくべきである。薬物の副作用を予測しておくことが重要である。多くの相乗作用は，薬物の作用機序を把握しておけば疑うことができる。ほとんどの薬物が複数の作用をもっているが，必ずしも副作用として発現するわけではない。表8.9に，作用が重なり合うため注意が必要な予防薬の併用例を挙げる。

診断

薬物誘発性の低血圧と徐脈により出現した強い倦怠感

💡Tip

作用が重なる薬物の併用は避ける。

反復性片頭痛にボトックスはどうか？

症例

42歳の女性。前兆のない片頭痛に20年間悩まされている。ここ3年間は，片頭痛の基準に合致する頭痛が月に8回程度あった。友人の勧めで，3カ月ごとにA型ボツリヌス毒素155単位の筋注を行うことにした。1年間治療を行ったが，あまり改善しなかった。そのためセカンドオピニオン目的に，頭痛専門外来を受診したのである。患者は，A型ボツリヌス毒素の治療効果が得られなかったのは筋注量が足りなかったせいだと考えていて，今後は頭痛専門外来に通いながら，3カ月ごとに300単位の筋注を継続できるよう保険会社に連絡してほしい，と依頼してきた。鎮痛薬の過剰使用はなく，軽度の不安障害がある以外は特に既往歴もない。神経学的所見に異常はなく，BMIは33だった。

表8.9 避けるべき頭痛予防薬の併用例

組み合わせ	説明
降圧薬の併用	治療抵抗性の高血圧の場合は併用してもよい
2つ以上の抗てんかん薬	ガバペンチンはこの原則に当てはまらない。というのも，一般的にガバペンチンは単剤でも他の薬物と組み合わせても忍容性が良いからである
トピラマートとプロプラノロール	最近のランダム化試験では，トピラマート単剤と比較して併用は有益性がないことが示されている
2つ以上の抗うつ薬	興奮と眠気の副作用が増強されることに加え，セロトニン症候群のリスクが増大する。精神科医はときに睡眠補助のために夜に少量の三環系抗うつ薬に加えてSSRIあるいはSNRIを最大量で使用する

この患者の頭痛パターンでは，A型ボツリヌス毒素は最善の治療なのか？

FDAは慢性片頭痛に対するA型ボツリヌス毒素は認可しているが，反復性片頭痛に対する治療には認可していない。数多くのランダム化試験でも反復性片頭痛に対する有用性は示されておらず，AANの治療ガイドラインでも，反復性片頭痛に対してA型ボツリヌス毒素は"おそらく効果がない"とされている。本症例の患者に効かなかったのは，単に患者

に対して適応の間違った治療が選択されたからだと思われる。

　A型ボツリヌス毒素による治療は，論理的に思えたかもしれない。慢性片頭痛へと移行するかもしれない反復性片頭痛患者で発作の頻度が高い場合には，安全に治療できるのではないか，と。他の全身投与の予防薬にはそれなりの副作用のリスクもあるのだから，だったら全身作用のないA型ボツリヌス毒素にしてしまったほうがよいのではないか，と考えたとしてもおかしくない。

　しかし，このアプローチには問題がいくつかある。まず最初に特筆すべきこととして，A型ボツリヌス毒素による治療は反復性片頭痛には効果が乏しい，というかなり強力なエビデンスがある。なぜなのか全容は明らかになっていないが，反復性から慢性への移行に関わる機序と薬物の作用機序が関係しているのかもしれない。慢性片頭痛に対するA型ボツリヌス毒素の作用機序は，神経伝達物質と中枢性感作の抑制に関わる神経ペプチド〔サブスタンスP，カルシトニン遺伝子関連ペプチド（CGRP），グルタミン酸など〕の末梢での阻害に部分的には関与している。反復性片頭痛の患者では，持続的な中枢性感作を起こさないため，A型ボツリヌス毒素がうまく作用しない可能性がある。

■この患者にはどのような治療をすべきか？

この患者の頭痛にはA型ボツリヌス毒素の効果が乏しいということを，本人に伝えるべきである。代わりに発作頓挫薬と予防薬の併用，それに運動や体重コントロールなどの生活習慣の改善を加えることを検討し，また不安など頭痛を増悪させる要因の併存について注意する必要がある。

解説

FDAは2010年に，慢性片頭痛の治療としてA型ボツリヌス毒素の使用を認めている［訳注：日本では承認されていない］。国際頭痛分類 第3版 beta版（International Classification of Headache Disorders 3rd. ed. Beta ver.：ICHD-3β）の診断基準によれば，慢性片頭痛とは月に15日以上の頻度で起こるとされており，1回の頭痛が4時間以上続く状態である。また，月に8日以上，頭痛は片頭痛に特徴的なものであるか，もしくは片頭痛に特異的な薬物（トリプタンあるいはエルゴタミン）により改善するものでなければならない。

　慢性片頭痛に対するA型ボツリヌス毒素の治療プロトコルでは，決められた31カ所に155単位を筋注することになっている。生理食塩液に溶解し，図8.1に示した部位それぞれに5単位ずつ筋注し

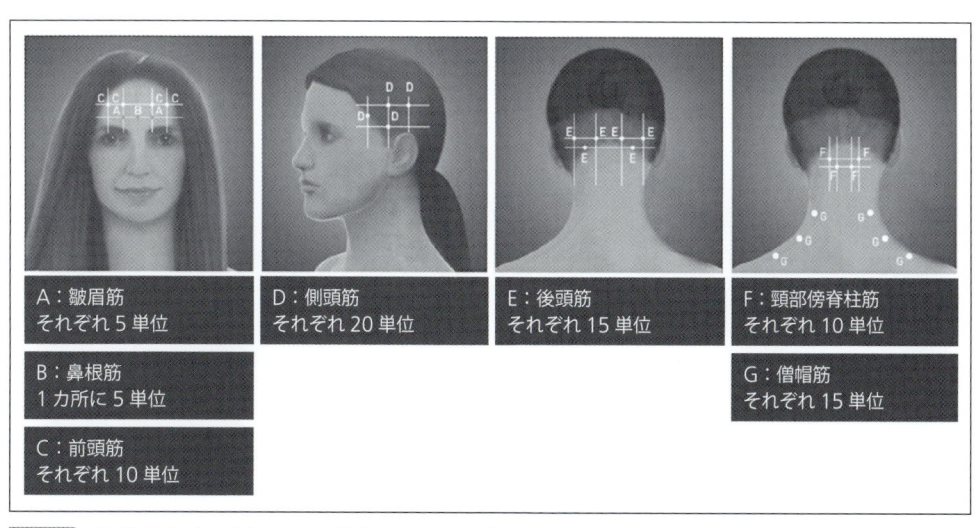

A：皺眉筋　それぞれ5単位
B：鼻根筋　1カ所に5単位
C：前頭筋　それぞれ10単位
D：側頭筋　それぞれ20単位
E：後頭筋　それぞれ15単位
F：頸部傍脊柱筋　それぞれ10単位
G：僧帽筋　それぞれ15単位

図8.1▶慢性片頭痛に対するA型ボツリヌス毒素の注射部位

ていく．
　その後の解析では，薬物乱用頭痛のある患者もない患者もA型ボツリヌス毒素の注射治療の効果は同等であり，多くの患者で注射サイクルを繰り返すと効果が増強されることが示されている．臨床試験患者の治療群での副作用による中止は，全体として低い割合（3.8％）であったという．
　神経毒は末梢の運動ニューロンに取り込まれ，軸索終末の小胞の融合と放出を促進する蛋白複合体を阻害する．また，ニューロンのさまざまな部位で炎症性メディエータが放出されるのを抑制して，感覚神経にも影響を与える．さらにA型ボツリヌス毒素は，顔面や頭部の注射部位近傍の皮膚・筋の感覚神経終末からの神経ペプチド（CGRPとサブスタンスP）の放出を抑制することで，神経原性の炎症を抑制する．加えて，脊髄の侵害受容神経線維からのCGRPとグルタミン酸の放出を抑制して中枢作用を及ぼし，中枢性感作や痛みの維持管理に理論上関与している二次ニューロンの刺激を抑制する．
　A型ボツリヌス毒素が慢性片頭痛にどのように効くのか正確な作用機序は不明であるが，おそらく複合的作用が関与していて，上述のように運動・感覚侵害受容神経からの神経ペプチドの放出を抑制して末梢性感作・中枢性感作の両方を減らす，CGRPやグルタミン酸を抑えて直接抗侵害受容作用を発揮する，さらに一部の患者では直接筋弛緩作用により頭痛が改善する，などが提唱されている．最も可能性の高い機序は，A型ボツリヌス毒素が運動神経・感覚神経の過剰な興奮を阻害して末梢性・中枢性感作を抑制することと考えられている．
　A型ボツリヌス毒素の使用を阻む障壁の1つはコストであるが，トリプタンなど高価な発作頓挫薬の使用回数が減ることや，頭痛で救急受診する回数が減ることで部分的には相殺される．患者の保険会社から事前承認がたびたび必要となり，その手間が治療の開始を大幅に遅らせることもある．A型ボツリヌス毒素は他のボツリヌス神経毒では代用できず，現時点では，慢性片頭痛に対して唯一FDAが承認している神経毒である．

診断

前兆のない反復性片頭痛

Tip
A型ボツリヌス毒素（ボトックス）は慢性片頭痛には有用であるが，反復性片頭痛には有用でなく適応もない．きちんと診断された慢性片頭痛の患者にのみ，使用は限定すべきである．

頭部外傷後の頭痛に悩む若い女性

症例

19歳の女性．頭部外傷後に持続する頭痛の評価のため，母親とともに頭痛クリニックを受診．最初の頭部外傷は1年前で，サッカーのプレー中に相手の肩が頭部に当たった．意識消失はなかったが，すぐにめまいと悪心，頭全体の頭痛と平衡障害が出現した．グラウンドから運び出されてチームトレーナーの診察を受け，脳振盪と診断された．脳振盪の症状は薬なしで3カ月で改善し，再びサッカーができるようになった．
　数カ月後，春休みの旅行中，オフロードカーで走っている際に車が横転して2度目の頭部外傷を負った．ヘルメットを着用しておらず，1分くらいの意識消失があった．その時に頭痛などの症状がぶり返し，それ以来ずっと続いている．頭痛は毎日起こり，たいてい朝はましだが夜になると悪化する．身体活動，集中，読書，目の焦点の維持，大きな音，強い光のどれもが頭痛を悪化させる．痛みは頭部全体で，強さは8/10，拍動性で脈打つような感じである．前兆はない．アミトリプチリンを内服してはいるが，効果はないという．

■ 外傷後の頭痛を発症しやすくする因子は何か？

外傷性脳損傷（traumatic brain injury：TBI）後の

頭痛と関連する因子を決定するために近年行われた多施設共同研究では，外傷後頭痛（post-traumatic headache：PTH）の最も重大なリスク因子は，外傷前の片頭痛もしくは他の頭痛の既往であった。貫通型の外傷性脳損傷と女性であることも関連があった。小児の研究では，思春期はそれ以前と比べて脳振盪後の頭痛を起こしやすいことがわかった。慢性PTHの発症に関連する他の因子は，（中等症〜重症よりもむしろ）軽症の頭部外傷，低い教育水準や社会経済的地位であった。頭痛のリスク因子についての正式な研究ではないが，頭部外傷を繰り返している患者は重度の脳振盪後症状を引き起こすことがよくある。

この患者にさらに質問すると，外傷前の頭痛の既往については否定した。しかし，幼少期から思春期にかけてとても乗り物酔いしやすい傾向にあり，また片頭痛について濃厚な家族歴があった。この両方が頭痛の素因になっていると考えられた。これらと，年齢，性別，2回の頭部外傷歴がPTHの発症に関与したのだろう。

■この患者にはどのような治療ができるか？

PTHの治療の根拠となるような質の高いエビデンスはほとんどない。PTHの予防治療についてランダム化比較試験はないが，オープンラベル研究では，アミトリプチリン，トピラマート，バルプロ酸，プロプラノロールの有益性が示唆されている。症例報告でも，ボツリヌス毒素の注射での改善が示されている。我々はPTHに対して，片頭痛様の頭痛であれば片頭痛の予防薬を，群発頭痛様の頭痛であればベラパミルを用いるなど，根底にある頭痛が最も類似しているタイプに準じて治療している。症状に対しても同様で，我々の経験では，片頭痛様のPTHの増悪に対してはトリプタンを使用し良い反応が得られることがある。

本症例の患者は片頭痛様の特徴をもっているため，治療計画は片頭痛に基づいたものにした。トピラマートを開始してからある程度の改善がみられ，少量のプロプラノロールを追加してからはほぼ完全に寛解した。頭痛発作にはスマトリプタンを試し，うまく対処できた。

解説

外傷性脳損傷（TBI）の発生率は上昇しており，特に戦場から帰還した兵士や若いアスリートで増加している。アスリートの間でTBIに対する認識が広まったことが，診断の増加に寄与しているのかもしれない。頭痛は，脳振盪に伴う症状の中で最も一般的なものであり，脳振盪後の症状は頭痛で始まり頭痛に終わるというケースが多い。PTHは細かな診断基準がなく，頭部外傷後の頭痛であることに基づいて診断されている。現在は，頭痛が頭頸部外傷・傷害後7日以内に発症した場合に診断がなされているが，TBI患者の診療経験のある多くの医師からは，頭痛は外傷後もっと後になって起こるといわれている。これは頭痛の分野では議論のあるところである。

片頭痛の診断基準を満たす頭痛は最もよく遭遇するパターンであるが，頭部外傷後には緊張型頭痛や群発頭痛，後頭神経痛，頸原性頭痛に似た頭痛も報告されている。頭痛は非特異的で，完全には一次性頭痛に類似していないこともある。若年患者ではさまざまな一次性頭痛を発症しやすいため，診断は難しいことが多い。我々の経験では，軽度の頭部外傷が，もともと素因としてある一次性頭痛の発症のきっかけになることがよくある。

PTHに対して予防治療をいつ始めるかについて基準はない。医師の中には，頭痛は発症から2〜3週間後の早期に治療を開始すると，すぐにもとの日常状態に戻るという印象をもっている人もいる。しかし現在のガイドラインでは，PTHの患者は，投薬なしでも頭痛がなくなった状態で日常動作に復帰することと定めているため，早期治療介入でかえって復帰が遅れることになりかねない。一方，頭痛が数カ月続いてから予防治療を開始する医師もいる。外傷後にその患者が何カ月も頭痛に悩まされていれば，予防治療の適応となる。

本症例のように頭部外傷を繰り返した患者は，外傷の回数が増えるにつれて重度の脳振盪後症状が起

こる可能性が高くなる．頭部外傷を繰り返すことの危険性とヘルメットの使用について，教育する必要がある．2回目の脳振盪後には，コンタクトスポーツ（相手との接触による衝撃があるスポーツ）の再開について話し合うべきである．

診断

軽度の頭部外傷後の慢性外傷後頭痛

Tip

外傷後頭痛は，軽度の頭部外傷や繰り返す頭部外傷で起こりやすい．治療は，最も表現型が類似している頭痛のタイプに準じて行う．

参考文献

頻回の頭痛がある患者での予防治療開始時期

Buchanan TM, Ramadan NM. Prophylactic pharmacotherapy for migraine headaches. *Semin Neurol.* 2006;26(2):188-98.

体重増加と片頭痛

Blumenfeld AM, Bloudek LM, Becker WJ, et al. Patterns of use and reasons for discontinuation of prophylactic medications for episodic migraine and chronic migraine: results from the second international burden of migraine study (IBMS-Ⅱ). *Headache.* 2013;53(4):644-55.

Vo M, Ainalem A, Qiu C, et al. Body mass index and adult weight gain among reproductive age women with migraine. *Headache.* 2011;51(4):559-69.

Winter AC, Wang L, Buring JE, Sesso HD, Kurth T. Migraine, weight gain and the risk of becoming overweight and obese: a prospective cohort study. *Cephalalgia.* 2012;32(13):963-71.

Young WB, Rozen T. Preventive treatment of migraine: effect on weight. *Cephalalgia.* 2005;25(1):1-11.

片頭痛予防の原則とガイドライン

Loder E, Burch R, Rizzoli P. The 2012 AHS/AAN guidelines for prevention of episodic migraine: a summary and comparison with other recent clinical practice guidelines. *Headache.* 2012;52(6):930-45.

Rizzoli P. Acute and preventive treatment of migraine. *Continuum (Minneap Minn).* 2012;18(4):764-82.

Silberstein SD, Holland S, Feitag F, et al. Evidence-based guideline update: pharmacologic treatment for episodic migraine prevention in adults: report of the Quality Standards Subcommittee of the American Academy of Neurology and the American Headache Society. *Neurology.* 2012;78:1337-45.

難治性の片頭痛

Peterlin BL, Calhoun AH, Siegel S, Mathew NT. Rational combination therapy in refractory migraine. *Headache.* 2008;48(6):805-19.

Silberstein SD, Dodick DW, Lindblad AS, et al. Randomized, placebo-controlled trial of propranolol added to topiramate in chronic migraine. *Neurology.* 2012;78:976-84.

片頭痛に対する併用療法

Domingues RB, Silva AL, Domingues SA, Aquino CC, Kuster GW. A double-blind randomized controlled trial of low doses of propranolol, nortriptyline, and the combination of propranolol and nortriptyline for the preventive treatment of migraine. *Arq Neuropsiquiatr.* 2009;67(4):973-7.

Holroyd KA, Cottrell CK, O'Donnell FJ, et al. Effect of preventive (beta blocker) treatment, behavioural migraine management, or their combination on outcomes of optimised acute treatment in frequent migraine: randomised controlled trial. *BMJ.* 2010;341:c4871.

トピラマートによる感覚異常

Lee ST, Chu K, Park JE, et al. Paresthesia as a favorable predictor of migraine prophylaxis using topiramate. *Eur J Neurol.* 2007;14(6):654-8.

Luykx J, Mason M, Ferrari MD, Carpay J. Are migraineurs at increased risk of adverse drug responses? A meta-analytic comparison of adverse drug reactions in epilepsy and migraine. *Clin Pharmacol Ther.* 2009;85(3):283-8.

Silberstein SD. Control of topiramate-induced paresthesias with supplemental potassium. *Headache.* 2002;42(1):85.

薬物乱用頭痛

Hagen K, Albretsen C, Vilming ST, et al. Management of medication overuse headache: 1-year randomized multicentre open-label trial. *Cephalalgia.* 2009;29(2):221-32.

Tepper SJ. Medication-overuse headache. *Continuum (Minneap Minn).* 2012;18(4):807-22.

起立性低血圧

Mussi C, Ungar A, Salvioli G, et al. Orthostatic hypotension as cause of syncope in patients older than 65 years admitted to emergency departments for transient loss of consciousness. *J Gerontol A Biol Sci Med Sci.* 2009;64(7):801-6.

O'Mahony D, Foote C. Prospective evaluation of unexplained syncope, dizziness, and falls among community-dwelling elderly adults. *J Gerontol A Biol Sci Med Sci.* 1998;53(6):

アミトリプチリンによる閉塞隅角緑内障
Boentert M, Aretz H, Ludemann P. Acute myopia and angle-closure glaucoma induced by topiramate. *Neurology*. 2003; 61:1306.

Bouassida W. Drug-induced acute angle closure glaucoma. *Curr Opin Ophthalmol*. 2007;18:129-33.

トピラマートの長期使用による副作用
Ali II, Herial NA, Orris M, Horrigan T, Tietjen GE. Migraine prophylaxis with topiramate and bone health in women. *Headache*. 2011;51:613-16.

Láinez MJ, Freitag FG, Pfeil J, et al. Time course of adverse events most commonly associated with topiramate for migraine prevention. *Eur J Neurol*. 2007;14(8):900-6.

Mikati MA, Ataya N, El-Hajj Fuleihan G. Re: Epilepsy-associated bone mineral density loss should be prevented. *Neurology*. 2009;72(10):943; author reply 943-4.

Pack AM, Morrell MJ. Adverse effects of antiepileptic drugs on bone structure: epidemiology, mechanisms and therapeutic implications. *CNS Drugs*. 2001;15(8):633-42.

トピラマートと経口避妊薬の相互作用
Reddy DS. Clinical pharmacokinetic interactions between antiepileptic drugs and hormonal contraceptives. *Expert Rev Clin Pharmacol*. 2010;3(2):183-92.

薬物誘発性の痙攣
Ruffmann C, Bogliun G, Beghi E. Epileptogenic drugs: a systematic review. *Expert Rev Neurother*. 2006;6(4):575-89.

副作用の相乗的増強と薬物誘発性の頭痛
Brouwers L, Iskar M, Zeller G, van Noort V, Bork P. Network neighbors of drug targets contribute to drug side-effect similarity. *PLoS One*. 2011;6(7):e22187.

Chakor RT, Bharote HS. Topiramate-valproate-induced encephalopathy in migraine. *Headache*. 2012;52(8):1321-2.

Chen HC, Tsai SJ. Trazodone-induced severe headache. *Psychiatry Clin Neurosci*. 2011;65(7):681-2.

Garcia-Serna R, Mestres J. Anticipating drug side effects by comparative pharmacology. *J Expert Opin Drug Metab Toxicol*. 2010;6(10):1253-63.

慢性片頭痛に対する A 型ボツリヌス毒素
Blumenfeld A, Evans RW. OnabotulinumtoxinA for chronic migraine. *Headache*. 2012;52:142-8.

Blumenfeld A, Silberstein SD, Dodick DW, et al. Method of injection of onabotulinumtoxinA for chronic migraine: a safe, well-tolerated, and effective treatment paradigm based on the PREEMPT clinical program. *Headache*. 2010;50:1406-18.

Durham PL, Cady R. Insights into the mechanism of onabotulinumtoxinA in chronic migraine. *Headache*. 2011;51:1573-7.

Evans RW. A rational approach to the management of chronic migraine. *Headache*. 2013;53:168-76.

外傷後頭痛（PTH）
Erickson JC, Neely ET, Theeler BJ. Posttraumatic headache. *Continuum (Minneap Minn)*. 2010;16(6 Traumatic Brain Injury):55-78.

Lucas S. Headache management in concussion and mild traumatic brain injury. *PMR*. 2011;3(10 Suppl 2):S406-12.

Walker WC, Marwitz JH, Wilk AR, et al. Prediction of headache severity (density and functional impact) after traumatic brain injury: a longitudinal multicenter study. *Cephalalgia*. 2013;33(12):998-1008.

Chapter 9 頭痛の非薬物療法のピットフォール

頭痛の治療は薬物療法が中心であるが，非薬物療法もしばしば患者と医師の双方から必要とされる。"非薬物療法"とはさまざまな治療法を含んだ用語である。ビタミンやサプリメントの投与，心身修養，行動療法といった統合医療的なものから，外科的治療や神経ブロックといった侵襲的なものまで含む。

一連の非薬物療法への関心は，一般大衆ならびに医療提供者の両方で高まりつつある。エビデンスの蓄積に伴い，非薬物療法は重要な位置を占めるようになり，患者は以前よりも安心してこれらの治療を求めたり，質問したりできるようになった。非薬物療法の多くは頭痛診療に有用である。薬物療法に耐えられない患者やそれを拒否する患者だけでなく，すでに薬物療法を行っている患者への補助的治療としても役に立つ。

非薬物療法は安全のように思われるが，リスクがないわけではない。実際に，非薬物療法は従来の薬物療法よりも副作用が少なく安全であると受け取られ，そのリスクが見過ごされている。多くの治療法は安全性に関して十分なデータがなく，ビタミンやサプリメントは栄養補助剤として米国食品医薬品局（FDA）の厳密な監視を逃れている。これを受けて，一部の医師は，非薬物療法のいくつかについて推奨することを強く警戒している。とにかく，非薬物療法はリスクフリーではないことを認識し，その他の治療と同じように安全性が評価されるべきである。ただ，一般的にはこれらの治療の忍容性は高い。

本章では，頭痛に対してよく用いられる非薬物療法の適応とピットフォールについて述べる。片頭痛に対して時々検討される外科的介入についても，本章で触れることにする。まず，最も基本的な非薬物療法である，頭痛の誘因を避けることの重要性を考えるところから始める。

食事で頭痛が誘発される若い女性

> **症例**
>
> 23歳の女性。頭痛についてセカンドオピニオンを求めて受診。10代の頃から2週間に約1回，前兆のない片頭痛の診断基準を満たす頭痛があった。当初はアセトアミノフェンやイブプロフェンなど市販の鎮痛薬が有効であったが，ここ数年は効果がないという。前医はトリプタンを開始するとともに，頭痛発作は環境因子，特に食品の摂取と関連していると説明した。それ以来，1年にわたってラクトース，グルテン，大豆，ナッツ類，アルコール，チョコレートなど複数の食品を中止した。頭痛の頻度が大幅に減ることはなかったが，患者はこれらの食品の摂取再開で頭痛が増悪しないか心配している。診察室ではとても苦悩している様子で，何を食べてよいかわからず体重が減っていること，友人と外食に出かけられないことを訴えた。身体診察では非常に華奢であったが，神経学的所見は正常だった。

食事と片頭痛の間には，どういう関連があるのか？

片頭痛の頻度に対して特定の食品および日常の飲食

全体が与える影響は，大きなトピックとして医療者と患者の関心を集めている．ある研究によれば，片頭痛患者の46％は何らかの食品による発作の誘発を自覚しており，別の報告では，慢性頭痛患者の75％が食事摂取と頭痛の関連を認識しているという．

特定の食品と片頭痛を関連づけるメカニズムは複数ある．直接の有害性や代謝への影響，血管拡張，アレルギー反応が，もっともらしい生物学的な理由として挙げられている一方，条件味覚嫌悪，期待と自己充足的予言，あるいは交絡因子（例えば，ストレスにより特定の食品の摂取と頭痛の両方が誘発されるため，あたかも食品の摂取が頭痛を引き起こすようにみえる）が行動学的な理由として挙げられる．また，ほとんどの患者は頭痛発作前24時間以内に何かは食べているわけで，食べ物が頭痛の原因とされやすい．これはアンカリングと呼ばれる．

絶食は片頭痛の誘因として確立されている．これは，贖罪の日やラマダンといった宗教行事で絶食する患者にしばしばみられる．習慣的に食事を抜く患者は，規則的に食事をとるようにすることで，頭痛の頻度を減少させることが期待できる．

本症例では，食品が頭痛を誘発している可能性は低いように思える．食品と片頭痛の関係について必要以上に強調すると，かえって良くないという好例であろう．

■ 食品による片頭痛の誘発に関する
　エビデンスの質は？
■ 患者への最適なアドバイスは？

患者の主観的な経験や大衆誌で強調されているのとは裏腹に，食品と片頭痛の関係に関する対照試験では確定的な結論は得られておらず，一般的に言われていることは証明されていない．アルコール，チョコレート，チーズは片頭痛患者で最もよく報告される誘因である．あるプラセボ対照試験では，チョコレートが誘因であると自己申告した人にチョコレートバーによく似たプラセボを摂取させたところ，頭痛は実際にチョコレート摂取群に多く生じた．

チーズおよび誘因とされている成分チラミンが片頭痛を引き起こすと明確に示した研究結果はない．しかし赤ワインについては，片頭痛の誘因としての作用があることを示すエビデンスがある．赤ワインと赤ワインに似せたウォッカを比較した研究では，赤ワインを飲んだ11人のうち9人が頭痛を起こしたのに対し，ウォッカを飲んだ8人では誰も頭痛を起こさなかった．グルテンとラクトースに関するエビデンスはさらに少なく，無グルテン食および無ラクトース食が頭痛に有効だったとするエビデンスはない．

本症例では，食品と片頭痛の関連を示す明確なエビデンスはないことを患者に説明するとよい．しかし，患者によっては特定の食品が頭痛を誘発しうることを伝えるのがよい場合もある．本症例の場合，過度な除外食を続ける必要はなく，頭痛ダイアリーをつけて頭痛への影響を評価しながら，1品目ずつ徐々に摂取を試していくことができた．

解説

食品摂取による片頭痛の誘発について，患者と医師の間で非常に大きな関心があることは明白である．"片頭痛食"は，よく知られた片頭痛の民間療法のプログラムに組み込まれている．食物不耐症や食物アレルギーへの人々の認識の高まりと，食事制限が広く受け入れられていることもまた，この種のアプローチが興味を集めている要因である．食品が片頭痛に与えると思われる作用は，生物学的に理に適っている．特に，血管の収縮能に直接あるいは間接的に作用する物質や生体アミンのレベルに作用する物質は，片頭痛の誘発に関与しているかもしれない．しかし，これを裏づけるエビデンスは乏しく，食品摂取による片頭痛の誘発について，エビデンスに基づいた推奨を行うのは難しい．

食事からいくつも食品を排除するのは必ずしも安全な治療法ではない，ということにも留意する．特定の栄養素の欠乏や全体のカロリー不足を引き起こす恐れがある．片頭痛との関連が指摘されている食品の数は膨大で，多くの食品が疑わしいものとなっ

てしまう。患者はやがて食品の選択に対して二次性の不安障害を起こし，それ自体が頭痛の増悪を招く。食事性の誘因をあまりに強調すると，はからずも患者は，食事が頭痛の全原因であると感じるようになってしまう。誘因を避けることで健康な生活習慣を維持しつつ，環境因子を過度に制限しないようにするには，微妙なバランスが必要である。

　患者が除外食を希望する場合は，体系的な枠組みの中で行うことが役立つ。患者には頭痛ダイアリーをつけてもらい，誘因の可能性がある食品を列挙してもらったあと，それぞれの食品を1品目あたり数週間ずつ除外して頭痛の頻度を追跡するとよい。もし頭痛に改善がみられないなら，その食品の摂取は再開してよい。このアプローチは誘因となる食品を同定するとともに，食べるものが次々となくなっていくのを防ぐことができる。

診断

前兆のない片頭痛，食品摂取による誘発の可能性あり

💡 Tip

一般に片頭痛の誘因と考えられている食品の多くは，明確なエビデンスに乏しい。極端な食品制限の推奨については慎重であるべきである。

高頻度の頭痛がある妊娠希望の若い女性

症例

29歳の女性。10年前から始まった片頭痛の評価のため受診。頭痛は月に1回程度であったが，6カ月前から頻度が増加していた。ストレスやストレスから解放されたいとき，睡眠不足，欠食，カフェインで誘発されるようだという。医療補助員として勤務しながら，医師助手の養成学校に通い始めていたが，その頃から頭痛が増悪した。睡眠の質と時間は低下していた。受診時には，頭痛は週に2回生じるようになっており，そのせいで仕事を休むこともあるとのこと。

　ここ数カ月は妊娠希望のため，頭痛の治療にアセトアミノフェンしか用いていない。診察所見は正常で，かかりつけ医がオーダーした頭部MRIと血液検査では異常を認めなかった。

■ 頭痛の誘因に関する患者の説明は確かなのか？

片頭痛患者のほとんど(75〜95％)は頭痛の誘因があると答える。しかし，誘因に関する研究は驚くほど少ない。現実には，単一の誘因を見つけるのは非常に困難であり，誘発因子の研究は難しい。気圧の変化といった特定の誘因に関する研究はいずれも，頭痛との関連を見いだせていない。この問題をさらに複雑にしているのが"アンカリング"と呼ばれる現象で，患者(あるいは医師！)が最近のイベントと頭痛とを結びつけてしまうことを指す。2つの事象が患者の中で結びつくと，その関連を支持する証拠を無意識のうちに探し求めるようになる。トマトを食べたあとに頭痛を生じた患者は，それ以降，トマトを食べるたびに頭痛が起こらないか注意を払うようになる。

　エビデンスがないにもかかわらず，一部の患者では，特定のイベントと頭痛の発生には明確な関連がある。本症例では，コーヒーを飲んだあと1時間以内に頭痛を生じていた。この患者のように発作が再現されるなら，その誘因は確からしいといえる。

■ 本症例において誘因を避ける意義は？

個々の誘因に関するエビデンスが乏しいように，誘因を避けることの意義もまたデータに乏しい。エビデンスがないとはいえ，誘因への対応に努めることで頭痛が改善する患者を我々は何人もみてきている。誘因のいくつかは，睡眠衛生(表9.1)，規則正しい食事，強い感覚刺激を伴う状況(例えば，デパートの化粧品売り場)を避けること，などの行動の改善で対応できる。しかし，ホルモン値の変動をはじ

表 9.1	睡眠衛生の基本

- 決まった時間に就寝・起床するなど，規則正しい睡眠を継続する
- 必要以上に睡眠をとらない。目覚めたあとは長いことベッドの中にいない
- "無理に"眠ろうとしない。もし20分以内に入眠できなければ，いったん起きて何か気分を落ち着かせるようなことをする
- 午後2時以降のカフェイン摂取と夕方以降の飲酒を避ける
- 喫煙(特に夜間)を避ける
- 空腹のまま，あるいは食べたあとすぐに眠ろうとしない
- 毎日運動する。しかし，就寝前の4時間は避ける
- 心配事を片づけてから就寝する。温かいお風呂に入ることが役立つかもしれない
- 就寝前に，テレビを見るなどの電化製品の使用を避ける

めとする一部の誘因を避けることは不可能である。患者によっては生活上のストレスを避けること自体難しいこともある。したがって，誘因への対応のみでは重度で頻回の頭痛の予防には不十分であるが，軽度で頻度の少ない頭痛の予防には十分かもしれない。予防薬内服の希望がない場合は，行動への介入から始めるのがよい。本症例では，睡眠衛生を改善することで頭痛頻度は週1回程度にまで低下した。頭痛発作はアセトアミノフェンで比較的うまくコントロールされている。

解説

我々は，片頭痛の発作頻度を短期的(通常は48時間以内)に増加させる誘因と，より長期の経過において片頭痛の頻度および重症度を増加させる増悪因子の2つを区別している。最もよく報告される誘因は，ストレスや緊張のほかに月経周期，感覚刺激(まぶしい光，大きな音，強い香り)，睡眠不足，欠食が挙げられる。これらの誘因はおそらく相加的であると考えられ，1つでは頭痛を起こすのに不十分でも，同時に複数の誘因がある場合(例えば，睡眠不足の際に強い香りを嗅いだとき)は頭痛を引き起こすことがある。

誘因を避けることが片頭痛予防に有効であることは昔から知られており，頭痛の誘因を見つけてそれを除去すれば頭痛は改善する，と聞かされている患者は大勢いる。この考えは，"ある事が頭痛を引き起こしたのなら，それをしないことだ"という古典的な通念に基づいている。しかし現在のところ，これが片頭痛の効果的な予防法だとするデータはない。誘因の除去に重点をおきすぎるのは，患者のケアにとって有害ですらある。誘因の除去によって片頭痛を予防することは患者の行動制限につながり，生活上のストレスを高める。そうして増加したストレスが逆説的に頭痛の増加を招いてしまう。というのも，"ストレスや緊張"は頭痛の誘因として最も多いものだからである。

診断

反復性片頭痛

💡Tip

患者が想起する誘因は必ずしも正しくない。誘因を除去するだけでは，高頻度または重度の頭痛への対応としては不十分なことが多い。

複数の薬物アレルギーと頻回の頭痛がある女性

症例

39歳の女性。週に3回ほど起こる頭痛の精査のため受診。頭痛はしばしば緊張型頭痛の基準を満たすが，月に何回かはもっとつらい片頭痛様の発作が起こる。ここ1年間は頻度が増加してきており，これには，義母が病気になり介護を要する状態で引っ越してきたことに伴うストレスの増加が関係している。そのうえ，患者には2人の幼い子供がいる。また，以前に試したことのある頭痛予防薬をはじめ，多数の薬物に対するアレルギーと過敏症があるという。今回の受診時，「私には薬が合わないし，どうせ効かないから」という理由でさらなる予防治療は希望しなかった。

この患者には，どのような非薬物療法の選択肢があるか？

"非薬物療法"とは，行動療法，補完医療，ハーブ，サプリメントなどを含むさまざまな治療介入を指す。ハーブとサプリメントについては本章後半で述べる。非薬物療法の中ではバイオフィードバック，認知行動療法，リラクセーション法といった行動療法が最もよく研究されている。補完医療（補完代替医療，代替療法，統合医療ともいう）には鍼治療，カイロプラクティック，頭蓋仙骨療法，マッサージなどがある。表9.2に非薬物療法をいくつか挙げる。

これらの治療を受けるうえで最大の障壁はコストである。というのも，これらの治療法が保険でカバーされることはめったにないからである。行動療法に関してデータは豊富にあるにもかかわらず，バイオフィードバックやリラクセーション法を行う専門家の数は通常，鍼やカイロプラクティック，マッサージを行う専門家に比べて少ない。専門家が少ないためにますます行動療法へのアクセスは限られる。行動療法について習得するための努力を要することもまた，実践するうえで障壁となっている。

本症例の患者は意欲があり，保険でカバーされない治療費を支払うことができたため，有効性に基づいて非薬物療法を勧めることができた。

これらの治療法はどの程度うまくいくのか？

片頭痛に対する行動療法は，非薬物療法の中で最もよく研究されている。複数のメタ解析およびエビデンスに基づいた報告の包括的なレビューでは，3種類の行動療法すべてが検討されている。このレビューによれば，3種類とも頭痛の活動性を30〜60％低下させる。同様に，2000年に米国頭痛コンソーシアム（US Headache Consortium）はリラクセーション法，温熱によるバイオフィードバックとリラクセーション法の併用，筋電図によるバイオフィードバック，認知行動療法にグレードAの推奨を与えており，"片頭痛の予防治療の選択肢として考慮してよい"としている。

表9.2　非薬物療法

行動療法
リラクセーション法
バイオフィードバック
認知行動療法

補完医療（代替療法）
頭蓋仙骨療法
鍼治療
カイロプラクティック
マッサージ

鍼治療は，片頭痛予防に有効なことが明らかになっている。2009年のCochraneレビューでは，無治療もしくは一般的な治療と比べて，鍼治療は頭痛の頻度，日数，3〜4カ月後の頭痛スコアを改善させたと報告している。長期のフォローアップを行った研究では，鍼治療を中止してから9カ月後に効果は消失した。真の鍼治療と偽の鍼治療を比較した研究では，両者の改善程度に差はなかった。薬物療法と比べると，鍼治療のほうがわずかに良い転帰を達成し，副作用は少なかった。頭蓋仙骨療法に関するデータは非常に少ない。

脊椎マニピュレーションに関するシステマティックレビューによると，薬物療法に比べてある程度の改善がみられたが，エビデンスレベルは高くなかった。マッサージに関しては小規模研究が少数報告されている程度だが，これらの結果からは有効性が示されている。

個々の患者にどの治療が最も有効かを述べるのは難しいが，温熱によるバイオフィードバックとリラクセーション法の併用，もしくは認知行動療法が最も有用かもしれない。

解説

行動療法は40年以上にわたって，頭痛のマネジメントに用いられてきた。認知行動療法，リラクセーション法，バイオフィードバックの3つが最もよく利用され，また研究されてきた。認知行動療法は，資格をもつセラピストによって行われる。これは短

期的,目的指向型で,機能障害に陥った思考過程を修正するとともに,ネガティブな思考を強める行動・外的イベントを減らすことで感情に変化をもたらすことができる,という考えに基づいている。頭痛に適用される場合は,しばしばストレスの原因を見つけ出し,対処するためのツールとして用いられる。患者個人が自ら思考や行動を選択できるようにすることに重点がおかれる(内的統制)。リラクセーション法では,セラピストが全身をリラックスさせること,すなわち"リラクセーション反応"を目標としてトレーニングを行う。このトレーニングは指導に沿ったある種の運動を通じて行われ,バイオフィードバックを併用することで効果が促進される。バイオフィードバックは,患者が生理的なパラメータを認識することで,それらをコントロールできるようにすることを目的とする。パラメータとしては,筋トーヌス(筋電図により測定),体温,心拍数がある。患者はどのように特定の筋肉をリラックスさせ,心拍数を低下させ,リラクセーションを誘導するかを学ぶ。

　補完医療の理論的根拠はそれぞれ異なる。補完医療に含まれる個々の治療法は互いに異なる特徴をもっているため,一般化することは難しい。鍼は古代中国で発達した治療法で,針を身体の特定の部位に刺入する。これは補完医療の中で最もよく用いられる治療法の1つで,頭痛患者にも頻繁に用いられる。米国人の約4%が鍼治療を受けたことがあり,その10%は頭痛の治療を目的としていた。頭蓋仙骨療法は頭蓋骨と仙骨の穏やかな徒手整復により,脳脊髄液の拍動を修正することを目的に行われる。

　カイロプラクティックとマッサージは,筋骨格系の異常が頭痛を引き起こしているという仮説のもとに,そこに焦点を当てて治療を行うものである。学術的に検証されていないものの,我々はこれらの治療ののちに頭痛が悪化した患者を何例か経験している。頸部のマッサージや整復は頭痛を誘発するかもしれない。頸部と肩の筋緊張に強く関連して頭痛を生じていると思われる患者なら,ある程度はマッサージが有効かもしれない。椎骨動脈解離とカイロプラクティックによる頸椎の整復の関連については相反する意見があるが,現時点では我々は,患者には速い回旋運動を伴う頸椎の整復は避けるようアドバイスしている。

　非薬物療法によってすべての患者が同じように有益な効果を得られるとは期待できない。行動療法のレビューによると,患者の40〜70%は改善を示さず,なかでも薬剤の使用過多による頭痛(薬物乱用頭痛),慢性連日性頭痛,群発頭痛,外傷後頭痛の患者は治療に反応する見込みが小さいとしている。米国頭痛コンソーシアムは,非薬物療法で効果が見込まれる患者を**表9.3**のように定義している。

　本症例の患者は,行動療法で効果が期待される基準を満たす。そこで,実行可能なバイオフィードバックのトレーニングと認知行動療法を行うこととなった。これらの治療で頭痛の頻度は週1回程度にまで改善した。患者はもっと頭痛を減らしたいと望んだが,今くらいの頭痛の頻度なら何とか対処できると感じたという。

表9.3　非薬物療法で有益な効果を得るのは誰か?

- 薬物療法が無効,または不十分な効果に終わった患者
- 医学的理由で薬物療法が禁忌の患者
- 薬物療法に忍容性のない患者
- 非薬物療法を好む患者
- 急性発作治療薬を使いすぎる傾向がある患者,または薬物乱用頭痛の既往がある患者
- ストレスが強い患者,またはストレスの対処法を学ぶことで恩恵を受けられる患者
- 妊婦,または妊娠希望のある患者

診断

緊張型頭痛と片頭痛の混在

💡Tip

薬物療法を行えない,または希望しない患者では,非薬物療法は予防治療として有用である。

片頭痛への自然療法に関心のある女性

> **症例**
>
> 33歳の女性。前兆のある片頭痛が16歳で初発し，今年の初めまでは月に2回出現していたが，最近は徐々に頻度が増加してきている。誘発因子は特定できていない。今回の受診時，頭痛は少なくとも週1回，ときには週2回ある。頭痛の性状は以前と変わりない。神経学的所見は正常で，さらなる検査は不要と思われた。予防薬の投与を提案したところ，「毎日薬を飲むのは嫌です。飲むなら何か自然なものはないですか？」と聞かれた。

どのようなビタミンやサプリメントが推奨されるか？

頭痛の予防で最もよく研究されているビタミンやサプリメントは，マグネシウム，ビタミンB$_2$（リボフラビン），コエンザイムQ10（CoQ10）の3つである。マグネシウムに関するいくつかのプラセボ対照試験によると，評価は一定しないがおおむね有効であるとされる。試験で使われた用量は360～600 mg/日であった。マグネシウムは一般的に忍容性は良いが，下痢をはじめとする消化器症状がよくみられ，使用が制限される要因となっている。この消化器症状はある程度，用いられるマグネシウム塩に依存している。マグネシウムは腎不全の患者には用いてはならない。

リボフラビンは対照試験で有効性が検証されており，尿が黄色くなること以外に副作用はほとんどない。マグネシウムと同様，効果が現れるまでには数カ月かかるだろう。CoQ10は成人の片頭痛患者に有効であるとするデータはほとんどないが，小児では若干のエビデンスがある。夜間に服用すると不眠を生じることがある以外は，忍容性は良いとされている。

マグネシウムとリボフラビンは，本症例の患者にとって良い選択肢であろう。マグネシウムは前兆のある片頭痛に特に有効な場合があり，この患者に推奨されるもう1つの理由である。

ハーブによる治療は有用か？

ナツシロギクとセイヨウフキは，片頭痛の予防効果が研究されているハーブである。米国頭痛学会（American Headache Society：AHS）/米国神経学会（American Academy of Neurology：AAN）による最近のガイドラインでは，セイヨウフキはカテゴリーAの評価を得ており，患者の治療に"提案すべき"とされる。ナツシロギクは同ガイドラインでカテゴリーB（"考慮すべき"）の評価である。典型的な用量は，セイヨウフキは75 mgを1日2回内服，ナツシロギクは150 mg/日を内服する。セイヨウフキにはアルカロイドが含まれる可能性があるので安全性に懸念があり，この2つのハーブはどちらも妊婦にとって安全と考えるわけにはいかない。したがって，妊娠可能年齢である本症例の患者に対しては勧められない。

この2つのハーブは，忍容性は概して高い。セイヨウフキではげっぷが問題となる場合がある。ナツシロギクは口腔の痛みや潰瘍，胃腸不良，腹痛を起こすことがある。忍容性が良いことから，患者はしばしばハーブによる治療を希望する。本症例の患者の悪心の治療にショウガ茶やショウガのサプリメントを推奨してもよい。

> **解説**

片頭痛治療に用いられるビタミン，サプリメント，ハーブについて表9.4に簡単にまとめる。これらの治療は，毎日"薬物"を飲むことを希望しない患者に有用な可能性がある。FDAはハーブ治療やサプリメントに対しては厳格な監督を行っておらず，製品によって有効成分に大きな差がある。例えばナツシロギクの場合，製品によって有効成分量は400％もの違いがあることがわかっている。マグネシウム塩もまた，製品ごとの吸収の違いを反映して効果にも違いがある。以上の理由から，患者がこれらの製品を購入して使用していても，どの成分をどれだけ

表 9.4 片頭痛の予防に用いられるビタミン，サプリメント，ハーブ

ビタミン，サプリメント	用量	副作用	説明
マグネシウム	400～600 mg/日	胃腸不良，下痢	酸化物およびキレートはより忍容性が高い。効果を認めるまでに数カ月かかる。前兆のある片頭痛と妊婦に有用
ビタミン B$_2$（リボフラビン）	400 mg/日	尿の色が明るい黄色になる	妊婦における研究はない。効果を認めるまでに最長 3 カ月かかる
コエンザイム Q10	150 mg/日	夜間に服用すると不眠	エビデンスが乏しい。高価
ハーブ			
ナツシロギク	150 mg/日	口腔潰瘍，胃腸不良	妊娠中は安全ではない
セイヨウフキ	75 mg を 1 日 2 回	げっぷ	妊娠中は安全ではない。植物抽出物に毒性があるため製品の品質管理が必須

飲んでいるのかを正確に知ることは難しい。

マグネシウムの片頭痛予防効果に関する臨床試験では，1つが無効，別の1つが不確実な結果であった以外は，ほとんどが有効性を示している。ある種のマグネシウム塩はあまり吸収されず，有効でないかもしれないが，異なるマグネシウム塩を比較した研究はない。我々は日常診療において，通常は 400～500 mg/日を勧めており，効果が現れるまでに数カ月かかるかもしれないと注意を促している。我々の経験では，酸化マグネシウムとマグネシウムキレート剤が忍容性が高い。マグネシウムが最も明確な適応となるのは，前兆のある片頭痛，あるいは前兆が主な症状の場合であろう。妊娠中もマグネシウムは良い選択である。血清あるいは赤血球中のマグネシウム低値を示す患者は，特に反応が良い。

リボフラビン（ビタミン B$_2$）と CoQ10 はミトコンドリアの補酵素である。CoQ10 は小児領域である程度よく研究されている。ある研究では，リボフラビン・マグネシウム・ナツシロギクの併用（MigreLief として販売）とリボフラビン単独，プラセボが比較された。リボフラビン単独群と併用群は，プラセボ群よりも頭痛の日数やその他のエンドポイントで改善を示した。我々はマグネシウムとリボフラビン 400 mg/日の併用を勧めることが多い。リボフラビンは妊娠中の使用に関する研究がないため，妊婦には使用を勧めない。CoQ10 は高額なサプリメントで，エビデンスの有効性に乏しいため，我々は推奨していない。ただし，副作用は少なく安全性の問題が報告された例はないため，患者が希望するなら止めることはしない。

ハーブは処方箋なしで手に入るが，安全性について懸念がある。セイヨウフキは，有意な胎児リスクの存在だけでなく，安全性についてさらに注意が必要である。根茎および茎の部分に，肝障害性と発癌性のあるピロリジジンアルカロイドが含まれているからである。このアルカロイドの濃度は葉の部分で最も低い。そのためセイヨウフキの製品は，安全性に万全を期している信用のあるメーカーから手に入れる必要がある。ナツシロギクは妊娠中の使用に関する研究はなく，また子宮の収縮と分娩誘発を招くので，妊婦への使用は避けるべきである。

診断

前兆のある反復性片頭痛

💡 Tip

処方箋なしで手に入るものの，ハーブ治療および生理的な用量を超えるビタミン剤投与の長期の安全性は十分に研究されていない。しかし，これらは薬物療法を避けたがる患者に対して有用かもしれない。

頸部痛を訴える中年男性

症例

38歳の男性。データ入力の技術者。治療抵抗性の頸部および頭部の痛みで受診。3年前に職場が新しいモニターとコンピュータシステムを導入したときから頭痛が始まったという。モニターを見るために左側を向かなければならないが，コンピュータに入力するデータが書かれたカードと紙は右側に置いてある。痛みは持続性で左側にあり，後頭部と前頭部に放散する。拍動痛ではなく，0～10の痛みスケールで平均4～5。悪心，光過敏，音過敏などの症状は伴わない。当初，痛みは間欠的で，仕事を終えて体位を変えたりリラックスできると消失した。しかし，ここ2～3カ月は頭痛の頻度が増加し，仕事のあとも痛みが残ることが多い。市販のイブプロフェンを使用しており，ある程度の改善がみられるという。

診察では頸部の可動性低下と，左側の頸部と肩の筋群の圧痛，筋緊張の亢進を認めたが，その他の身体所見および神経学的所見は正常だった。頸部単純X線では，脊椎のわずかな変性所見がみられた。片頭痛と診断し，頭痛がひどいときはリザトリプタンを服用することとした。数週間後の再診時，リザトリプタンは効かず，頭痛は変化していないという。

■ 片頭痛の診断は正しかったのか？

この患者は片側の頭部に中等度の痛みを訴えているが，ほかに片頭痛を示唆する症状は伴っていなかった。さらに，痛みは十分な用量の特異的片頭痛治療薬に反応しなかった。現病歴に基づくと，患者の頭痛は頸部の構造から生じている可能性が最も高い。頭痛は新しいコンピュータシステムが職場に導入されて間もなく生じており，このシステムのせいで，長時間にわたり不自然な頭位をとり続けなければならなかった。頸部の可動性低下，筋の圧痛，筋緊張の亢進がみられたことから，頭痛の原因は頸部由来であることが示唆された。X線ではわずかな変性所見を認めるのみであり，痛みの原因とは考えられなかった。

"頸原性頭痛"の存在は論争の的となっており，頸部由来の頭痛をどのように診断するか，どの診断基準を用いるかについては意見の一致をみていない。大半の研究者は，頭痛が頭部あるいは頸部に生じ，頭痛が頸部由来であることが十分に信頼できる場合は頸原性頭痛と診断することを提案している。このためには画像検査や臨床所見によって，頭部の痛みを呈する脊椎疾患あるいは周囲の軟部組織疾患の存在を証明する必要がある。頸部の病変と疼痛の関係を証明するには，臨床所見から頸部の病変が痛みを引き起こしていると考えられることに加え，診断目的の頸部局所の神経ブロックによって痛みが改善することを示さなければならない。

頸部の構造に由来する痛みが頭部へ放散することは，生物学的に説明できる。C1～C3の3つの頸髄神経は，上位頸髄に位置する三叉神経頸髄核の二次ニューロンとシナプスを形成する。後者は三叉神経の一次ニューロンからも入力を受ける。これらの三叉神経頸髄複合体に収束するニューロンの"クロストーク"により，頸部の問題が頭痛を生じるとともに，その逆もまた成り立つ。

■ この患者には，どのような治療がよいか？

最近のシステマティックレビューの著者らは，頸原性頭痛の徒手治療に関する論文を7編しか見つけられなかった。これらの論文では，理学療法，脊椎マニピュレーション，下顎の受動運動などを含むさまざまな徒手治療で，頸部に由来する頭痛への効果が検討されていた。残念ながらその論文の質は低く，1編のみが"無治療の"対照群を設けていた。レビューの著者らは，理学療法や整復治療が有用な可能性はあるものの，有効性を裏づけるためにはさらなる研究が必要であると結論づけている。運動療法と整復治療に関する最近のランダム化比較試験によると，両者は対照群と比べて優れた効果を示している。しかし，この2つの治療法の併用は，それぞれ単独で行った場合と比べて明らかに優れているとはいえなかった。

最適な治療法に関するコンセンサスがない中で，我々は筋弛緩薬などを使った対症療法から治療を開

始し，理学療法士へ患者を紹介する。期限を設けて，姿勢訓練や頸部の筋の可動性や筋力を高めるような能動的な理学療法の利用を勧めている。マッサージや超音波といった受動的な理学療法は，一時的には痛みを和らげるかもしれないが，理学療法への依存を招く恐れもあり，患者にとって長期的なメリットがあるとはいえない。

　本症例では，職場環境が患者の問題に関与していると考えられる。理学療法士は患者の職場を訪問し，机の上を並べ替えて，仕事の手順と流れを修正するように提案した。フォローアップの外来では，患者はもう頸部痛に悩まされることはなくなっていた。一部の医師は，このような患者で保存療法に反応しない場合は局所麻酔薬によるC2神経ブロックを勧めるが，我々の経験では，こういう侵襲的な処置が必要になることはまれである。しかし時々は，このような患者に対して大後頭神経ブロックを行っている。

解説

頸原性頭痛は片側性の頭部および頸部痛の原因であり，通常は痛みの左右が入れ替わることはない。痛みは中等度～重度であるが，それ以外にほかの片側性頭痛疾患の典型的な特徴はない。特に，悪心，嘔吐，光過敏，音過敏を伴わないため，そこが片頭痛との鑑別に役立つ。自律神経症状を伴わない点も，群発頭痛と鑑別するうえで役立つ。頭痛は通常，頸部の運動や姿勢によって誘発される。頸部に頭痛の原因があると考えられ，トリプタン製剤に反応がなく，典型的な片頭痛の特徴を欠く，という点はすべて頸原性頭痛の診断を示唆する。

　頸原性頭痛の診断は議論の的となっており，その特徴に明確なコンセンサスはないが，痛みは頸椎の解剖学的構造に由来すると思われる。診断基準にもよるが，一般人口における有病率は1～4.6％とされる。

診断

頸原性頭痛

💡Tip
頸原性頭痛の治療は理学療法，姿勢訓練，環境の誘因への対応といった非薬物的アプローチが第一選択である。

カイロプラクティックに興味をもつ頻回頭痛の男性

症例
52歳の男性。ここ4年間で頭痛が徐々に増悪したため受診。痛みは両側性で後頭部に分布し，持続痛もしくは拍動痛。強さは中等度で，随伴する症状はなく，一度に数時間持続するという。頭痛は朝の起床時に最もひどいことから，不自然な体位で寝たために首を痛めたと患者自身は考えていた。いくつかの枕を試したが，改善は得られなかったという。画像検査では，頸椎に軽度の変性所見を認めた。頸原性頭痛または緊張型頭痛と診断し，内服治療を勧めたが，患者は非薬物療法を希望した。特に，カイロプラクティックが選択肢に挙がるかを知りたいとのこと。というのも，友人がカイロプラクティックに通って背部痛が治ったからだそうだ。

脊椎の整復で患者の頭痛は改善するのか？

片頭痛に対する脊椎マニピュレーションに関する最近のシステマティックレビューは，3編のランダム化比較試験を取り上げているが，いずれも研究デザインに大きな問題がある。最もデザインの優れていた研究では，脊椎マニピュレーションの有効性は示されなかったが，別の研究では，質は劣るものの有効性が示された。カイロプラクターのグループによって，ランダム化比較試験以外の臨床試験も加えてエビデンスに基づくガイドラインの作成が試みられたが，そのエビデンスレベルは中等度以下であった。彼らは，反復性と慢性の片頭痛と頸原性頭痛に対して脊椎マニピュレーションは推奨できるが，緊張型頭痛には推奨する・しないのデータがないと結

論づけた。また，次のように述べている。「ほとんどの臨床試験では，施術による有害事象の発生についてはきちんと報告されていなかった。一部の臨床試験の報告によると有害事象はないか，あっても軽微なものにとどまった」。以上2つの研究報告が，医師とカイロプラクターによる推奨の違いの背景となっている。簡単にいえば，脊椎マニピュレーションの有効性を示す質の高い臨床研究はなく，有効性を示した臨床研究は研究デザインに欠点がある。実臨床では，脊椎マニピュレーション後に頭痛が軽減する患者が時々いる。

本症例の患者には，カイロプラクティックによって頭痛が改善したという人は時々いるものの，臨床研究からはカイロプラクティックの治療効果は支持されない，と伝えた。

脊椎の整復に関連したリスクで説明すべきことは？

脊椎マニピュレーションに関連するリスクは，軽微なものから重大なものまである。脊椎マニピュレーションを受けた患者の前向きケースシリーズでは，30～60％の患者に頸部痛，頸部のこわばり，頭痛，倦怠感など軽症の有害事象が報告されている。後向き研究および症例対照研究では，より重大な有害事象として頸椎ヘルニア，椎体骨折，硬膜損傷のほか，最も危惧される合併症である椎骨動脈解離（vertebral artery dissection：VAD）が報告されている（内頸動脈解離はVADに比べてかなり報告が少ないが，その理由は内頸動脈が頸部で周りの構造に係留されておらず，より自由に動くことができるためと考えられている）。

いくつかの症例対照研究は，脊椎マニピュレーション（施術を行うのがカイロプラクター，整形外科医，指圧師のいずれであるかにかかわらず）とVADとの関連性が示されている。ある症例対照研究では，VAD患者は内頸動脈解離患者よりも高い割合で以前に上位脊椎マニピュレーションを受けていた（30％ vs. 6％）。両側性のVAD発症も脊椎マニピュレーションと関連がみられた。別の症例対照研究では，VADを発症するオッズは，45歳以下で1週間以内にカイロプラクティックを受けた人で5倍高かった。VAD患者群は対照群と比べて，頸椎疾患のため1カ月以内に3回以上カイロプラクティックを受けていた割合が5倍も高かった。

しかし別の研究では，これらのデータに対して異なる解釈の可能性が提起された。オンタリオ州の住民を対象として，カイロプラクターもしくはプライマリ・ケア医への受診によるVADまたは椎骨脳底動脈系の脳梗塞のリスクの違いを検討した大規模な症例対照および症例クロスオーバー研究がある。それによると，45歳以下の群では，発症前の1カ月間にプライマリ・ケア医を受診していた割合が3倍多く，カイロプラクターを受診していた割合もまた3倍多かった。45歳以上の群ではこのような関連は認められなかった。

この研究の著者らや他の研究者らは，VADは頭痛と頸部痛でよく発症することを指摘している。そのため，患者はVADと最終的に診断される前にカイロプラクターやプライマリ・ケア医を受診するのかもしれない。したがって，症例対照研究におけるリスクの増加について，VADをすでに発症していた患者がカイロプラクティックを利用しただけなのか，カイロプラクティックを受けた結果としてVADを発症したからなのかを判断するのは難しい。あるカイロプラクターはこの研究結果を「あなたが私の施術室を出るときに動脈解離を起こしている可能性は，あなたがプライマリ・ケア医の診察室を出るときよりも高くないですよ」とうまく表現している。我々は，患者にカイロプラクティックによるVADのリスクについて説明することにしている。

解説

VADの発生率は10万人あたり約1.5人とされ，しばしば頭痛と頸部痛で発症する。カイロプラクティックの合併症ではないかと懸念されるようになったのは，1990年代に頸部の施術後に動脈解離で死亡した患者が2例報告されてからである。そ

れ以来，脊椎マニピュレーションによる頸部の動脈解離のリスクはどの程度のものかが激しく議論されてきた。VADは内頸動脈解離よりも頻度が高い。椎骨動脈は，特にC1〜C2の接合部において頭蓋内に入る前に環椎を取り巻くように蛇行する部分が，外傷に対し非常に弱い。VADは血管壁内の血腫によって生じるが，自然発生よりも何らかの外傷と関連することのほうが多い。また，脊椎マニピュレーションにおける素早い頸部の動きだけでなく，バレーボール，重量挙げなどのスポーツや，歯科治療，運転中の頭部の回旋，長引く咳などとも関連する。頸部痛のため首を"鳴らす"癖のある患者がVADを発症したという症例報告もある。

VADは複数のメカニズムによって，脳卒中やその他の神経症状を引き起こす。壁内血腫が拡大すると椎骨動脈あるいはその分枝が閉塞する。血腫が外側へ拡大すると，近傍の構造が圧迫を受けることがある。解離によって血栓塞栓症の機序で脳梗塞を生じることもある。脊椎マニピュレーションによるVADのリスクについてのデータは，相反する結果となっているものの，VADが患者に与える重大な影響を考えると，新たな知見が示されるまではカイロプラクティックを行わないことが最も安全といえる。

診断

緊張型頭痛もしくは頸原性頭痛

Tip
頭痛や頸部痛に対するカイロプラクティックの有効性は証明されておらず，椎骨動脈解離（VAD）をはじめとする重大な合併症のリスク増加と関連しているかもしれない。患者には，これらのリスクについて教育すべきである。

群発頭痛の妊婦

症例

26歳の女性。2週間前から始まった重度の頭痛のために頭痛外来を受診。3年前，2カ月間にわたって今回と似たような，ほぼ連日の頭痛を経験したことがある。このときの頭痛は左眼の奥に存在し，極めて強い痛みだったが，持続時間は45分〜1時間と短かった。毎晩，たいていは就寝後1時間程度してから出現した。頭痛に伴って左眼の流涙と左側の鼻閉が生じた。CT検査では両側上顎洞粘膜の肥厚を除き，異常はなかった。抗菌薬と鼻づまり治療薬を処方されたが，頭痛は改善しなかった。副鼻腔の手術が検討されたが，頭痛は自然に消失したためキャンセルになった。

2週間前にこれと同様の頭痛が再発したが，今回は1日1回ではなく，最大4回は生じる。身体所見と神経学的所見は正常。頭痛を除けば健康であるが，現在妊娠8週であり，どのような薬も使いたくない。薬物療法しかないのであれば，頭痛が"絶望的な"ひどさなので人工中絶も考えるという。

診断は何か？ どのような非薬物療法が考慮されるか？

眼窩後部の激しい痛みと自律神経症状は，群発頭痛の診断に合致する。発作は45分間持続しているが，これは群発頭痛の典型的な持続時間である15分〜3時間に当てはまる。さらに，夜間就寝後間もなく生じているが，これはレム睡眠期と一致する。この"目覚まし時計"のような発作の時間経過は群発頭痛に特徴的であり，たいていレム睡眠期に発症することから，ときに一種の睡眠時随伴症であると考えられる。

群発頭痛の個々の発作は通常，スマトリプタンの皮下注や100％酸素7〜12Lをリザーバーマスクを用いて吸入することで治療する。この患者にとって酸素は，頭痛発作に対する有力な非薬物療法である。しかし，酸素療法はいくぶん煩雑な治療法であり，加えて患者は1日に4回も発作を生じることから，何らかの頭痛予防治療や発作頻度を抑える治療を行うのが望ましい。

群発頭痛の予防に対する非薬物的アプローチとしては，植え込み型の蝶形口蓋神経節の刺激装置，末梢神経ブロック（典型的には大後頭神経）がある。末梢神経ブロックは，直ちに標的神経の支配領域の除痛効果を発揮するだけでなく，理由は不明だが，短時間の神経ブロックの効果が切れたあとも数日〜数週間にわたって鎮痛効果が持続する。一部の研究者は，末梢から中枢神経への疼痛情報のインプットが途切れることにより中枢での感作が抑制されることが機序ではないかと推測している。群発頭痛の治療における大後頭神経ブロックの有効性は，2つの二重盲検ランダム化比較試験で証明されている。

大後頭神経ブロックはどのように行うか？この治療はどのくらいの頻度で繰り返せるか？

大後頭神経は第2頸髄神経の分枝であり，頭皮の後面の感覚を支配している。この神経は比較的浅いところにあり後頭部からのアクセスは容易なので，大後頭神経ブロックは技術的に難しくはない。ほとんどの専門家は，神経ブロックの部位は，頭皮上の目印となる後頭結節と乳様突起を結ぶ線をイメージして決める。大後頭神経は，後頭結節から乳様突起までの距離の1/3の位置にある。後頭動脈は通常，この神経の外側を走行するため，動脈穿刺を避けるため触診を行うことが重要である。

大後頭神経ブロックには，1〜2％リドカインもしくは0.25〜0.5％ブピバカインなどの局所麻酔薬を用いるが，ステロイドを加えてもよい。投与する局所麻酔薬は通常1回1〜3 mLである。米国頭痛学会（AHS）の末梢神経ブロック専門部会は，患者の反応性に応じて2〜4週ごとの反復注射を推奨している。我々は，5 mLシリンジと27G針を用い，1％リドカイン2 mLを注射している。なお，局所麻酔薬単独に反応しないとき以外，通常はステロイドを用いていない。妊娠中の患者ではリドカインが選択される。なぜなら，FDAによる妊娠中の薬物安全性カテゴリーBに分類されているからである（ブピバカインはカテゴリーCである）。我々は，妊婦へのステロイド併用は避けることを勧める。

本症例では，発作に対しては酸素投与を行い，頭痛予防のために左大後頭神経ブロックを行った。最初の注射後，頭痛は10日間抑制された。その後もう1回注射を行い，以降再発はなかった。

解説

群発頭痛は男性に多いが，女性にも起こる。ただし，女性では頻度が低いことから，医師はほかの原因があるのではないかと考えがちである。本症例でも，当初は副鼻腔の問題が頭痛の原因であると誤診された。群発頭痛の診断の遅れと誤りは，女性だけでなく男性でもよくある。残念なことに，この患者が経験したことは珍しいことではないのである。群発頭痛はしばしば鼻副鼻腔炎のせいにされ，たいていは効果のない不要な手術をされてしまう。

群発頭痛の薬物療法は非常に効果的である。ほとんどの患者はスマトリプタンの皮下注によく反応し，ベラパミルあるいはリチウムの投与で発作を完全に予防できることが多い。本症に対する標準治療は確立されているため，非薬物療法の選択肢はしばしば見過ごされがちである。

この患者に対しては，ベラパミルやリチウムを避ける必要がある。なぜなら，妊娠第1三半期すなわち器官形成期にあるため，薬物による催奇形性が最も生じやすいからである。リチウムの使用は胎児の心奇形と関連し，群発頭痛治療で用いる高用量のベラパミルは，妊娠に関連した浮腫や便秘を増悪させる。したがって，非薬物療法は群発頭痛を有する妊婦の第一選択となる。

高用量のステロイドによる"ブリッジング（橋渡し）治療"も，予防的な薬物効果を示すまでの間，すみやかに頭痛をコントロールするのに用いられることがあるが，妊婦に対する安全性は不明である。スマトリプタンに関しては，おそらく妊娠中の使用は安全であるとする情報が集積してきたが，催奇形性のリスクを完全に否定するには，妊娠転帰を報告している症例の数が少なすぎる。一方，酸素吸入は安全と考えられており，妊婦における群発頭痛発作の

頓挫治療として勧められる。

> **診断**
> 妊娠第1三半期での群発頭痛

💡Tip
群発頭痛は薬物で治療されることが多いが，急性期発作治療と予防治療に有効な非薬物療法があることを知っておくのも重要である。これらは，薬物の内服ができない，あるいは希望しない患者に対して役立つ。

卵円孔開存の検査を希望している，前兆のある片頭痛をもつ女性

> **症例**
> 29歳の女性。頭痛と局所神経脱落症状を主訴に頭痛外来を受診。頭痛は10代に始まり，20代に頻度と重症度が増した。痛みは拍動性で，悪心を伴う。月に平均2～3日は頭痛があり，月経開始前によく起こる。頭痛発作に対してはゾルミトリプタン5mgを服用している。これでたいてい頭痛はおさまり，繰り返し内服することはまれだった。
> 　今回の受診の6カ月前から，典型的な視覚性前兆と感覚性前兆（左手と顔面のしびれ）を経験するようになった。これらの症状は一定しており，頭痛が始まる約15分前に出現し，40分以上持続することは決してなかった。頭部MRIでは，点状のT2高信号病変を両側の大脳深部白質に認めた。常用薬はない。
> 　神経症状は典型的な前兆のある片頭痛に合致するものと考えられたため，治療は変更されなかった。ところがコンサルテーションの数日後，患者から頭痛外来に連絡があった。前兆のある片頭痛に関する情報をインターネットで読んで，本症と卵円孔開存（patent foramen ovale：PFO）の関連について知り，PFOが自分の頭痛の原因ではないのか，PFOの検査をすべきではないのか，と疑問に思ったとのこと。インターネットの情報には，PFOを閉鎖することで片頭痛が治癒することがあると書いてあり，"薬物なしの治癒"の可能性に興奮を覚えたのだという。

■ 前兆のある片頭痛とPFOの関係は？

PFOは頻度の高い心奇形であり，右房と左房の間に異常な孔が存在している。胎生期に生じると考えられており，2つの心房の間の壁が完全に融合しないことで引き起こされる。生じた孔は非常に小さく，しばしば弁状の構造物により覆われる。通常は左房圧のほうが右房圧よりも高いため，弁は閉まったままとなっている。しかし，右房圧が急速に高まるようなこと（咳，くしゃみ，いきみなど）があると弁は開く。この場合，血液は肺循環を通過することなく右から左へとシャントを起こす。

　剖検症例の検討によると，約4人に1人はPFOがあるとされる。ただしめったに問題を起こさず，医療機関を受診することはまずない。PFOと片頭痛はともに頻度の高い疾患なので，両者が高頻度に合併していても驚くことではない。しかし，前兆のある片頭痛患者でのPFOの有病率は偶然で考えられるよりも高いと報告され，両者の関連について関心は高い。ただし，関連の程度や因果関係の有無については明らかとなっていない。

　1つの可能性は，片頭痛とPFOが共通の病態を基盤として発症していることであり，遺伝性の結合組織異常が存在することで，PFOと片頭痛の両方にかかりやすくなったのかもしれない。もしそうなら，一方の治療によって他方が影響されることはないはずである。しかし一部の研究者は，PFOは小さな塞栓物や血管作動性物質を通過させて直接脳血管に送り込むことにより，片頭痛の前兆を引き起こしている可能性があると主張している。これらの物質は通常は肺循環で濾過される。この仮説によれば，塞栓物質は前兆および頭痛を引き起こすだけでなく，大脳白質の小梗塞にも関与しているという。

前兆のある片頭痛患者にはPFOの検査をして，もしあればシャント閉鎖術を行うべきか？

小規模のケースシリーズやその他の観察研究によると，PFOの閉鎖（たいてい経皮的）により前兆と頭痛に有意な改善がみられたという。しかしこれらは，対照群を設けていない後向き研究であった。さらに，PFOを閉鎖した患者の大半は，その後アスピリンやクロピドグレルを投与されていた。これらの薬と処置によるプラセボ効果により，PFO閉鎖による見かけ上の改善の一部あるいはすべてが説明できるかもしれない。

少なくとも2種類の予防薬に抵抗性を示した前兆のある片頭痛患者147人を対象に，PFO閉鎖の有効性を偽治療による対照群と比較したランダム化研究が英国で行われた。その結果，一次エンドポイント（頭痛の完全な消失）において統計学的な有意差は認められなかった。術後3カ月の時点で頭痛が消失したのは，各群ともわずか3人だけであった。二次エンドポイントにおいても両群間に大差はなかった。しかし，事後解析において頭痛発作日数が非常に多い患者を除外すると，PFO閉鎖群は平均で1カ月あたり2.2日頭痛の日数が減ったのに対し，プラセボ群では1.3日にとどまった。この研究は曖昧な結果に終わったが，それでも一部の研究者は，片頭痛治療におけるPFO閉鎖術に関してさらなる研究の実施に興味を示している。

解説

現状のエビデンスに基づけば，前兆のある片頭痛に対するPFO閉鎖術による治療は，期待される治療効果よりも明らかに有害事象のほうが上回ると考えられる。英国で行われたランダム化研究では，閉鎖術の有効性は証明されなかった。一方，PFO閉鎖群ではさまざまな有害事象が報告されており，心タンポナーデ，心膜液貯留，後腹膜出血，心房細動などが挙げられる。懸念されるのは，有害事象が，注意深く実施された臨床試験の中で，十分に経験を積んだ循環器専門医が慎重に選択した健康な参加者に対して行った処置によって生じていることである。より幅広い患者層を対象として一般診療で行われた場合，合併症の頻度は増加するだろう。

一方，頭部MRIでの大脳白質病変の程度とPFOの有無には明らかな相関がないことが，最近のエビデンスで示されている。これにより，PFOが虚血性および塞栓性のイベントを生じさせ，前兆や頭痛を引き起こすという仮説はさらに説得力を失う。興味深いことにPFOは，若年性の脳梗塞患者で，その他の明らかな病態が不明の際にも原因の1つとして疑われてきた。しかし最近の研究では，PFOをもつ虚血性脳梗塞患者にPFO閉鎖術を行っても，2回目の脳梗塞のリスクは減らなかったという。

これらの理由から，我々は前兆のある片頭痛の患者に対してPFOの検索は勧めない。本症例の患者では，薬物療法で症状が良くコントロールされているため，PFOの有無を検査する理由はなおさら乏しい。

診断

典型的な前兆のある片頭痛

💡Tip

現在のエビデンスからは，卵円孔開存（PFO）と前兆のある片頭痛の間に因果関係が明確にあるとはいえず，PFO閉鎖術は有害事象が有効性を上回るようである。前兆のある片頭痛患者ではPFOの検索を行うべきではない。

片頭痛の手術療法について質問する若い女性

症例

23歳の女性。月に20〜25日も起こる頭痛を訴えて頭痛外来を受診。9歳のときに初発し，高校から大学

時代にかけて徐々に増悪してきた。月に平均10〜15日は，左右のこめかみから前頭部にかけて鈍痛が生じる。この痛みは5/10だという。それ以外の頭痛はもっとひどく，右後頭部から始まり，右側頭部へ放散する。右側の顔面，下顎，頬部の電撃的な痛みもあるとのこと。頭痛は悪心，音過敏，光過敏を伴う。明らかな誘因や寛解因子は特定できていない。身体所見および各種検査は，これまで異常がみられたことはない。

慢性片頭痛と診断し，トリプタンを開始したが部分的にしか効果がなかった。β遮断薬，三環系抗うつ薬，抗てんかん薬，ボツリヌス毒素の注射を含む複数の薬物による予防治療を試みたが，いずれも効果がないか，耐えがたい副作用が生じた。

患者は，医師と長期にわたって良い関係を築くことができないでいた。医師が頭痛を治せないことに強い不満をもっている。新しい仕事を休むようになり，頭痛について非常に心配している。受診時に患者は，ニュースで見た"片頭痛の手術療法"は自分に合致するのではないだろうか，と質問してきた。

患者の言う"片頭痛の手術療法"とは何か？

"前頭部若返り術"なる美容整形術を受けた患者が，思いがけず頭痛の改善を示したことに端を発し，ここ10年，片頭痛に対する外科的な"解決法"が形成外科医の間で普及しつつある。この手術は前頭部の筋肉を除去するため，顔面筋が収縮するときに三叉神経の末梢分枝を絞扼することで片頭痛が生じているのかもしれないと形成外科医は考えた。

この"絞扼"を減少させるために，皺眉筋の切除を行い，脂肪組織で置換する。ある術式では，眉間の領域まで郭清する。三叉神経の頬骨側頭枝の切断もしばしば行われる。後頭部痛を示す症例では，頭半棘筋を切除し脂肪組織で置換することにより，後頭神経への圧迫を減らす試みがなされる。また，鼻中隔形成術あるいは鼻内のトリガーポイントの是正を試みる場合もある。

この手術は手術部位も手技もさまざまであるが，まとめて"片頭痛不活性化外科手術（migraine deactivation surgery：MDS）"と呼ばれることが多い。患者へのアプローチはたいてい患者ごとに違っ

てくるので，転帰を客観的に評価するのは難しい。手術が不成功に終わった患者は，最初の手術で見過ごされた他のトリガーポイントを不活性化するために，さらなる手術が必要であると言われることもしばしばである。この手術を行う多くの形成外科医は，患者を選択する際にA型ボツリヌス毒素の注射および神経ブロックを行い，これらによる一時的な頭痛の改善があれば，絞扼が存在すると判断している。

片頭痛の手術療法の有効性を示すエビデンスはどれくらい強力か？

いくつかの非対照観察研究では，MDSのめざましい成功が報告されており，またランダム化試験も2件行われている。しかし残念ながら，これらの研究はすべてMDSの支持者が行ったものであり，そのほとんどは，ある1つの形成外科専門誌に掲載されている。しかも，そのうちの2編は研究デザインに重大な問題があり，そこから導かれる結論は制限されたものとなっている。全体として，MDSのエビデンスレベルは驚くほど低い。

にもかかわらず，MDSはさらに広まりつつある。米国形成外科学会（American Society of Plastic Surgeons）が最近行った調査によると，回答者の18％が片頭痛の手術療法を行ったことがあるという。さらに，この手術の経験がない外科医の60％が，"適切な症例が神経内科医から紹介されるのなら手術に関心がある"と回答している。

これらの理由から米国頭痛学会（AHS）は，"患者，医療専門職，そして片頭痛治療専門家自身が，このような治療を希望もしくは推奨すること"に対して慎重になるよう声明を発表した。この声明はさらに以下のように続く。「我々の見解では，片頭痛に対する手術療法は最終手段であり，おそらくほとんどの患者には不適切な治療である。現在のところ，本治療法の長期の有効性を示す信頼性の高い，あるいは決定的なデータはない。手術療法はその他のより効果的な治療を受ける機会を奪うだけでなく，処置に伴う不可逆的な合併症や手術一般に共通するリスクが存在する。また，本治療法は極めて高額なもの

となる可能性があり，保険も適用されないだろう」．

解説

残念ながら，片頭痛を治癒に導く治療法はなく，一部の慢性片頭痛の患者は現在使用可能な治療薬では改善を示さない．本症例の患者が，薬物によらない外科的アプローチに興味を示すのも容易に理解できる．しかし，片頭痛の手術療法の歴史は長いものの注目に値するような成果はなく，時の試練に耐えてきたとはいえない．MDSもその例外ではないようである．20世紀前半，外科医は片頭痛に対し頸部交感神経切除術，外頸動脈結紮術，三叉神経の分枝の求心路遮断術を試みてきた．

確かな有効性を示すエビデンスがなく，専門家からの警告が発表されているにもかかわらず，MDSはマスメディアにより広く好意的に伝えられており，頭痛の劇的な改善を伝える体験談などがインターネット上で容易に見つけられる．残念なことに，実際の医療現場では術後に転帰不良であったケースがみられており，重大な合併症の報告もオンラインで発表されている．

現時点では，片頭痛の手術療法で誰が良い転帰を得られるか予想するのは難しく，実験的治療の域を出ない．どの術式でも，脳神経障害や長期経過における痛みの増悪など有意なリスクが存在する．MDSにはどのようなリスクがどの程度あるのか，独立した研究者によって十分に評価されていない．この手術療法は，偽手術の対照群をおいた，よくデザインされた臨床試験でのみ行われるべきだと我々は考える．もしこの手術療法が長期にわたる重大な合併症を引き起こしたら，これを紹介した医師も法的責任を負うことになりかねない．

として十分に研究されておらず，実験的治療の域を出ない．患者には，手術で得られる利益と害のバランスが不透明であることと，不可逆的な有害事象の恐れがあることを説明すべきである．

診断

治療抵抗性の慢性片頭痛

💡Tip

片頭痛不活性化外科手術（MDS）は片頭痛の治療法

参考文献

片頭痛の食事性の誘因

Panconesi A, Bartolozzi ML, Guidi L. Alcohol and migraine: what should we tell patients? *Curr Pain Headache Rep*. 2011; 15(3):177-84.

Rockett FC, de Oliveira VR, Castro K, et al. Dietary aspects of migraine trigger factors. *Nutr Rev*. 2012;70(6):337-56.

片頭痛のその他の誘因

Andress-Rothrock D, King W, Rothrock J. An analysis of migraine triggers in a clinic-based population. *Headache*. 2010; 50(8):1366-70.

Martin PR. Behavioral management of migraine headache triggers: learning to cope with triggers. *Curr Pain Headache Rep*. 2010;14:221-7.

Martin PR, MacLeod C. Behavioral management of headache triggers: avoidance of triggers is an inadequate strategy. *Clin Psychol Rev*. 2009;29:483-95.

Nicholson RA, Buse DC, Andrasik F, Lipton RB. Nonpharmacologic treatments for migraine and tension-type headache: how to choose and when to use. *Curr Treat Options Neurol*. 2011;13(1):28-40.

行動療法

Andrasik F. What does the evidence show? Efficacy of behavioural treatments for recurrent headaches in adults. *Neurol Sci*. 2007;28:S70-7.

Campbell JK, Penzien DB, Wall EM. Evidence-based guidelines for migraine headaches: behavioral and physical treatments. 2000. Retrieved from http://www.aan.com/.

Nicholson RA, Buse DC, Andrasik F, Lipton RB. Nonpharmacologic treatments for migraine and tension-type headache: how to choose and when to use. *Curr Treat Options Neurol*. 2011;13(1):28-40.

Smitherman TA, Penzien DB, Rains JC. Challenges of non-pharmacologic interventions in chronic tension-type headache. *Curr Pain Headache Rep*. 2007;11:471-7.

片頭痛に対するビタミン，サプリメント，ハーブ療法

Evans RW, Taylor FR. "Natural" or alternative medications for migraine prevention. *Headache*. 2006;46(6):1012-18.

Maizels M, Blumenfeld A, Burchette R. A combination of riboflavin, magnesium, and feverfew for migraine prophylaxis: a randomized trial. *Headache*. 2004;44(9):885-90.

Mauskop A. Nonmedication, alternative, and complementary treatments for migraine. *Continuum(Minneap Minn)*. 2012;18(4):796-806.

理学療法

Chaibi A, Russell MB. Manual therapies for cervicogenic headache: a systematic review. *J Headache Pain*. 2012;13:351-9.

Jull G, Trott P, Potter H, *et al*. A randomized controlled trial of exercise and manipulative therapy for cervicogenic headache. *Spine*. 2002;27(17):1835-43.

Sjaastad O, Bakketeig LS. Prevalence of cervicogenic headache: Vågå study of headache epidemiology. *Acta Neurol Scand*. 2008;117(3):173-80.

頭痛のカイロプラクティック治療

Bryans R, Descarreaux M, Duranleau M, *et al*. Evidence-based guidelines for the chiropractic treatment of adults with headache. *J Manipulative Physiol Ther*. 2011;34(5):274-89.

Cassidy JD, Boyle E, Côté P, *et al*. Risk of vertebrobasilar stroke and chiropractic care: results of a population-based case-control and case-crossover study. *J Manipulative Physiol Ther*. 2009;32(2 Suppl):S201-8.

Ernst E. Adverse effects of spinal manipulation: a systematic review. *J R Soc Med*. 2007;100(7):330-8.

Posadzki P, Ernst E. Systematic reviews of spinal manipulations for headaches: an attempt to clear up the confusion. *Headache*. 2011;51(9):1419-25.

神経ブロック

Ashkenazi A, Blumenfeld A, Napchan U, *et al*. Peripheral nerve blocks and trigger point injections in headache management — a systematic review and suggestions for future research. *Headache*. 2010;50(6):943-52.

Blumenfeld A, Ashkenazi A, Napchan U, *et al*. Expert consensus recommendations for the performance of peripheral nerve blocks for headaches — a narrative review. *Headache*. 2013;53(3):437-46.

卵円孔開存 (PFO) と前兆のある片頭痛

Davis D, Gregson J, Willeit P, *et al*. Patent foramen ovale, ischemic stroke and migraine: systemic review and stratified meta-analysis of association studies. *Neuroepidemiology*. 2013;40:56-67.

Dowson A, Mullen M, Peatfield R, *et al*. Migraine Intervention with STARRFlex Technology (MIST) trial: a prospective, multicenter, double-blind, sham-controlled trial to evaluate the effectiveness of patent foramen ovale closure with STARFlex septal repair implant to resolve refractory migraine headache. *Circulation*. 2008;117:1397-404.

Furlan AJ, Reisman M, Massaro J, *et al*. Closure ormedical therapy for cryptogenic stroke with patent foramen ovale. *N Engl J Med*. 2012;366:991-9.

Tepper S, Cleves C, Taylor F. Patent foramen ovale and migraine: association, causation, and implications of clinical trials. *Curr Pain Headache Rep*. 2009;13:221-6.

片頭痛の手術療法

Gaul C, Holle D, Sandor PS, *et al*. The value of "migraine surgery". Overview of the pathophysiological concept and current evidence. *Nervenarzt*. 2010;81(4):463-70.

Guyuron B, Reed D, Kriegler JS, *et al*. A placebo-controlled surgical trial of the treatment of migraine headaches. *Plast Reconstr Surg*. 2009;124(2):461-8.

Kung TA, Pannucci CJ, Chamberlain JL, Cederna PS. Migraine surgery practice patterns and attitudes. *Plast Reconstr Surg*. 2012;129:623-8.

Chapter 10 頭痛治療における課題と特殊な状況

我々の頭痛センターを設立したJohn R. Graham医師は，1955年に次のように記述している。「片頭痛の治療を成功させるのは難しいが，努力する価値がある。医師はあらゆる治療手段をとる必要がある。片頭痛によってもたらされる苦しみは，他のどのような疾患よりも長いだろう。治療を成功に導く秘訣は，不完全だが増えてきている。以上のことから，頭痛の治療には特有の難しさがあることがわかる」。この言葉は，執筆された当時と変わらず現在も同じである。しかも片頭痛だけでなく，他の頭痛にも当てはまる。本章では，頭痛診療で直面するいくつかの特殊な臨床状況をみていく。例えば，患者と医師の期待のずれ，オピオイド治療の要求，なかなかやめられない薬物の乱用，精神疾患の併存，頭痛を増悪させる多くのリスク因子への介入などである。ときに，患者に，治療決定の過程に積極的に参加してもらうのが難しいことがある。しかし，数多くの研究結果から，意思決定の過程を共有するというアプローチが頭痛などの慢性疾患の最適な治療モデルであることがわかっている。

こうした状況すべてにおいて，良い転帰を得やすくするためのステップがある。本章では，治療に際してどのように患者-医師関係を築き，明確な境界を引き，意思決定の過程の共有を促すか，また最も困難な頭痛症例に対応するうえで，よく陥りやすいピットフォールをどのように避けるか，についていくつか提案をしていく。

複数の治療に抵抗性の，際限なく続く片頭痛

> **症例**
>
> 44歳の男性。慢性頭痛の治療を求めて受診。10代の頃から頭痛があり，「あらゆることを試してきて，すごく効果があったというものはなかったけど，1年くらい効果が続いたものはいくつかありました」という。問診では，これまでに使用した薬物の名前は覚えているが，その用量と服用期間のほとんどを思い出すことができなかった。前医のカルテは手書きで，解読するのは難しかった。病歴と神経学的所見，そして過去の検査に目を通した結果，慢性片頭痛の診断がつけられた。担当医は治療計画の一環として，頭痛の強さと頻度について記録をつけるとともに，個々の頭痛発作に用いた薬物のデータを追跡していくことを提案した。しかし，患者は次のように話した。「以前は頭痛ダイアリーをつけていたんだけど，手間がかかるし，率直にいうと記録する理由がわからないんですよ。信じてください，調子が良いときはそう言います。日記はつけなくても大丈夫です」。

患者の記憶に頼った情報は，日記に書いたものと比べてどうか？

頭痛に対する診断と治療は，頭痛の頻度，強さ，生活への支障，および治療への反応性を根拠に決定される。患者の頭痛についての記憶は，短期間のうちは非常に正確だろう。ある研究では，最近4週間の頭痛の頻度と強さについて，記憶していた内容と頭痛ダイアリーとが比較された。詳細に書かれた頭

痛ダイアリーの情報と比べても，頭痛の頻度に関する患者の記憶は正確であったが，頭痛ダイアリーよりも重度の頭痛を報告しがちであった．

この研究論文の著者らは，頭痛の強さに関する患者の記憶力はあまり良くないと結論づけた．頭痛に関する記憶の正確性が，4週間より長くなるとどうなるかは検討されていない．しかし，患者がずっと昔の頭痛をより正確に思い出せるとは考えにくい．本症例は，頭痛の治療に対する反応について情報を集めそこねると治療にマイナスの影響を及ぼすことを示している．

頭痛ダイアリーは頭痛の診療に役立つか？ 手書きの日記帳と電子ツールのどちらがよいか？

ある研究では，ヨーロッパとラテンアメリカの複数の国で，簡単な頭痛ダイアリーをつけることが緊張型頭痛，片頭痛，薬剤の使用過多による頭痛（薬物乱用頭痛）の診断にどの程度役立つかが検討された．被験者は，初診日の少なくとも1カ月前に日記帳を受け取る群と，初診時になってから日記帳を受け取る群にランダムに割り付けられた．事前に受け取った群の98％では，内容はもれなく記載されており，病歴聴取と併せると確定診断のために十分な情報が得られた．一方，初診時まで頭痛ダイアリーをつけていなかった群では，初診時に診断をつけられたのは87％にすぎなかった．この研究論文の著者らは，頭痛ダイアリーをつけることで頭痛の診断が向上すると結論づけた．

別の研究では，薬物乱用頭痛患者で，電子手帳が従来の手書きの日記帳と比べてどの程度受け入れられるかと，そのコンプライアンスが調べられた．薬物離脱のための入院当日から，患者は手書きの日記帳と電子手帳の両方を書くように指示された．コンプライアンスはどちらも良かったが，患者は電子手帳のほうが使いやすいと感じた．

しかし別の研究では，慢性疼痛患者（頭痛ではない）を，当人には知らせず追跡機能をつけた手書きの日記帳を使う群と，入力時刻が確認できる電子手帳を使う群に割り付けた．手書き群の90％ではもれなく記載されていたが，追跡機能のデータを見ると，その時刻にすぐに記載するという真のコンプライアンスがあったのは11％にすぎず，"高いレベルで偽りのコンプライアンスが存在する"ことが示唆された．この研究論文の著者らは，「この結果は手書きの日記帳の使用に疑問を投げかけるものであり，コンプライアンスを改善させる側面をもつ電子手帳のほうがより有効な情報収集手段である」と結論づけた．

本症例では，患者はスマートフォンのアプリケーションを利用した電子入力型の頭痛ダイアリーを使用するよう勧められた．医師は上述の臨床研究について説明したうえで，発作頻度などの数値データなしに治療方針を決めるのは非常に難しいと伝えた．患者は頭痛ダイアリーをつけることに同意した．

解説

頭痛の発生と薬物の使用についての客観的な記録は，頭痛の臨床経過を追い，治療効果を評価するうえで重要である．他のどのような疾患の治療でも，自然経過や治療効果のモニターを行ううえで患者の記憶に頼るのは最善ではない．

頭痛ダイアリーなどによる十分な情報がないまま最適な頭痛治療を行うことは困難である一方，情報過多となってしまうこともある．患者の中には，頭痛の活動性，天気，食事，その他の因子についての詳細な情報を色分けした表にして提出する人もいる．ほとんどの場合，その"膨大な情報"から意義ある手掛かりを見つけ出すことは医師（と患者）の対応能力の限界を超えている．あまりに詳細な内容はまた，さまざまな身体症状に不必要に目を向けてしまうことにもつながる．そのため我々は患者に対して，治療方針の決定に必要な最小限の情報を記入するよう指示している．具体的には，頭痛の頻度（月に何回あるか），頭痛のピークの強さについて記録するように勧めている．服薬記録も有用で，記入も簡単である．シンプルな頭痛ダイアリーの例を図10.1に示す．

頭痛ダイアリー
月：

日付	月経	頭痛の強さ（1〜3：軽度，4〜6：中等度，7〜10：重度で生活に支障をきたす）	発作頓挫薬の使用
例	P	1 2 3 4 5 6 7 8 9 10	N+S
1		1 2 3 4 5 6 7 8 9 10	
2		1 2 3 4 5 6 7 8 9 10	
3		1 2 3 4 5 6 7 8 9 10	
4		1 2 3 4 5 6 7 8 9 10	
5		1 2 3 4 5 6 7 8 9 10	
6		1 2 3 4 5 6 7 8 9 10	
7		1 2 3 4 5 6 7 8 9 10	
8		1 2 3 4 5 6 7 8 9 10	
9		1 2 3 4 5 6 7 8 9 10	
10		1 2 3 4 5 6 7 8 9 10	
11		1 2 3 4 5 6 7 8 9 10	
12		1 2 3 4 5 6 7 8 9 10	
13		1 2 3 4 5 6 7 8 9 10	
14		1 2 3 4 5 6 7 8 9 10	
15		1 2 3 4 5 6 7 8 9 10	
16		1 2 3 4 5 6 7 8 9 10	
17		1 2 3 4 5 6 7 8 9 10	
18		1 2 3 4 5 6 7 8 9 10	
19		1 2 3 4 5 6 7 8 9 10	
20		1 2 3 4 5 6 7 8 9 10	
21		1 2 3 4 5 6 7 8 9 10	
22		1 2 3 4 5 6 7 8 9 10	
23		1 2 3 4 5 6 7 8 9 10	
24		1 2 3 4 5 6 7 8 9 10	
25		1 2 3 4 5 6 7 8 9 10	
26		1 2 3 4 5 6 7 8 9 10	
27		1 2 3 4 5 6 7 8 9 10	
28		1 2 3 4 5 6 7 8 9 10	
29		1 2 3 4 5 6 7 8 9 10	
30		1 2 3 4 5 6 7 8 9 10	
31		1 2 3 4 5 6 7 8 9 10	

月経の日はPと記入してください。
発作頓挫薬の記入は略語を使ってください。例えば，T＝タイレノール（アセトアミノフェン）。
薬物の併用，例えばナプロキセンとスマトリプタンならN＋Sと略記できます。

図 10.1 シンプルな頭痛ダイアリー

　もちろん，頭痛ダイアリーには表現されない患者の経験というものはあり，その中には仕事や社会的な務めを休んだり，救急受診などが含まれる。頭痛ダイアリーは，決して医師による丁寧な病歴聴取に代わるものではなく，記された情報に加えて，日常生活に支障をきたしていないか，自分の務めが果たせなくなっていないか聴くことで，患者状態の改善や悪化について情報を得ることが大事である。

> **診断**
> 慢性片頭痛

💡 Tip

正確な頭痛の診断と治療計画の立案のためには，頭痛の活動性や治療への反応性について正確かつ継続的な記録が必要である．ほとんどの場合，患者の記憶はきちんと記入した頭痛ダイアリーよりも劣る．

非現実的な期待をもつ患者

> **症例**
> 30歳の女性．母親に付き添われて頭痛の精査のため受診．患者は診察に入ってきて，まず次のように話した．「私はこれまで8人の医師にみてもらいましたが，先生が最後です」．母親は大量の記録を担当医に手渡し，今まで娘が受けてきた治療は誤っており，"窮地に陥っている"と話した．患者は頭痛のため学校は中退，仕事も辞めた．現在は実家に住んでおり，1日の主な活動は犬の散歩だけである．過去に軽度のうつ病と診断されているが，それ以外は健康である．
> 　診察の結果，慢性片頭痛と診断され，治療に関していくつかの提案がなされた．患者はすでにさまざまな検査を受けていたが，本人も母親も，さらなる検査が提案されなかったのを不満に思っているようだった．担当医が提案した治療については，以前に試したことがあるが効果がなかったか耐えがたい副作用が生じた，と言って拒否した．いくつかの治療法はまだ試したことがなかったが，ひどい副作用が出るのではないかと心配していた．この時点で患者は，担当医を信頼していないようだった．前医は今回の受診までの鎮痛薬を処方しただけなので，患者はこれからどのように頭痛を治療するのか尋ねたが，担当医の反応にいら立ち，母親とともに明らかに不満そうに診察室をあとにした．

▍この診察が患者にとって期待外れに終わることは，どのような点から予測できたか？

頭痛患者の受診理由は実にさまざまであるため，個々の患者がどのように診察室で反応するかを予想するのは難しいが，本症例には厄介な特徴がいくつもある．"レッドフラッグ"としては，共依存に陥っていると考えられる母親が一緒で，問診を患者本人に代わって答えようとしていること，過去に何度も精査を行っていること，話す内容から患者や家族が非現実的な期待をもっていることが窺えること，などが挙げられる．このトピックに関するデータは少ないが，我々の経験では，治療に対する非現実的な期待があると有効な診療が阻まれてしまうことが多い．

▍この診察を前向きなものにするために何ができたか？

効果的な治療を行うための患者-医師関係（therapeutic relationship）を築くことは，頭痛治療の礎である．これは，治療抵抗性で重症の頭痛患者や，精神病理学的な面が臨床症状に関与していると考えられる患者では特にそうである．本症例では，両方の要素が関与していると思われる．医師は，患者の話を傾聴し共感を示すとともに，患者の受診目的を聞きだしてそれに対する明確な解決法を与え，病気の特徴や診断について教育し，治療で得られる恩恵とその限界について正直かつ前向きに話をすることで，患者の信頼を得ることができる．本症例では，患者とその母親がもつ特定の懸念を引き出して対処することができれば，より安心させることができただろう．

> **解説**

頭痛診療において，患者が期待することを聞き出し適切に対処することは，ときに非常に難しい．この問題は頭痛診療でしばしば後回しにされたり，あるいはまったく考慮されないこともあるが，治療を成功に導く患者-医師関係が築けるか，それとも関係が破綻するかの違いを生む．早期に非現実的な期待があることを認識し対処することで，外来診療が成功することもある．

　難題の1つは，頭痛が自己診断されやすい点で

あり，ある患者は頭痛は食べ物で引き起こされていると主張し，別の患者は副鼻腔疾患やアレルギーによって起こると考える。我々が出会った患者の中には，頭痛は脳内のまだ見つかっていない構造的な問題によって引き起こされていて，"適切な"検査を行えば，その問題が見つけ出されるはずだと確信している人もいた。これらの懸念が解消されないかぎり，患者は治療によって自分の抱える症状の原因が改善するとは考えず，こちらから提案した治療に従うことはないだろう。患者は原因が明らかになるまで症状を抑えることを望まず，そのために頭痛治療薬を拒否することもある。もう1つの難題は，薬物を要求する行動や精神疾患の合併，特にパーソナリティ障害が挙げられる。特に難しいケースの1つは，痛みを取り除くように強く要求する一方で，すべての治療の推奨を拒否する患者である。

問題が早期に認識できれば，病歴聴取を中断して，代わりに患者の思っていることや期待，恐れについて話し合うこともときに有効である。病気の自然経過を変えることができない場合は，患者に対して提供できる治療の限界を示しつつ，"何とか改善できたら"という医師としてのメッセージを伝えると，患者にとって支えとなる。病歴を聞いていて懸念材料が見つかったときは（例えば，1つの診断に過度に執着する），患者を非難せず，患者のおかれている状況について心配していると伝えることができる（例えば，「あなたが副鼻腔の問題に集中するあまり，別に存在する病状を置き去りにしていることを私は心配します」）。その結果，頭痛治療を前進させるうえで基盤となる患者ー医師関係が形成される。患者を精神科に紹介して精神状態の評価を行い，必要に応じて治療を受けてもらうことは強調してもしきれないほど重要である。良好な患者ー医師関係があれば前向きにとらえられるだろう。

診断

慢性片頭痛

💡Tip

患者とのやりとりの中で患者の期待を汲み取って対応したり，非現実的な期待に気づいて（可能であれば）それに前もって対処しないと，患者にとって外来診療は期待外れなものに終わるだろう。

定期受診を中断した患者の片頭痛の慢性化

症例

24歳の女性。前兆のない片頭痛の診断基準を満たす。精査のために頭痛外来を受診。頭痛が始まったのは14歳で，初診の頃は月に7回程度の頻度であった。頭痛発作にはスマトリプタン内服と制吐薬が処方されていた。フォローアップの外来で，頭痛の頻度が月に11回に増え，毎回スマトリプタン内服で対処していたと言い，予防治療としてアミトリプチリンが開始された。医師は6カ月以内に再受診するよう伝えていたにもかかわらず，患者は2年間受診せず，久しぶりに来院したときには頭痛は月25回にまで増加していた。

どんな因子が頭痛の頻度増加に関与したのか？

高頻度に発作を繰り返す（月に10〜14日）反復性の片頭痛は，頻度の低いものよりも慢性化するリスクが高い。したがってこの患者は，慢性片頭痛へ移行するリスクが高かったといえる。しかし，それ以外にも薬物乱用，女性，若年といったリスク因子があった。さらに問診したところ，睡眠が十分でないこともわかった。本人は不安があるせいにしていたが，恋人からはいびきをかいていると言われたという。慢性片頭痛への移行のリスク因子を**表10.1**に示す。本書の至るところで述べたとおり，薬物乱用は重大なリスクである。

表 10.1 片頭痛の慢性化のリスク因子

医学的状態
肥満
睡眠障害，いびき
うつ病
不安障害
頭部および頸部の外傷の既往

生活習慣と嗜好
カフェイン摂取
生活上のストレスに対処できない
薬物乱用

頭痛特有の因子
頻回の頭痛
皮膚アロディニア

修正できない因子
女性
遺伝的素因
低い教育レベル
低い社会経済的地位
若年者

慢性片頭痛への移行を予防するために，何ができたのか？

本症例は，治療を調節している間は頻回に受診してもらうのが重要であることを示している。この医師が頭痛の頻度増加を把握できていれば，より積極的な頭痛予防治療が開始できていただろう。頻度の高い反復性片頭痛の患者では，慢性片頭痛への移行のリスク因子を1つずつ評価すべきである。年齢，性別などのリスク因子は修正できないが，リスク評価のうえでは参考になる。修正可能なリスクについては，治療によって片頭痛の慢性化を予防できるかもしれない。適切な介入の仕方はそれぞれのリスク因子によって異なる。本症例では，患者を睡眠障害の専門家に紹介して，睡眠時無呼吸の評価をしてもらえたかもしれない。不安症状についても，認知行動療法や適切な薬物投与で対応できたかもしれない。

解説

発作頻度が月に15日未満の反復性片頭痛患者のうち3%は，発作頻度が月に15日以上の慢性片頭痛に移行する。いくつかのリスク因子は修正不可能だが，多くは減らしたり除去したりできる。リスク因子に対する治療はそれぞれ異なる。ストレスや精神疾患に対しては，認知行動療法やバイオフィードバックが有効な場合がある。閉塞性睡眠時無呼吸症候群（OSAS）は，診断がついたら最も早期に治療される併存疾患の1つである。一方，肥満は治療が難しいことで知られるが，栄養指導や運動療法のプログラムを受けることは減量に役立つ。最近行われた小規模前向き研究からは，胃バイパス術が片頭痛を改善させるかもしれないと報告されている。カフェインなどの誘因は量を減らすことができる。

薬物乱用は，片頭痛の慢性化の強力なリスク因子であることから，頭痛の頻度と発作頓挫薬の使用について密接にモニターするのが重要である。頭痛の頻度が低頻度から高頻度に移行したときは，頭痛の頻度を下げるための積極的な手段を講じるべきである。その手段としては，予防薬による治療，生活習慣の是正，補完医療，バイオフィードバックが挙げられる。患者は慢性片頭痛への移行のリスク因子についてカウンセリングを受けるべきであり，頭痛の頻度を減らすために治療に自らも積極的に参加してもらうことが重要である。

発作頓挫薬の使用，頭痛頻度，慢性片頭痛への移行のリスク因子をモニターする必要性から，我々は，片頭痛に対して処方薬を使用しているすべての患者に定期的な通院を勧めている。確立されたガイドラインはないものの，6～12カ月ごとに内服薬を処方する際に患者に受診してもらっている。再来のときには，我々はリスク因子を評価し，新たに生じてきたあらゆる問題に対処するようにしている。

診断

慢性片頭痛（への移行）

💡 Tip
高頻度の反復性片頭痛がある患者は慢性片頭痛へ移行しやすい。リスク因子の一部は修正可能であり，高リスク患者では対処すべきである。

早期の再処方を希望する患者

症例
37歳の男性。慢性片頭痛がある。金曜日の午後，患者からオキシコドン・アセトアミノフェン合剤の処方を求める電話があった。前回の診察は1ヵ月前で，予防薬を調整したほか，頭痛頻度と内服状況をモニターするために頭痛ダイアリーをつけることを指導し，個々の発作に対して18錠のゾルミトリプタンを処方した（3回補充可能な処方箋）。さらに，頭痛がゾルミトリプタンで改善しないときのレスキュー薬として，hydrocodoneも30錠処方した。医師は薬物乱用頭痛について説明を行い，使用は週2～3回までに限るよう指示した。また，30錠のhydrocodoneは節約して使用すれば6ヵ月はもつはずであり，定期受診以外でのオピオイドの再処方は行わないことを付け加えた。

フォローアップの受診で，患者は処方されたhydrocodoneを使い切ったと話した。ゾルミトリプタンは有効だったが，これも使い切っており，「薬局は先生がOKと言わないかぎり薬は出せないって言うんです」と訴えた。患者は連日のように内服していることを認めたが，大事な仕事の予定がたくさんあり，頭痛で休んでいる暇はないと主張した。患者はオキシコドン・アセトアミノフェン合剤がより効果的であると信じており，これを"1回だけ"処方するよう懇願し，これだけ強力な鎮痛薬がたくさんあるのになぜこんなに苦しまなければならないのか信じられない，と付け加えた。

■患者のゴール設定は現実的か？
この患者は明らかに発作頓挫薬を乱用しており，前もって約束した処方制限に従わなかった。重度の頭痛が毎日〜ほぼ毎日起こったとき，患者の大半は薬を飲まざるを得なくなるが，これが頭痛診療におけるおそらく最大の難題である。急性期の頭痛に対して用いてもよいとする薬物の種類や量について医師と患者の意見が一致しないと，間には常に緊張が生じる。とはいうものの，慢性頭痛患者のマネジメントで最も重要な義務は，個々の頭痛の治療に使用する薬物に対して安全で適切な限度を設けることである。

頭痛発作の頻度が低い患者と毎日〜ほぼ毎日頭痛が起きる患者における治療の最大の違いは，発作頓挫薬の使用を制限する必要性の有無である。頭痛頻度が比較的低い患者（典型的には週に1回以下）の急性期治療では，痛みを取り除き，健康状態と機能をもとのレベルに戻すことを目標とするのが理に適っている。個々の頭痛発作に対して強力な鎮痛薬も併用する早期の積極的な治療は，この治療目標を達成する可能性が最も高い。

しかし，この治療目標は頭痛発作の頻度が高い患者では現実的でない。実際，薬物の乱用は短期的には頭痛の改善をもたらすが，経過とともに逆説的に頭痛の悪化を招く（薬物乱用頭痛）。高頻度の頭痛がある患者では，個々の頭痛発作に対する治療の目標は調整が必要である。痛みを完全に取り除くのは不可能で，すべての頭痛発作から解放して健康状態と機能をもとのレベルに戻すことも無理だろう。その代わり，短期的な疼痛緩和と長期にわたる頭痛の進行・合併症の抑制とのバランスをとることが必要である。高頻度の頭痛をもつ患者は，どの頭痛発作をより積極的に治療するかを取捨選択しなければならないだろう。非経口薬は簡便性に劣り，短期的には副作用が多いが，頭痛に対する有効性は高いので，これらの使用を検討すべきである。

■理に適った薬物使用の制限とは？ 頭痛発作の治療上，どの程度が"過量"または"頻度が多すぎる"のか？
薬物乱用頭痛を引き起こす薬物の正確な量と種類は不明である。いくら以下なら乱用の問題を生じることはなく，いくら以上だと必ず問題を生じるという確たるエビデンスはない。というより，薬物乱用頭痛への陥りやすさについては，そういう境目はたぶ

表 10.2 薬物乱用頭痛のリスクが低い急性期頭痛治療薬

治療薬	用法・用量の例
バクロフェン	10〜20 mg 経口，1日3回まで
ジフェンヒドラミン	経口，または 25〜50 mg 筋注もしくは静注，1日3回まで
ヒドロキシジン	25〜50 mg 経口，1日3回まで
リドカイン点鼻薬	4%リドカイン 0.5〜1 mL を片側もしくは両側の鼻腔に点鼻投与，必要に応じて2時間ごとに再投可
中枢神経抑制薬（プロメタジン，クロルプロマジンなど）	救急部で静脈内投与が役立つ。我々の外来では直腸投与することが多く，例えばプロメタジン坐薬 25 mg 挿肛 1日3回まで
NSAIDs	インドメタシン坐薬はしばしば重症の頭痛に非常に有効で，我々は 50 mg 挿肛 1日3回までとしている。消化器副作用のため長期投与には問題あり。ketorolac は経口薬だけでなく点鼻薬や筋注シリンジ製剤もある
後頭神経ブロック	
ステロイド	使用は制限されるべきだが，我々は遷延する頭痛に対して 4 mg 経口，1日2回，3日間，もしくは 15 mg 筋注（1回量）で用いている
チザニジン	2〜6 mg 経口，1日3回まで
トリガーポイント注射	

ん存在しないだろう。個々の患者で薬物乱用頭痛を引き起こす閾値を知ることは不可能なので，我々は安全策の側に立って推奨を行っている。経験則からいうと，トリプタン，非ステロイド性抗炎症薬（NSAIDs），オピオイド，その他の薬物のいずれであれ，週に2〜3回より多く使用すべきでない。これは使用する回数についての制限であり，使用量についてではない。

特に頭痛専門外来では，上記の制限を超えることが妥当である，もしくは現実的に超えてしまう場合もあるだろう。しかしその前に，通常の治療をしっかりと行う努力を怠ってはならない。

この患者の薬物の要求に対するベストな対処は？

どのようなルールが設定されたとしても，すべての患者がそれを守るわけではない。問題に迅速かつしっかりと対応することで，患者の期待とのずれを減らすことができる。薬物の制限について定期的に説明し，念を押すことで，より長く患者に影響を与えられる。定期受診において医師と患者が共同で薬物使用の状況をモニターすることは，外来なしで患者個人の意欲にまかせるよりもずっと良いはずである。

したがって，この患者に対する最適な対処は，薬物使用に関する同意事項を再度確認してもらい，その他の治療法を話し合うために外来受診を予約してもらうことである。患者との緊張を和らげる手段の1つは，頻繁に使用しても乱用とならないと考えられる薬物を試してみることである。そうした薬物のいくつかを表 10.2 に示す。この手法は非常に重症の頭痛では無効であるが，比較的軽症の頭痛では十分なこともあり，より強力で問題を生じやすい薬物を"節約"することにつながる。

解説

慢性頭痛の治療では，個々の頭痛を和らげたいという要望と薬物乱用の出現を防ぐという必要性との間でしばしば緊張が生じる。我々は，重度の痛みを治療したいという衝動を"治療の切迫性"という用語で表現している。対症療法に重大な副作用や薬物乱用による長期の害があったとしても，患者と医師はしばしば個々の頭痛発作に対して強力な治療を追及してしまう。医師は何らかの薬物を投与して患者の痛みや苦しみを和らげるのが責務であると感じることは当然なので，薬物使用に制限を設けることを患者に強いるのは難しいことである。

しかし慢性頭痛疾患は，治療が困難で長期にわたって持続する病態である。高頻度の頭痛がある患者がもつ期待は調整しなければならない。その他の疼痛疾患に共通して適用されるセルフケア・リハビリテーションの哲学は，慢性頭痛にも当てはまる。

疼痛を早急に改善することは慢性疼痛の管理の目標ではなく，"痛み自体は害ではない"ことを認識してもらうように後押しする必要がある。一部のケースでは，どのような痛みであっても耐えられないという患者もいて，問題となる。頭痛発作は急いで治療しなければならないという固定観念は，標準治療の焦点を発作の治療に当ててしまうことになる。高頻度の頭痛がある患者では，このような誤ったアプローチにより，個々の発作に対してどこまでもエスカレートして強力な薬物を使うようになるが，その結果，時間の経過に伴って頭痛は悪化し，管理がもっと難しくなる。

苦しんでいる患者に対して，長期的な利益のために頭痛発作に有効な薬物の使用を制限するように言うのは困難なことである。それでもなお，頭痛診療に関わるすべての医師は，患者はどの頭痛発作を治療するか取捨選択し，完全な除痛ではなく部分的な頭痛の改善を目標にすることが必要だと認識しなければならない。

診断
薬物乱用頭痛，慢性片頭痛

Tip
個々の頭痛発作の治療に使用する薬物の種類と量に限度を設け，それを患者に守らせないと，高頻度の頭痛をもつ患者の治療転帰は不良となることが多い。

オピオイドによる治療を希望する女性

症例
34歳の女性。20年に及ぶ，頻回で日常生活に支障をきたすような，薬物抵抗性の片頭痛について相談するため受診。外国から引っ越してきて，診療してくれるところを探している最中であった。過去の診療録を持参しており，それを見ると多数の予防薬による治療の試みは不成功に終わっていた。薬物治療の用量と期間は適切だったようだが，頭痛は相変わらず日常生活に支障をきたすほど重度である。また，トリプタンにアレルギーがあり，NSAIDsは胃バイパス術の既往のため使用を禁止されていた。患者によればオキシコドンが有効で，前医は月に120錠を処方していたとのこと。神経学的所見は正常で，昨年の脳画像検査も正常だった。患者はオキシコドンの処方を継続するよう求めている。

オキシコドンの処方を継続すべきか？本症例では，どのような重要な情報が足りないのか？

この患者がオピオイド乱用のリスク因子をもっているか，あるいは過去にオピオイドの常習や依存に合致する問題行動があったか，に関する情報が足りない。問題行動とは，無許可でオピオイドの用量を増やす，早期の再処方を求める，処方箋をなくしたことがある，などの事例を指す。前医と話し合うことで，これらの事例が過去にあったかどうか非常に有用な情報を得ることができる。

また，オピオイドが患者の頭痛と日常生活機能を改善させたかどうかも明らかでない。トリプタンやオピオイドなどの対症療法薬を頻繁に用いることで，逆説的な頭痛の悪化（薬物乱用頭痛）を引き起こすことがある。痛みの緩和は頭痛診療において重要な目標であるが，仕事を含む正常な日常生活が送れる状態に戻ることもまた重要である。もしこの患者の日常生活機能が改善していない，もしくは悪化していれば，オピオイドは良い治療選択肢とはいえない。

患者のオピオイド乱用，常習，依存のリスクはどのように評価するか？

患者がオピオイドを乱用するか，あるいは常習や依存を示すかどうかについて，完全に信頼のおける評価法はない。しかし，薬物に関連した問題行動を将来起こすリスクの高い患者を見つけ出すことはでき

る。疼痛患者で検証され，よく用いられているツールとして，オピオイド危険度判定ツール（opioid risk tool：ORT）がある。当人および家族の薬物依存の既往，性的虐待，性別，年齢，精神疾患の併存に関する自己申告書類をもとに，オピオイド治療によって問題を生じるリスクが低，中，高リスクに分類される。

　本症例の場合，オピオイドを処方していた前医に電話で話を聞くと，長期にわたって治療抵抗性の連日性頭痛が続いていたが，オキシコドンによる治療を開始したあとは明らかな頭痛の悪化はみられなかったという。ところが，前医はだんだんとオピオイドを処方し続けることに抵抗を感じるようになった。前医が言うには，1カ月に使用できるオピオイドの量をいくらか増量していたにもかかわらず，この患者は頭痛による機能障害のため社会保障給付を受け続け，頭痛治療のため月に数回救急部を受診していた。さらに，オピオイド危険度判定ツールでスクリーニングしたところ，アルコール乱用とうつ病の既往があり，5歳のときに義理の父親から性的虐待を受けていたことが判明した。

解説

　この患者は，長期にわたる多数の適切な治療の試みに抵抗性の片頭痛をもっていると話した。治療抵抗性の片頭痛はしばしばみられる厄介な問題であり，すべての患者が強力な治療で改善するとは限らない。このような患者に対するオピオイドの維持療法の有効性に関する研究は限られているが，長期のオピオイド治療で恩恵を得るのはほんの一握りの患者だといわれている。一方，長期のオピオイド使用による痛覚過敏などの害を示すエビデンスも報告されてきている。

　この患者で主に考慮すべき点は，オピオイドによる維持療法で有意な臨床的改善が得られたという十分な証拠があるか，また，オピオイドの乱用と依存を起こすリスクをもっているか，という点である。前医から聞いた話で，この患者の日常生活機能は改善していないことが明らかとなった。オピオイド危険度判定ツールを用いた評価により，オピオイド乱用の高リスクであることも指摘された。したがって，この患者は，非オピオイドによる治療がおそらく最も良いと考えられる。

診断

慢性片頭痛

💡 Tip

規制薬物を乱用するリスクの高い患者を見つけ出すことは可能である。

薬物乱用頭痛を繰り返す患者

症例

　フォローアップの受診に来なくなっていた患者が戻ってきた。1年前，それまで長期間使用していたバルビツール酸含有薬物を中止することができた。患者はこの薬に数年間も依存しており，1日6〜9錠服用していたが，その間，頭痛は悪化する一方であった。薬物乱用頭痛と診断し，薬物減量スケジュールを実行して，頭痛予防のためにアミトリプチリンを開始した。ひどい頭痛発作に対しては週2回まで，エレトリプタン20mg使用とした。もともとの頭痛は反復性片頭痛と判断できた。外来受診を中断したときは，頭痛が良くなって，もう専門外来に来る必要がなくなったからだと推測していた。

　1年後，患者は妻に付き添われて再受診した。妻によると，去年から患者の頭痛頻度が徐々に増加してきており，再びバルビツール酸を含む薬物を使うようになっているとのこと。アミトリプチリンは，効果がないという理由で服用を中断していた。バルビツール酸は当初頭痛に対して有効であったが，頭痛を抑えるためにだんだんと増量する必要が出てきた。ここ4カ月はかかりつけ医が薬を処方してくれたことを認めたが，「その医者からは，私が頻繁に薬を飲んでいることが心配だから，もう薬は処方しないと言われた。今日の受診までに必要な分だけは処方してくれた」と言う。再びバルビツール酸を休薬し，予防薬を再開するよう勧めたところ，患者は「おい，お

医者さん，このスケジュールと仕事のプレッシャーの中で，頭痛があるのに薬なしだなんて，やっていけるわけないだろ！」と言い返してきた。妻が割って入り，薬をもらえなければ仕事をすることができなくなると言った。

この患者の様子から，どのような診断が追加されるか？

この患者は薬物乱用頭痛の診断基準を満たす。もともと頭痛疾患があり，薬物乱用頭痛を引き起こしうる薬物を連日のように使用したことで頭痛の悪化をきたした。さらに，以前の治療でこの薬物を中止することにより頭痛の改善がみられていた。しかし，この患者は薬物依存症の特徴も示している。これは，薬物への耐性，薬物の服用量を勝手に増やす，薬物を減らそうとする試みに失敗する，薬物使用で健康状態が損なわれているにもかかわらず使用し続けようとする，などである。

本症例では，患者の依存は純粋な医学的問題（片頭痛）と精神疾患の合併を示唆する行動上の特徴が相互に作用し合って生じていると思われる。薬物乱用頭痛を再発させる原因となった行動として，薬物に過度に頼る，頭痛が生じる前に鎮痛薬を服用する，気分の落ち込みや不安に対して薬物を服用する，といったことがある。Joel Saperらは，薬物乱用は"単一の現象ではない"と唱えてきた。彼らは薬物乱用頭痛を単純性（1型）と複雑性（2型）に区別した。後者は，精神疾患の合併があり，再発歴のある薬物乱用頭痛を指す。

ほかにどのような特徴から，この患者のマネジメントが難しくなると予想されるか？

診療が難しくなる患者を見つけ出すことは必ずしも可能ではないが，警戒すべきサインがあるので，心に留めておくべきである。表10.3にそれを示すが，いくつかは本症例にもみられる。患者は，処方された薬を服用せず，フォローアップの外来診療に来なかったことから，治療の推奨に同意しなかったと思われる。妻は患者に代わって話をしていたが，夫を極端に気づかうあまり，頭痛やそれに対する薬物を正しく服用しなかったことよりも，患者が仕事ができないと言って医師を非難している。

解説

ほとんどの頭痛患者は頭痛が良くなってほしいと願い，医師の勧める治療に従うものである。しかし，一部の患者では診療に困難を伴う。そういう患者の個人的あるいは医学的な状況はしばしば複雑で，その結果，治療は有益でなく，治療へのアドヒアランスも悪い。診療を難しくしてしまういくつかの状況として，薬物あるいはアルコールへの依存，パーソナリティ障害，家庭内の問題を抱えていることなどが挙げられる。どの患者が扱いづらくなるのかを見分けることは常にできるわけではないが，ここで述べたサインはときに問題に対して早期に対応するきっかけとなり，のちのち大きな問題となるのを防ぐことになる。

我々の経験では，本症例のような場合はチームによるアプローチが必要となる。こういう患者のケアは1人の医師では手に余るうえ，精神疾患の治療を並行して行うことは，治療を成功させるために重要である。許容範囲をきっぱりと定めることと，不適切な言動に対して毅然と対応することも重要である。

Joel Saperらの賢明なアドバイスを心に留めて行動するとよいだろう。彼らは米国ミシガン州アナーバーにあるMichigan Head Pain and Neurological Instututeで長年にわたって，全米から紹介されてきた対応困難で治療に抵抗性の頭痛患者に対する入院治療を行ってきた経験がある。Saperらは

表10.3 患者の診療が困難になると予想される，警戒すべきサイン

- 自分自身の問題や薬物を正しく内服できないことを他人のせいにして非難する
- 治療の推奨に従わない
- 痛みの強さと，観察される行動や様子，ふるまいとの間に乖離がある
- 自分が薬物を要求することを肯定してくれる人を求める

Refractory Migraine というタイトルの本の，治療抵抗性頭痛患者に対する入院治療を記述した章で，次のような患者アプローチを提唱している。

「あなたの行動（具体的な例を挙げつつ）が問題の原因の1つです」「あなたの行動は有効な治療の妨げとなります。あなたは我々の治療の推奨を拒否し，主導権を握ろうと我々と争っている。このような行為は非生産的なだけでなく，あなたを治療するうえで必要な基本的な信頼関係を損ねるものです。医療ケアとは互いに能動的に関わり合うものです。率直にいえば，私はあなたが不快な行為を続けるなら，あなたの担当医であることを続ける必要はないし，あなたも私を選ばないのであれば私の患者である必要はないのです。もし，私たち2人の間で私があなたの治療に責任をもち，あなたが私に敬意を払い，コミュニケーションをとり，治療方針にきちんと従うといったことに合意できないのなら，私はあなたに対する治療を中止します」

診断

薬物乱用頭痛，薬物依存症，家庭の機能障害により複雑化した片頭痛

Tip

問題患者の示すサインに警戒する。治療に関して一貫性のある断固としたアプローチを行い，患者に，治療の一環として精神科とも関与してもらうよう求める。

薬物処方に関する同意

症例

65歳の女性。夫に付き添われて慢性片頭痛の治療のため受診。片頭痛は反復性であったが，長年にわたって頻度はまれで，バルビツール酸を含む薬物でよくコントロールされていた。10年ほど前から頭痛の頻度が増え，バルビツール酸の使用も徐々に増加してきた。受診時には，毎日4～5錠服用し，それでも月に15～20日は頭痛があるという。その他の薬物は使用しておらず，バルビツール酸含有薬物を服用しながらも日常生活機能はよく保たれている。その他の病歴では，アルコール依存症の家族歴があること以外，特記事項はない。

慢性片頭痛および薬物乱用頭痛と診断し，治療選択肢について話し合った。患者は，現在行われている治療法を変更する必要があることについては明確に理解したが，バルビツール酸を減量することについては懸念を示した。それでも，薬物を少しだけ減量し，頭痛予防にトピラマートを開始することに同意した。しかしフォローアップの診察では，軽度の認知機能の副作用を訴え，指示どおりにトピラマートを増量しておらず，また，処方されたバルビツール酸を飲み切っていた。患者はこのことを問題と認識していなかった。代わりに患者と夫は，これだけ苦しんでいるのだから，早期の再処方を受け取るのが当然であり，それなしに帰ることはできないと繰り返し言った。2人は何度も治療の原則に関する議論から注意をそらし，バルビツール酸の入手が制限されないよう約束してほしいと求めた。

初期のマネジメントが違っていれば，より良い転帰が得られていたか？

患者とその夫は当初，頭痛治療に意欲を見せており，治療計画にも進んで同意した。アルコール依存症の家族歴を除いて，その他の薬物依存症および乱用のリスク因子は認められなかった。複数の医師にかかる，何度も救急部を受診する，あるいは過去に薬物乱用の既往がある，などの病歴もなかった。このような患者の多くは，より有効な薬物を処方すれば薬物乱用の問題は"自然となくなって"しまう。

この医師は当初，改善する見込みが高いと判断したため，薬物処方に関する同意を求めていなかった。あとから振り返れば，これは間違いであったといえる。署名入りの治療同意書は初診時に作成しておくべきであり，それによって医師が薬物治療に何を期待し，治療の適応をどう考えたかの概要が，明確に記録として残る。これはより良い転帰につながった

かもしれない。

この時点で，どのようなマネジメントが最適か？

フォローアップの外来では，患者は薬物を要求しているようであり，患者の夫は薬物乱用の問題の中で共依存を呈しているようである。このような難しい状況において，治療にはいくつかの選択肢が考えられる。1つは，バルビツール酸含有薬物を直ちに中止することを条件に治療を継続することである。もう1つは，患者と医師の責任を要約した治療同意書を取得することである。これらの同意書は，乱用や依存の恐れのある薬物を処方するうえでとても役立つことが多い。

これらの同意書は法律上の契約とは異なるが，期待される行動とそこから導かれる成果に関する記録として役割を果たす。同意書をとる目的は，約束した薬物使用の制限の遵守を保証し，誤用・乱用や横流しを予防することである。どの患者が薬物に関連して異常な行動に出る危険性が高いかをあらかじめ知ることは非常に難しいため，ほとんどの専門家は，同意書の作成は乱用の恐れのある薬物を処方する際にはルーチンで行うべきだと推奨している。本症例では，薬物処方に関する同意書は，患者に対して違反行為を行えば継続診療が難しくなることを"通告し"，治療計画に注意を払うよう仕向ける手段となる。この同意書があれば，医師は治療計画から外れた要求を拒否しやすくなる。同意書の構成を**表10.4**に示す。

解説

薬物処方に関する同意書は，頭痛やその他の疼痛疾患（悪性疾患を除く）において，オピオイドやその他の乱用の恐れがある薬を使う際に用いられてきた。多くの種類の同意書のひな型はインターネットで入手可能であり，医師や患者の状況に合ったものを選択できる。

同意書はパターナリスティックであることや，あまりに制約が強すぎるとして批判されてきた。一部

表10.4 薬物処方に関する一般的な同意書あるいは契約書の特徴

- 薬物の推奨用量と使用量の制限を遵守する患者の責任の概略を記載する
- 治療によって生じうる害を記載する
- 治療目標は痛みの緩和であり，完全な除去ではないことを記載する
- ランダムに行う尿検査など，モニタリングとして行う検査を要約する
- 再処方を希望する際に患者がとるべき連絡方法を列挙する
- 粗暴な言動を慎み，精神療法もしくは行動療法への治療の紹介に従うなど，患者に求められる行動を明記する
- 治療を中断する状況を明記する

の医師は，同意書の取得が疼痛の不十分な治療につながったり，問題患者の烙印を押すことにつながると感じている。一方で，これらの同意書は法律上の契約ではないので裁判所による強制力はないものの，副作用や治療上の過失で訴えられた場合に医師を法的責任から守るものと期待される（ただし，実際に守られるというエビデンスはない）。オピオイドの処方の増加に懸念が広がる中，多くの保健医療システムではこれらの処方を行う際，同意書の取得を治療計画の一部に組み入れることを推奨している。薬物処方に関する同意書の取得は，患者の治療方針を系統化し調和のとれたものにするうえで有用である。治療方針と治療方法を明確な文書として明示しておくことで，トラブルを避けることになる。

依存症を引き起こす薬を頭痛の治療に慢性的に使用すると，特定の問題（とりわけ薬物乱用頭痛の可能性）が生じる。一部の専門家は，治療計画を守る信頼できる患者で中等度〜重度の痛みがある人だけを治療の対象とし，処方するのはその患者をよく知る経験を積んだ医師に限定すべきだと唱えている。このような治療の相対的禁忌としては，精神障害，パーソナリティ障害，身体表現性障害といった精神疾患や，依存症の既往，薬物乱用や横流しに関して法律を犯したことがある，もしくは家族環境が横流しの高リスクである患者が挙げられる。

> 診断

慢性片頭痛，薬物乱用頭痛

💡Tip

頭痛診療における薬物処方に関する同意書は，医師と患者双方にとって有益であり，依存症を誘発する薬物を使用する場合には検討すべきである．同意書の取得が前もって必要かどうかをあらかじめ判断することは難しく，十分に活用されていないと思われる．

参考文献

頭痛ダイアリー

Allena M, Cuzzoni MG, Tassorelli C, Nappi G, Antonaci F. An electronic diary on a palm device for headache monitoring: a preliminary experience. *J Headache Pain*. 2012;13(7):537-41.

Jensen R, Tassorelli C, Rossi P, *et al*.; Basic Diagnostic Headache Diary Study Group. A basic diagnostic headache diary (BDHD) is well accepted and useful in the diagnosis of headache. a multicentre European and Latin American study. *Cephalalgia*. 2011;31(15):1549-60.

McKenzie JA, Cutrer FM. How well do headache patients remember? A comparison of self-report measures of headache frequency and severity in patients with migraine. *Headache*. 2009;49(5):669-72.

Nappi G, Jensen R, Nappi RE, *et al*. Diaries and calendars for migraine. A review. *Cephalalgia*. 2006;26(8):905-16.

Stone AA, Shiffman S, Schwartz JE, Broderick JE, Hufford MR. Patient compliance with paper and electronic diaries. *Control Clin Trials*. 2003;24(2):182-99.

片頭痛の慢性化

Scher AI, Stewart WF, Buse D, Krantz DS, Lipton RB. Major life changes before and after the onset of chronic daily headache: a population-based study. *Cephalalgia*. 2008;28(8):868-76.

Scher AI, Stewart WF, Ricci JA, Lipton RB. Factors associated with the onset and remission of chronic daily headache in a population-based study. *Pain*. 2003;106(1-2):81-9.

Schulman E, LevinM, Lake AE, Loder E, eds. *Refractory Migraine*. New York, NY, Oxford University Press, 2010.

薬物処方に関する同意

Arnold RM, Han PK, Seltzer D. Opioid contracts in chronic nonmalignant pain management: objectives and uncertainties. *Am J Med*. 2006;119(4):292-6.

Saper JR, Lake AE. Borderline personality disorder and the chronic headache patient: review and management recommendations. *Headache*. 2002;42:663-74.

Saper JR, Lake AE 3rd, Bain PA, *et al*. A practice guide for continuous opioid therapy for refractory daily headache: patient selection, physician requirements, and treatment monitoring. *Headache*. 2010;50(7):1175-93.

Chapter 11 頭痛治療における法的な注意点

すべての医師にとって患者治療の法的な側面，訴訟の恐れ，その他の法的トラブルは大きな懸念事項であろう．本章では頭痛治療における法的側面，医療過誤訴訟における法的責任について取り上げる．頭痛のいくつかの特徴によって法的問題の種類が変わるし，リスクも違う．多くの慢性頭痛は生命に危機を及ぼすことはないが，一部の二次性頭痛は危険である．群発頭痛のような頭痛疾患は痛みがひどいため，ほぼ患者全員に内科的治療をすることが責務となるし，他の疼痛障害と比較できないくらい患者の切実感も強くなる．まれな頭痛疾患では，診断と適切な治療が遅れることもある．一次性頭痛に対する現行の治療の多くは完治するものではなく，すべての患者に有効なわけでもない．したがって，患者が身体障害を申請したり，保険適用外の治療，実験的な治療，実証されていない治療が必要になることがある．また，一部の頭痛治療薬には重篤な副作用を伴うものもある．

頭痛をみる医療者が関与せざるを得ない法的なものとしては，障害認定がある．なかでも多いのは，社会保障身体障害保険（Social Security Disability Insurance：SSDI）やその他の障害年金などの給付に関する診断書を書いてほしいという患者からの要求である．

このことについては，医療者への正式な障害判定トレーニングもほとんどないことから混乱が大きい．障害というのは，医学的概念というよりは法的概念である．特定の状況に適用されるルールによって異なる定義がなされ，SSDIの認定基準，労災補償の法律，育児介護休業法（Family and Medical Leave Act：FMLA），退役軍人省のガイドラインや，民間保険の規則までさまざまなものがある．**表11.1**に，医師の診断書が必要な給付プログラムをまとめる．

病休と障害認定は，いつ決断する？

> **症例**
>
> 45歳の男性．大企業の情報システム技術者として働いている．前兆のない片頭痛の既往があり，この2年間で慢性片頭痛に移行した．この1年半は，病休と年休を取りながら何とか仕事を続けてきた．上司から育児介護休業法（FMLA）で病休を補償できるかもしれないと言われた．患者は，FMLAに申し込むために診断書に記入してほしいと依頼してきた．さらに，もし社会保障身体障害保険（SSDI）の給付を申請する際には支援してもらえるか尋ねてきた．
>
> **Box 11.1**にFMLAの概要を示す．FMLAは，労働者が病気になったり子供や家族の介護が必要なときに休業できるよう，連邦議会によって制定された．この法律は政府や学校の職員も対象になるが，50人以上の社員がいる場合に限られる．無給だが，年間12週間まで休むことができる．過去7年間のうち12カ月は雇用されていたこと，その12カ月の間に少なくとも1,250時間は働いていたこと，50人以上の職員がいる職場やその近辺で働いていたことが条件となる．

表 11.1 申請にあたり医師の診断書が必要な給付プログラム

プログラム	財源	管轄	受益者	給付	制限	コメント
社会保障身体障害保険（SSDI）	社会保障税	連邦政府	被雇用者。770万人が障害認定（2009年）	賃金の代替支給と医学的治療	長期的・永続的な障害に限定	もともと働いていたことが条件。待機期間あり
労災補償	雇用主税	州政府	被雇用者。1億2,600万人が労災認定（2002年）	賃金の代替支給と医学的治療	仕事に関連した疾患や傷害に限定	疾患や傷害が発生した日から有効（ただし，給付を受けると雇用者の法的責任は限定的になる）
育児介護休業法（FMLA）	米国労働省	連邦政府	雇用後少なくとも1年経過した被雇用者	特定の理由に制限されるが，年間12週間の無給休暇	従業員50人以上の会社に限定	休んでも失職しない
民間保険	各保険会社	個人。被雇用者は加入が義務づけられている場合もあれば，任意加入の場合もある	職場で傷害を負った被雇用者。一時的障害保険プログラムにより，被雇用者とオーナーと専門家を職場で生じた傷害や疾患から守る	賃金の代替支給と医学的治療	SSDIからの給付分は減額される場合がある	労災補償の補償範囲と競合しない
退役軍人障害補償	退役軍人省の予算	連邦政府	退役軍人。310万人が受給申請（2009年）	補償のみ	名誉除隊もしくは不名誉除隊"以外"で退役すること	

　FMLAでは，雇用者は重大な医学的問題があることを証明する書類や，慢性的な問題については6カ月ごとに診断書を再提出することを求めてよいことになっている。FMLAは，被雇用者が休業を終えたらもとの職場もしくは同等の仕事に復帰させること，休業中も健康保険を維持できるようにすることを義務づけている。FMLAの良い点は，1回1日だけなど短期間の休みをとったり，間欠的に休みをとったりできることである。例えば，医師の診察を受けるためにFMLAの制度を使って休みをとることもある。

　そのほか，重大な医学的問題があって自分の職務を果たせない場合や，配偶者・子供・親に重大な疾患があって介護する必要がある場合にも，FMLAによって休みをとることが可能である。もし休みをとることが"予測できる"場合には（例えば，待期的手術の日取りが決まっている），30日前に届け出なければならない。予測できない休みの場合には雇用者に"一報"すればよい。

　本症例では，医師は患者に対し，通院したり頭痛発作で病休をとっても仕事が続けられるようFMLAの申請については喜んで支援すると伝えた。しかしSSDIについては，今回が初診であり片頭痛の治療がまだ十分行われておらず，治療を行うことでもう少し改善することが見込まれるので，現時点では支援できそうにないと伝えた。残りの診察時間は治療計画について話し合いをした。ところが2週間後，患者の弁護士から身体障害の証明を行うように要求する手紙が届いた。

この医師は，患者の障害認定の要求に適切に応えたか？

障害認定を支持してほしいという要求については，必ずしも"Yes"か"No"で答えなくてよい。患者のカルテを見返してどちらともいえない場合には，短く判定不能と書いてもよい。本症例では，医師は患者を1回しか診察していないし，治療を行うことで改善すると考えている。すなわち結論を出せる状態

> **Box 11.1** 育児介護休業法（FMLA）の概要と医師の診断書

保障内容
1年間に12週間まで失職せずに無給休暇をとることができる。理由としては，重症な健康上の理由で仕事に必須の役割を果たせないことを含む。片頭痛に関することとして，休みを続けてとらずに時々休むこともできる

重大な健康上の問題があることについての医学的証明
雇用者は医療者に対し，休みをとるべき十分な事由があることを完全かつ十分に証明する書面を求めることができる。診断書の費用の支払いと雇用者に診断書が届くようにする手間は，被雇用者の責任である。雇用者は，診断書について診断書以上の情報を求めてはならないが，疑義照会してもよい。また，雇用者は定期的に診断書を再提出するように求めること，休業が終わって復職する際に仕事を再開しても問題がないことの証明を求めてもよい

診断書に必要な情報
- 疾患についての医学的事実
- 被雇用者が仕事に必須の役割を果たせない旨
- 働くことができないと予想される頻度と期間

被雇用者の重大な健康問題について証明する書式（例えばWH-380-E）はダウンロードして使用できる。
米国労働省のホームページ（http://www.dol.gov/whd/fmla）より引用。

> **Box 11.2** 障害認定に必要な機能的能力の記載事項

- 障害に至る診断・症状・身体所見・検査結果（身体所見についてすべて記載すること）
- 障害は今後1年間続く見込みか，もしくはすでに1年以上続いているか？
- 障害によって6〜8時間立っていられない，または座っていられないか？（はい/いいえ）
- もし立っていられない，または座っていられないのであれば，その理由は？
- 障害のため1日中横になっていなければならないか？
- パートタイムや時短などの対応が必要であれば，その見込みを記入する
  1日に何時間勤務か，週に何日出勤か，いつからいつまでか
- 今後，障害のために自分の職務を果たせなくなるような症状増悪が周期的に起こりうるか？（はい/いいえ）
- 症状が増悪している期間，病休をとる必要性が医学的にあるか？（はい/いいえ）
- もしあるなら，その説明をする
- 今後半年間に起こりうる症状増悪の頻度と，それに関連する能力低下の持続期間の予想（例：3カ月ごとに1回あり，1〜2日間続く）
  頻度：週または月に何回か
  持続期間：1回の増悪は何時間または何日か
- その他の制限があれば記載する（患者がやらないほうがいいこと，患者ができないこと）（例：手を伸ばしてつかむこと，精密な作業）

にないので，患者が現在通院治療中であることだけを記せばよい。したがって，この患者の障害認定の要求に対する医師の対応は適切だと考えられる。

解説

ひどい頭痛の患者を治療する医師は，FMLAに精通しておいたほうがよい。重症の頭痛があっても患者は職を失わなくて済むし，必要な治療を受けるために受診する時間を確保することもできる。障害認定については，患者の障害と機能的能力についての判断を，診断書として求められる場合が多い。Box 11.2に記入すべき項目を列挙する。機能的能力や障害判定に有用と思われる客観的所見について記録することができるよう，カルテにテンプレートをつくるとよいだろう。常日頃から，このような観点でカルテを書いておけば，患者の障害申請の参考資料としてカルテをそのまま提出できる。

診断

慢性片頭痛，障害認定を受ける可能性あり

Tip

育児介護休業法（FMLA）は，慢性頭痛のような重大な医学的問題を抱える労働者が仕事を続けられる有用な制度である。十分な情報がない時点で障害判定を無理に行う必要はない。

この患者は本当に障害があるのか？

> **症例**
>
> 32歳の男性。ディーゼル機械工。けがのあとの頭痛の評価のため受診。片頭痛の既往も家族歴もなく，外傷歴もない。仕事中に店で転んで右側頭部を打った。裂傷の治療を受けたが，意識消失はなかった。翌日，頭痛に伴って悪心，光過敏，耳鳴が生じ，他院で脳振盪と診断されて鎮痛薬を処方された。脳MRIは正常だった。頭痛と耳鳴は仕事中の騒音で増悪するため，職場に戻れないと訴えている。神経内科医はガバペンチンとメトクロプラミドを追加処方し，耳鼻科にも紹介した。耳鼻科では診察上異常所見なしとのことで，職場で耳栓をすることを提案された。しかし患者は，仕事中に耳栓をしていると安全性に問題を生じるから承服できないという。
>
> 　けがをしてから4カ月後，頭痛外来を受診。症状は改善しているものの，週に3～5回のひどい頭痛発作がまだ続いているとのこと。復職はしておらず，労災申請をしている途中である。頭痛専門医は，患者の外傷後頭痛は改善するだろうし，いつかは復職もできるだろうと予想したため，今までの職歴と活動度については詳しく聴取しなかった。
>
> 　数カ月後のフォローアップ時には，症状はさらに改善していた。患者は大学の授業を受講し始め，全般的な活動度も上がってきたものの，復職はまだしていない。騒音の少ない職場内環境調整の提案もあったが，給料が下がるという理由で拒否した。ほかにも通勤時間が長いなど，いろいろな問題があって復職は難しいと患者は感じている。
>
> 　この受診のあと，労災補償保険の所管当局から障害認定の診断書を求める書類が届いた。

■ この障害認定の要求に，どのように対応すべきか？

雇用者は職場内環境を調整して患者の障害に対応しようとしたが，患者はそれを拒否し，ほかにも復職できない理由を挙げた。しかし大学の授業には出席しており，頭痛も改善傾向にある。カルテ上も，頭痛と活動度は改善していると記載されている。本症例で医師がとるべき行動は，復職を阻む医学的原因として明確なものはないと伝えることである。このように伝えるのは気まずいだろうが，障害認定の申請を無視するとか，適当に診断書を書くより望ましい。

> **解説**
>
> 患者‐医師関係をこじらせないためにも，障害認定のための診断書を要求する患者に対して，医師は適応がないと正直に応えるべきである。障害認定は事実に基づいて行われるべきであり，敵対的な雰囲気でとり行われる法的審査に耐えうるものでなければならない。

> **診断**
>
> 外傷後頭痛，異常に症状が長引いている

> 💡 **Tip**
>
> 症状が良くなって復職できる単純なプロセスが，ちょっとしたことでややこしくなり，医師が注意していないと法的・倫理的問題に巻き込まれてしまう恐れがある。事前にきちんと訓練と準備をしておくことで，このような状況にもうまく対応できるようになる。

誰か助けてくれないの？

> **症例**
>
> 44歳の女性。小児期から続く難治性の慢性片頭痛に悩まされている。精神疾患の合併はない。「思い出せるかぎりずっと前から頭痛があるんです。長いこといろいろ治療を受けましたが，どれも全然ダメでした」。いくつかの大学病院の外来に通院したことがあり，さまざまな治療のコンプライアンスも良好であったが，一時期たりとも頭痛のコントロールができたことはないという。
>
> 　頭痛は今回の受診の数カ月前からさらにひどくな

り，いつもの頭痛は悪化し，数日間続くさらにつらい頭痛発作もきたしている．元看護師で，現在は失業保険の給付をいくらか受けているが，障害申請はしたことも考えたこともないという．

およそ半年間の濃密な通院治療を行ったが，改善しなかった．患者は家賃が払えないために母親と一緒に住むようになった．その他の財政援助はない．ひどい頭痛にもかかわらず，健康保険を維持するために働き口を探している．

■障害申請すべきだと助言したほうがいいのか？

障害申請の話題が出ると，しばしば患者が良からぬ意図をもっているのではないかと疑ってしまう．反対に，患者が障害申請するのをためらっている場合もある．本症例の患者は，援助を受けることを思いついたり考えたりしたことがないようだが，援助を受ければ健康保険を維持することも可能になるなど，さまざまな恩恵が享受できる．この患者には，援助プログラムを利用できるかもしれないと助言し，必要に応じてソーシャルワーカーなどに紹介することもできるだろう．

解説

多くの頭痛専門医は，自分の患者の一部は頭痛のせいで日常生活に支障をきたしており，なかにはその状態が永続する人もいるという実感をもっているだろう．事実，片頭痛関連の障害に関する多くの研究によると，片頭痛など慢性頭痛による障害は実際よりも少なく報告されており，過小評価されているという．医学的な障害の程度と法的・事務的な基準が必ずしも合致しないこともある．法的な観点からいうと，障害認定は客観的な医学的所見に基づいて行われるのが一般的だが，片頭痛は客観的な所見に乏しいため，障害認定には医師の意見が重要になる．

診断

慢性片頭痛

💡Tip

頭痛がひどくて日常生活に支障をきたしている患者の中には財政援助を受けられることを知らない人もおり，医師は助言を行うことができる重要な存在になりうる．

カルテ開示を請求する患者

症例

70歳の男性．元心理士．頭痛を訴えて1人で受診しに来た．断りもなくテープレコーダーを取り出し，物覚えが悪いので医師から言われたことを忘れないために医療面接を録音したいという．患者は1人暮らしで，病歴が曖昧で脱線しがちだが，慢性の緊張型頭痛に合致する頭痛を訴えている．その他さまざまな身体症状もあるという．頻繁に医療機関を受診し，不安障害を含むいろいろな併存疾患を抱えている．ほかの医療者たちも受診時に録音を許可していることがカルテに記載されている．

■受診中に録音したいという要求は妥当なのか？ 許可すべきか？

少し落ち着かない気分にはなるものの，録音することは通常は無害であり，本症例でも医師は許可した．この医師は，ほかの患者が診察室でメモをとったり，同伴の家族がノート型パソコンにタイプするのと同じようなものだと考えた．メモをとることについては事前の許可なく行われるし，医学的な情報や助言がきちんと理解できて，あとからでも見直すようにしたいという患者のニーズもある．録音することで記憶の補助にしたいというのであれば無害だし，有用でもあるだろう．録音する利点として，複雑な医学情報・助言を記憶する助けになる，受診に同行できなかった家族も聞いて安心できる，などがある．

本症例の場合は，録音したいという要求に問題はないと思われるが，別の患者から別の状況で同じような要求をされたときには医師側が不安になる場合もあるだろう．スマートフォンなどが普及して録音

191

が簡単になり，将来このような要求は増えるだろう。

■受診中に録音することに，何か隠れた危険性や害があるか？

録音することの危険性としては，プライバシーの侵害があるだろう。たとえ患者が自主的に録音したいのだとしても，家族が聞いてしまうことを心配して医師に正直に病歴を話さないかもしれない。また，医師側も録音テープが将来利用されたり，文脈を無視して発言を引用されたりしないだろうかと心配して，患者との会話に用心深くなったり，防御的な姿勢で治療に臨む恐れがある。

本症例では患者が録音の許可を申し出ているが，不正な録音ももちろん可能である。後日，不正に録音していたことが明るみに出た場合には，医師は患者が自分を信用していない証拠だとか，自分を訴えようとしている証拠だと感じてしまうのも当然である。診察室の会話の記録は，医学情報として保護されるべきであると一般的に認識されているが，患者自身が自発的に管理するならば法的な制限はない。患者自身は誰とでも，自分の医学情報をシェアしてよい。医療者と医療機関はプライバシー保護の責務がある。

録音することに不快感があるなら，とるべき行動としてはいくつかの選択肢がある。録音を断り，患者にそのような録音は率直な会話の妨げになると説明する。録音を断るときに理由を聞いてみるとよい。何らかの事情があるなら，ほかの方法で解決できるかもしれない。例えば，記録が欲しいと言う患者には，詳細に医学的助言を書いたメモを渡すとか，その日のカルテのコピーを渡すとか，あるいは患者が覚えている自信がないと言うなら，信用できる配偶者に電話して説明するといった対応で満足してもらえることもあるだろう。患者との会話の進め方として，要求は必ずしも許可できないことを述べながら改善策を提案するとよいだろう。例えば次のように言う。「申し訳ないですが○○はご遠慮ください。その代わり○○は喜んでしましょう」。

解説

技術の進歩により，受診中に録音したいと申し出る患者は増えてくるだろう。診察室内でのさまざまな機器の使用に関するルールを施設ごとに決めておくとよい。録音を許可しない場合には，待合室などに"録音・録画は許可しません"と掲示しておくことが賢明である。

診断

慢性緊張型頭痛

💡Tip

録音・録画に関する施設内規定をあらかじめ話し合っておけば，そのような申し出が患者からあった場合に，混乱と対応の遅れを防ぐことができる。

群発頭痛患者のステロイド依存

症例

43歳の男性。23年前から，90分続く頭痛発作が1日1〜2回ある。群発頭痛の診断基準を満たしている。頭痛は片側性で，左眼の奥が痛くなり，同側の鼻閉と眼瞼下垂を伴う。長年，年に1〜2回，多くは春か秋に起こるだけだった。普通は2カ月間ほど続く発作期間中，1日に1回ないし数回の頭痛発作を起こす。発作期間中は，個々の頭痛発作にスマトリプタンを使っていた。2カ月間経過すると発作がなくなり，次の発作期間までは無症状である。

3年前から慢性群発頭痛になり，新しい健康保険では，毎回の発作を治療するのに十分なスマトリプタンの処方が受けられなくなった。ベラパミル80mg 1日2回の予防内服をしても，効果がなかった。その後プレドニゾン60mg/日を使うようになってからは，"ステロイドを飲み忘れたときか，アホな医者がステロイドを中止しようとしたときだけ"頭痛が起こるという。健康状態は良好だが，昨年，大腿骨頭壊死で股関節置換術を受けている。おそらくステロイドのせいだろうと説明されたが，「ステロイドしか効

かないんだから，どうしろって言うんだ！」と言い返したという。現在，プレドニゾン60 mg/日を内服中で，再処方を求めている。

群発頭痛治療におけるステロイドの役割は？

我々は，群発頭痛（ときに"自殺したくなるほどの頭痛"とも呼ばれる）は頭痛緊急症と考えるようにしている。多くの患者は，本症例のようにいつ来るかわからない，ひどい苦痛をもたらす発作に素早く，しかも確実に効く治療を求めて必死になる。スマトリプタン自己注射や酸素療法は個々の発作には有効なことが多いが，対症療法だけを行うのは現実的でないし，患者は発作時に短時間であるが薬が効いてくるまでの間，強い痛みに耐えなければならない。したがって，群発頭痛ではほとんどの場合，毎日予防治療を行って発作を減らす・なくすことを目指すべきである。

短期間のステロイド治療はしばしば"ブリッジング（橋渡し）治療"とも呼ばれるが，予防薬が効いてくるまでの約1週間，群発頭痛発作を抑えてくれる。多くの患者はステロイドが即効性であり，少なくとも短期間は副作用がないことに満足する。ステロイドで気分が高揚することで，いつ来るか予測できないひどい頭痛発作に対する恐怖感から解放される。

ところが，ステロイドを繰り返し服用したり長期使用すると重大な副作用，例えば大腿骨頭壊死などを起こすことがある。ときには短期間・低用量のステロイドでも重大な副作用が出ることがある。頭痛専門医の大半は，ステロイド依存になって重い合併症を起こしてしまった患者の経験がある。

ステロイド依存と合併症をどのように防げばよいか？

ステロイドを群発頭痛に使うのは適応外であるが，まったく使わないというわけにもいかない。できるだけ少ない量で，できるだけ短期間投与にして，他のより安全な治療薬へ移行する。群発頭痛の主な予防薬にはベラパミルとリチウムがあり，単剤もしくは両者併用で使うことができる。

ベラパミルで群発頭痛をコントロールしようとすると，非常に高用量が必要になる場合があり，心ブロックや便秘などの副作用もあるので，安全性と忍容性に問題がある。これらの副作用は可逆的であり，注意深くモニターすることで早期予防・発見が可能である。リチウムは群発頭痛に非常に有効であると考えられているが，躁うつ病の薬なので患者が嫌がることもある。リチウム服用中は血液検査と心電図をモニターする必要があり，手間がかかる。本症例では，ベラパミル徐放製剤240 mg 1日2回と炭酸リチウム300 mg 1日3回という予防治療で，ようやく頭痛発作がコントロールできた。数カ月かけてゆっくりステロイドから離脱した。

解説

ステロイドによる群発頭痛治療（適応外である）については，群発頭痛の有病率が低いこともあって十分な研究がない。ステロイドは一時的には頭痛を改善しても，長期的には悪化させると言う患者が多い。一部の患者は，発作を長引かせるのではないかと疑ってさえいる。何度も繰り返す発作期間のたびに使ってステロイドの副作用に苦しむことを考えると，たとえ短期的に有効であっても服用する価値がないと考える群発頭痛のベテラン患者も多い。

ステロイドを処方する前に率直に患者と話し合うことが重要で，場合によってはステロイドの副作用や害に関する情報を書面にして渡すとよいだろう。ステロイドによる重大な合併症を起こした患者が，自分は処方されたときに副作用の話は聞かされなかったと主張することも珍しくない。群発頭痛に関する医療訴訟の状況を調べたレビューによると，ステロイドによる有害事象（特に大腿骨頭壊死）は，多額の賠償金を支払う原因となったことが何度かあるという。

ステロイド依存からどのように離脱させるか，確立したガイドラインやプロトコルがあるわけではな

いが，副腎不全を引き起こさないように慎重に漸減しなければならない．ステロイドをやめてから1年間は，重症疾患にかかった際に副腎不全を起こすリスクがある．

炎症性腸疾患患者でのステロイド漸減法としては，プレドニゾンを服用している場合，同等量のデキサメタゾンに変更する．プレドニゾン5 mgは，デキサメタゾン0.75 mgと同等量である．デキサメタゾン0.5 mg錠を使用して，数週間ごとに0.5 mgずつ減量していき中止までもっていくとよい．

> **診断**
>
> 慢性群発頭痛，ステロイド依存

💡Tip

群発頭痛患者に経口ステロイド薬を，短期的に"ブリッジング治療"として使うと速効性のある鎮痛が得られるが，ステロイドを何度も使うと重大な害が起こって医師が訴えられるリスクもある．したがってステロイドは慎重に，短期間だけ使うようにする．

片頭痛治療に医療用マリファナを要求する患者

> **症例**
>
> 24歳の女性．慢性片頭痛と薬物乱用頭痛の既往がある．頭痛外来初診で，婚約者が同伴している．慢性片頭痛の診断基準を満たしている．かかりつけ医からアミトリプチリンを処方されているが，完全にはコントロールできていない．発作時にはイブプロフェンとトリプタンを使っていて，多少は効くとのこと．マリファナ吸入も試したことがあり，非常によく効き，トリプタンと同じくらいの効果があって睡眠もよくとれるようになったという．医療用マリファナを使用する医学的理由があることを書いた診断書が欲しいと頼んできた．この患者の州では最近，"消耗性疾患"の患者が医学的理由でマリファナを入手・服用することが住民投票で合法化された．医師はこの依頼を断り，標準的な発作頓挫薬と予防薬の使用を提案した．ところが，患者の婚約者が何度も会話を遮り，医療用マリファナの使用を許可する診断書を書くよう強く要求してきた．

■ 患者が医療用マリファナの許可を求めてきた場合，医師にとってどんな法的意味合いがあるのか？

多くの州では住民投票により，医療上の目的でマリファナを使うことを容認するようになった．連邦法ではマリファナは，スケジュールⅠ規制薬物に分類されており処方できないことになっているが，頭痛を含む重大な疾患の治療として医学的必要性を証明する診断書を発行することはできる．診断書を持っていけば，患者は医療用マリファナ認可薬局でマリファナを購入できる．マサチューセッツ州では，適応のある患者は60日分（280 g）までのマリファナを，自分に使用する目的ならば所持が認められている．

単純そうにみえるが，医療用マリファナを使用してもよいと診断書を書く際には，気をつけるべき法律上の注意点がいくつかある．本症例では，婚約者による強要の可能性もある．つまり，医師の診断書を盾に，患者の名前を使ってマリファナを栽培したり使用（もしくは販売）したいと婚約者が考えているのかもしれない．

今回の症例は，通常診療で患者に医療用医薬品を処方する状況とはかなり違う状況である．医療用マリファナの使用を許可する診断書を求めてくる患者の本心を見抜くことはときに難しく，不可能でさえある．

■ 頭痛治療にマリファナを使う有害性・有益性を，この患者にどう助言すればよいか？

マリファナは，片頭痛やその他の頭痛疾患の治療薬としては十分に研究されていない．ただし，かなり

昔から頭痛に使われていた記録がある。例えばWilliam Osler卿は1850年代に，片頭痛治療として連日マリファナを使うことを提言している。脳などの臓器に分布する神経伝達物質の受容体に内因性カンナビノイドとして作用することで，抗侵害受容作用と神経防護作用を及ぼすことが示唆されており，慢性頭痛患者の髄液中の内因性カンナビノイドの量が少ないことが報告されている。

医療用マリファナが一部の頭痛疾患に適切である可能性はあるものの，頭痛患者にいつ，どのように使用したらよいか，現時点でガイドラインはない。頭痛治療におけるマリファナの有効性について高いエビデンスレベルのデータはないが，場合によっては有害であることを示唆するエビデンスはある。マリファナ使用と可逆性脳血管攣縮症候群（RCVS）の関連については報告がなされており，片頭痛患者では特に発症しやすい可能性がある。片頭痛患者がマリファナを常用すると，特に選択的セロトニン再取り込み阻害薬（SSRI）と組み合わせた場合にRCVSになりやすく，頭痛が増悪したり局所MRI異常所見がみられることが報告されている。片頭痛治療におけるマリファナのほかの問題としては，気分変調や記憶障害が挙げられる。

解説

連邦法上はマリファナを使用するのは違法であるが，数多くの州*が医療用マリファナを合法化しており，使用したいと申し出る患者は今後増えていくだろう。状況は急速に変化しているが，残念ながら医師と患者を取り巻く医学的・法律的危険性についてきちんとした情報が乏しい。この件について患者にどのように助言したか，きちんとカルテに記載することがすべての関係者を守ることになり，重要である。

* アーカンソー州，アリゾナ州，カリフォルニア州，コロラド州，コネチカット州，コロンビア特別区，デラウェア州，ハワイ州，マサチューセッツ州，メイン州，ミシガン州，モンタナ州，ネバダ州，ニュージャージー州，ニューメキシコ州，オレゴン州，ロードアイランド州，バーモント州，ワシントン州。

診断

慢性片頭痛

💡 Tip

頭痛疾患におけるマリファナの有害性・有益性のバランスについて明確なデータはない。有用性を示す確証がなく，重度の副作用を起こす可能性もあるため，医療用マリファナの使用を許可する診断書を書く際には慎重になったほうがよい。これは，作用がよくわかっていない治療薬を使用する場合と同じ考え方である。

適応外の薬物を処方するリスク

症例

35歳の女性。頻繁に起こる反復性片頭痛の評価のため受診。神経学的所見，バイタルサインは正常である。患者と相談して，頭痛発作の頻度を減らす予防治療について考慮するよう助言した。妊娠の希望があったため，divalproexやトピラマートは避けるように伝えた。その代わり，メトプロロールを少量から始めてゆっくり増量する予定とした。服用開始から2週間後，仕事場でふらふらして失神し，縫合を要する頭部裂傷を負った。メトプロロールをやめるよう指示した。

次の受診時，夫が同伴した。夫は弁護士であり，メトプロロールは心臓病や高血圧を治療する薬であり，米国食品医薬品局（FDA）では片頭痛治療の適応を認めていないことを知って，懸念を抱いている。頭痛外来でなぜこの薬が処方され，しかも適応外の治療であるという説明を受けていなかったのか，不信に思っている。

■担当医は間違ったことをしたのか？

この患者にメトプロロールを最初から使うかどうかは，頭痛専門家の間でも意見が分かれるところだろうが，適切な治療選択肢の１つであったことは確かである。メトプロロールは，片頭痛に対する適応はFDAの認可がないものの，片頭痛に適応が認められたプロプラノロールやチモロールと同じβ遮断薬に属する。さらに，いくつかのプラセボ対照試験でも，メトプロロールは片頭痛の治療として有効であることが支持されている。これらのエビデンスに基づいて，米国頭痛学会（American Headache Society：AHS）と神経内科学会（American Association of Neurology：AAN）による片頭痛予防治療ガイドラインでは，メトプロロールは最も高いレベルの推奨（レベルA）を受けている〔訳注：日本でも，「慢性頭痛の診療ガイドライン2013」（日本神経学会・日本頭痛学会 監修）にてプロプラノロール，メトプロロールなどのβ遮断薬は片頭痛予防の第一選択薬の１つとして推奨されている〕。レベルAの他の予防薬の多くも，片頭痛予防治療の適応はFDAに認可されていない。

医師が適応外の薬物を処方する法的リスクについて懸念するのはもっともなことであるが，皮肉にも医療保険会社の多くが，いくつもの片頭痛薬が効かないことを証明してからでないと，A型ボツリヌス毒素を慢性片頭痛に使っても償還してくれない。これらの治療薬には，FDAに適応を認可されていないものが多く含まれる。

■この状況に対応するには，どうするのがよいか？

標準治療と思っている薬物を処方するのが当たり前に感じられてしまっていて，患者に適応外の治療を推奨する際に，きちんと説明するのを忘れてしまう場合がある。医師の中にはそのような説明は重要ではないと考える人もいる。しかし，本症例の患者の夫が抱いている疑念からもわかるように，患者にとっては説明を受ける必要がないわけではない。特に，薬物による有害事象が起こってしまった場合はなおさらである。標準治療からかけ離れれば離れるほど，副作用のリスクが大きければ大きいほど，きちんと説明をして，治療開始前に患者の理解と同意をきちんとカルテに記載しておく必要があるだろう。

一般的に，説明と同意の条件として，患者に治療の有益性とリスクについて十分に情報提供することが納得のいく決断に必要となる。患者にとって重要なリスクを開示し，相談する。患者が説明ののちに治療に承諾して異議を申し立てなければ，適応外使用については同意書に署名する必要はないのが現状である。ところが，FDAによる適応を広げるために行われる臨床試験に参加する患者からは，たとえ新薬ではなくても書面で同意書をとる必要がある（新たな適応におけるリスクと有用性の証明がまだなされていないため）。適応症に使った場合と比べて，適応外使用した場合に異なるリスクがあるかどうかは，多くの頭痛治療薬の適応外使用に関するエビデンスが少ないために確かなことはいえないが，治療についてデータが少ない場合には特に慎重に検討すべきある。医師は，現時点でわかっている最も信頼性の高いエビデンスに基づいて，患者に最善だと思われる適応だけに薬物を処方すべきである。

本症例では，患者に起こった有害事象のつらい経験について，「このようなことが起こって残念です」と伝え，患者と夫になぜメトプロロールを選択したか時間をかけて説明した。初診時には同伴していなかった夫は医師の説明に納得し，妻に起こったことは例外的であり，メトプロロールを使用したのはおおむね非常識だとか危険な治療ではないことを理解した。

解説

片頭痛における薬物の適応外使用に関するレビューでは，適応外使用は多くの医師が行っているうえに治療の重要な柱ともなっており，少なくともそれがよく使われている薬物であるなら標準治療の範囲内である，と結論づけている。多くの頭痛疾患ではFDAが認可した治療薬はない。例えば，群発頭痛

の予防薬としてFDAが認可したものはないが，ベラパミルやリチウムの有効性を示す良いエビデンスがあり，ほぼすべての頭痛専門医はこれらの薬物を群発頭痛の予防に普通に使っている。同様に，三叉神経・自律神経性頭痛（TACs）についても適応のある治療薬はない。しかも，疾患定義に適応外の薬物への反応が含まれているケースさえある（例えば，インドメタシン反応性頭痛症候群）。また，市販される前の臨床試験で小児も対象にしている場合は少ないので，小児科領域の薬も多くが適応外で使われている。

　FDAがある薬物を特定の適応に認可するということは，その薬物が適応に沿った使い方をしている場合には最低限の有効性と安全性の基準を満たしているという意味である。それぞれの適応症や使用法についてFDAの認可をもらうためのプロセスは複雑で，コストもかかる。このため，製薬会社は薬が使われるであろうすべての適応症について認可をとろうとしない。つまり認可された薬の添付文書には，たとえ臨床試験などで有効性を示す良いエビデンスがあっても，それらすべての適応症が載っているとは限らない。このように，FDAが認可したということと，科学的に有用かどうかということの間にはギャップがあるという点が重要である。FDAもギャップがあることは認識しており，"実臨床は添付文書上の適応症を反映しない薬物使用も含み"，"FDAの認可を受けた薬物は，どのような疾患でも，ほかの用量でも，添付文書上に記載された患者群以外でも使用してよい"，としている。

　適応外使用は明らかに普通に行われており，正当化できるものであるが，適切な適応外使用についてのはっきりとした定義がない。本症例では，メトプロロールの使用は適切だと思われる。標準治療を受けたことがない患者に，症例報告レベルのエビデンスしかない薬を適応外使用するのは不適切であろう。特に，事前にしっかり話し合いをせずに適応外使用するのは良くない。

> **診断**
> 前兆のない頻回の片頭痛，薬物性低血圧による失神

💡Tip
適応外使用による法的リスクを最小限にするには，治療薬の有益性と副作用について，患者にはっきりと情報を提示する。

参考文献

障害と育児介護休業法（FMLA）

Buse DC, Manack AN, Fanning KM, *et al*. Chronic migraine prevalence, disability, and sociodemographic factors: results from the American Migraine Prevalence and Prevention Study. *Headache*. 2012;52:1456-70.

Doyle HA. Sound medical evidence: key to FECA claims. *Monthly Labor Review*. September 1991, 26-28.

Holmes WF, MacGregor EA, Sawyer JP, Lipton RB. Information about migraine disability influences physicians' perceptions of illness severity and treatment needs. *Headache*. 2001;41:343-50.

Leonardi M, Raggi A, Ajovalasit D, *et al*. Functioning and disability in migraine. *Disabil Rehabil*. 2010;32(S1):S23-32.

United States Department of Labor. Leave Benefits. Family and Medical Leave Act. http://www.dol.gov/dol/topic/benefits-leave/fmla.htm.

ステロイド依存

Byyny RL. Withdrawal from glucocorticoid therapy. *N Engl J Med*. 1976;295:30-2.

Loder E, Loder J. Medicolegal issues in cluster headache. *Curr Pain Headache Rep*. 2004;8(2):147-56.

Murphy SJ, Wang L, Anderson LA, *et al*. Withdrawal of corticosteroids in inflammatory bowel disease patients after dependency periods ranging from 2 to 45 years: a proposed method. *Aliment Pharmacol Ther*. 2009;30:1078-86.

Weinstein RS. Glucocorticoid-induced osteoporosis and osteonecrosis. *Endocrinol Metab Clin North Am*. 2012;41(3):595-611.

Zhao FC, Li ZR, Guo KJ. Clinical analysis of osteonecrosis of the femoral head induced by steroids. *Orthop Surg*. 2012;4(1):28-34.

医療用マリファナ

An Act for the Humanitarian Medical Use of Marijuana. http://www.malegislature.gov/Laws/SessionLaws/Acts/2012/Chapter369.

Chen SP, Fuh JL, Wang SJ. Reversible cerebral vasoconstriction syndrome: current and future perspectives. *Expert Rev Neurother*. 2011;11:1265-76.

Ducros A, Boukobza M, Porcher R, *et al*. The clinical and radiological spectrum of reversible cerebral vasoconstriction syndrome. A prospective series of 67 patients. *Brain*. 2007; 130:3091-101.

McGeeney BE. Cannabinoids and hallucinogens for headache. *Headache*. 2013;53(3):447-58.

頭痛に対する薬物の適応外使用

Loder EW, Biondi DM. Off-label prescribing of drugs in specialty headache practice. *Headache*. 2004;44:636-41.

Mithani Z. Informed consent for off-label use of prescription medications. *Virtual Mentor*. 2012;14(7):576-81.

Wittich CM, Burkle CM, LanierWL. Ten common questions (and their answers) about off-label drug use. *Mayo Clin Proc*. 2012;87(10):982-90.

索　引

＊太字は詳述ページ，f は図，t は表，b は Box を表す．

欧文索引

A 型ボツリヌス毒素　134t, **148**
acute bacterial rhinosinusitis（ABRS）　22
addback bio-identical estrogen　77
Alice in Wonderland syndrome　10
almotriptan　109t, 111
American Migraine Prevalence and Prevention Study　7
Amsler チャート　10

β 遮断薬　131, 134t, 138
　　副作用　143, 147

C. Miller Fisher　33
CADASIL（cerebral autosomal dominant arteriopathy with subcortical infarcts and leukoencephalopathy）　67
CARASIL（cerebral autosomal recessive arteriopathy with subcortical infarcts and leukoencephalopathy）　67
CD4 細胞数　85
Childhood Trauma Questionnaire　94
Cochrane レビュー
　　アカシジア　115
　　硬膜穿刺後頭痛　68
　　鍼治療　159
crash migraine　62
CT
　　鼻副鼻腔炎　22, 42
　　放射線リスク　58
　　見逃しうる病態　73t
　　雷鳴頭痛　63

defensive testing　61
divalproex sodium　131, 134t, 137
dizziness　36

Family and Medical Leave Act（FMLA）　187, 188t, 189b

fatal migraine　51
fenoprofen　130t
Framingham 研究　33
Frequent Headache Epidemiology Study　128
frovatriptan　109t

Hale の分類　122
HaNDL（syndrome of transient headache and neurological deficits with cerebrospinal fluid lymphocytosis）　96
HIV 感染症　84
Horner 症候群　99

illusory correlation　78

late-life migraine accompaniments　33
Lee Kudrow　119
letdown headache　44
lethal migrainous stroke　51

magnet explanation　78
metamorphopsia　10
migraine deactivation surgery（MDS）　170
migrainous infarction　51
migralepsy　45
MRA　28, 63, 99
MRI　59, 60, 73
　　可逆性脳血管攣縮症候群（RCVS）　63
　　キアリ奇形 I 型による頭痛　29t
　　硬膜穿刺後頭痛　28, 68
　　低髄液圧による頭痛　74t
　　脳白質病変　65, 66
　　鼻副鼻腔炎　42
MRV　28, 53, 63

nebivolol　130t
Neuhauser 基準　37
new daily persistent headache（NDPH）　16
nimodipine　64
Norwegian Mother and Child Cohort Study　120
NOTCH3 遺伝子　67
NSAIDs　105
　　急性期頭痛治療　180t
　　授乳中の対処療法　122
　　トリプタンとの併用　107
　　副作用　106, 112
　　レスキュー治療　116t

obstructive sleep apnea syndrome(OSAS)　49
operating characteristics　86
opioid risk tool(ORT)　82, 182

Pain Medication Questionnaire　82
patent foramen ovale(PFO)　168
post-Lyme disease syndrome　25
post-traumatic headache(PTH)　151
premature closure　40, 52, 92, 99

reversible cerebral vasoconstrictive syndrome(RCVS)　63

scintillating scotoma　5
Sinus, Allergy, and Migraine Study(SAMS)　23
SLE(全身性エリテマトーデス)　136
SNRI(選択的セロトニン・ノルアドレナリン再取り込み阻害薬)　148t
　　トリプタンとの併用　110
　　副作用　64, 147t
Social Security Disability Insurance(SSDI)　187, 188t
SSRI(選択的セロトニン再取り込み阻害薬)　123t, 148t
　　トリプタンとの併用　110
　　副作用　64, 144, 147t
SUNA(short-lasting unilateral neuralgiform headache attacks with cranial autonomic symptoms)　14
SUNCT(short-lasting unilateral neuralgiform headache attacks with conjunctival injection and tearing)　14
syndrome of transient headache and neurological deficits with cerebrospinal fluid lymphocytosis(HaNDL)　96

therapeutic relationship　176
thunderclap headache　62
traumatic brain injury(TBI)　150

vertebral artery dissection(VAD)　165
vertigo　36
visual aura rating scale(VARS)　5, 6t, 91

watchful waiting　48
Wilfred Harris　119
William B. Young　34
Women's Health Study　33, 65

和文索引

あ
アイスピック頭痛　15
アカシジア　114
悪性高血圧　135
アシクロビル　101
アスピリン　33, 65, 121t, 123t
アセタゾラミド　35, 103
アセトアミノフェン　120, 122
アドヒアランス，服薬　83, 140
アベイラビリティバイアス　44, 61, 69
アマージ　109t
アミトリプチリン　130t, 134, 144
アンカリング　97, 156, 157

い
医学的カスケード反応　60, 87
育児介護休業法　187, 188t, 189b
一次性運動時頭痛　64
一次性頭痛　1, 21
　　予防治療　127
一次性穿刺様頭痛　14, 19
一過性脳虚血発作(TIA)，片頭痛前兆との鑑別　90t
一酸化炭素中毒　43
イブプロフェン　113, 123t, 130t
イミグラン　10, 109t
医療用マリファナ　194
陰性(現象)症状　90
陰性適中率　86
インドメタシン　15, 18, 113

う
ウイルス性髄膜炎　96
運動前兆　91
運動麻痺　102

え
エストロゲン含有避妊薬　5, 146
エストロゲン消退　78
エチニルエストラジオール　146
エルゴタミン　103, 116t, 119
エレトリプタン　109t, 111, 122

お

オピオイド
 長期療法　81
 副作用　129
 乱用のリスク　181
 離脱症候群　141
オピオイド危険度判定ツール　82, 182
オープンクエスチョン　89
オンダンセトロン　120

か

外傷後頭痛　151
外傷性脳損傷　150
咳嗽性頭痛　29
回転性めまい　35
カイロプラクティック　100, 160, 164
可逆性脳血管攣縮症候群（RCVS）　63
顎関節症による頭痛　26
下垂体腺腫　50
画像検査，ピットフォール　57
ガバペンチン　148t
カルシウム拮抗薬　64, 103, 136
 副作用　143
カルバマゼピン　130t
感覚前兆　91
眼球回転発作　114
眼球突出　46
眼瞼下垂　99
眼痛　42
カンデサルタン　130t
感度　86

き

キアリ奇形Ⅰ型による頭痛　29
虐待　93
急性期頭痛治療薬　180t
急性細菌性鼻副鼻腔炎　22
急性ジストニア　114
急性頭痛　105
急性蝶形骨洞炎　41
急性発症頭痛　53
急性鼻副鼻腔炎による頭痛　22
急性閉塞隅角緑内障　46, 144
急性レトロウイルス症候群　84
局所神経脱落症状　96, 102

巨細胞性動脈炎　40, 97
起立性低血圧　142
緊張型頭痛
 片頭痛との鑑別　1, 3t
 慢性――　113

く

偶発腫瘍　59
くも膜下出血　62, 63
クロニジン　130t
クロルプロマジン　115, 180t
群発頭痛　46
 季節性　13
 血中リチウム濃度　82
 誤診　9
 歯科の問題　31
 治療　119, 193
 ベラパミル療法　79
 片頭痛との鑑別　7, 9t
 予防　83, 167

け

頸原性頭痛　72, 163
経口スマトリプタン　108
頸動脈解離　99
痙攣　44, 52, 69, 146
血液検査　87
 ピットフォール　77
月経関連片頭痛　78, 111
結膜充血および流涙を伴う短時間持続性片側神経痛様頭痛発作（SUNCT）　14
ケトプロフェン　130t
言語前兆　91
検査適中率　86
検査特性　86
幻相関　78

こ

降圧薬　142, 147
抗ウイルス薬　101
抗うつ薬　134t, 147t, 148t
抗菌薬アレルギー　112
抗血小板薬　33, 100
抗コリン薬　114

光視症　90t
抗精神病薬　144, 147t
抗てんかん薬　45, 145, 148t
後頭神経ブロック　120, 167, 180t
行動療法　138, 159, 160
硬膜外血液パッチ　68
硬膜穿刺後頭痛　**68**, 69
コエンザイム Q10　130t, 161, 162t
コンプライアンス頭痛　73

さ

再発性急性鼻副鼻腔炎　22
サプリメント　138, **161**, 162t
サルファ剤アレルギー　111
三環系抗うつ薬　134t, 144
三叉神経・自律神経性頭痛（TACs）　12, 18
三叉神経痛　14
産褥期の頭痛　52, 123
酸素療法　44, 119, 120t, 166
散瞳　144

し

視覚性前兆　5, 33, 34, **90**
　　評価スケール　6t, 91t
子癇前症　28, 52
磁石効果　78
ジストニア　114
自然療法　138, 161
持続性片側頭痛　18
ジヒドロエルゴタミン　116t, 118t, 142
ジフェンヒドラミン　114, 180t
シプロヘプタジン　130t
社会保障身体障害保険　187, 188t
ジャブ・ジョルト　15
充血眼　46
縮瞳　99
出産後の頭痛　27, 52, 122
純粋月経時片頭痛　78
障害認定　187, 189b, 190
小児虐待　95
小脳扁桃下垂　28
自律神経症状　12, 99
新規発症持続性連日性頭痛（NDPH）　16
新規発症頭痛　41
　　画像検査　48

高齢者　39, 100
神経遮断薬　114
神経ブロック
　　後頭──　120, 167, 180t
　　末梢──　167
人生で最悪の頭痛　92, 96
心的外傷　93

す

髄液検査　28, **69**
　　新規発症持続性連日性頭痛（NDPH）　17
　　ピットフォール　57
　　腰椎穿刺の実技　70
　　雷鳴頭痛　63
髄芽腫　47
錐体外路症状　114
睡眠衛生　158t
睡眠時無呼吸　49
頭痛ダイアリー　4t, 78, **174**
　　大規模な多国間研究　3
ステロイド
　　急性期頭痛治療　180t
　　巨細胞性動脈炎　98
　　群発頭痛　193
　　授乳中の対処療法　122
　　頭痛再発の低下　117
　　レスキュー治療　116t
ステロイド依存　193
スマトリプタン　106, 108, 109t
　　抗菌薬アレルギー　111
　　授乳中　52, 122
　　妊娠中　120
　　皮下注射　10, 58, 107, 119
スルホニルアリルアミン　112
スルホンアミド　112

せ

星細胞腫，低悪性度──　61
成長ホルモン産生下垂体腫瘍　50
性的虐待　93
制吐薬　107, 120
整復治療　163
セイヨウフキ　130t, 161, 162t
脊椎マニピュレーション　159, 164
セロトニン症候群　110

遷延性前兆　35
遷延性前兆で脳梗塞を伴わないもの　34
閃輝暗点　5
穿刺様頭痛　14
全身性エリテマトーデス（SLE）　136
選択的セロトニン再取り込み阻害薬（SSRI）　123t, 148t
　　　トリプタンとの併用　110
　　　副作用　64, 144, 147t
選択的セロトニン・ノルアドレナリン再取り込み阻害薬（SNRI）　148t
　　　トリプタンとの併用　110
　　　副作用　64, 147t
前兆遷延性片頭痛　34
前兆のある片頭痛　5
　　　診断　91t
　　　妊娠合併症のリスク　137
　　　脳卒中　51
　　　脳白質病変　64
前兆のない片頭痛　6
　　　特徴　2t
　　　妊娠合併症のリスク　137
前庭性片頭痛　36

そ

早期閉鎖　40, 52, 92, 99
層別化治療　105
側頭動脈生検　40
ゾーミッグ　109t
ゾルミトリプタン　106, 109t

た

大後頭神経ブロック　167
胎児危険度分類→薬物安全性カテゴリー
帯状疱疹　101
大脳皮質拡延性抑制　51, 91
脱力　102
段階的治療　105
単純ヘルペス脳炎　69

ち

チザニジン　180t
致死的片頭痛　51
チモロール　130t
注視痙攣　114

中枢神経抑制薬　180t
長期オピオイド療法　81
蝶形骨洞炎　42t
超短時間型穿刺様頭痛　14
治療同意書　81, 184

つ

椎骨動脈解離　165

て

低悪性度星細胞腫　61
低髄液圧による頭痛　68, 98
　　　検査　72
適応外薬物，処方するリスク　195
デキサメタゾン　117, 120, 122, 194
テトラヒドロカンナビノール　81
てんかん性片側頭痛　45
てんかん発作後頭痛　45

と

頭部自律神経症状を伴う短時間持続性片側神経痛様頭痛発作（SUNA）　14
特異度　86
特発性低頭蓋内圧性頭痛　73
突然発症頭痛　62, 96
飛び石病変　41
トピラマート　130t, 134t, 148t
　　　胎児への危険性　137
　　　避妊薬との相互作用　146
　　　副作用　139, 144
トラゾドン　136
トリガーポイント注射　180t
トリプタン　103, 105, **108**, 116t, 151
　　　NSAIDsとの併用　107
　　　SNRIとの併用　110
　　　SSRIとの併用　110
　　　無効の理由　106
トリプタン感覚　108
トレーサー検査　72
ドロペリドール　118t

な

内頸動脈海綿静脈洞瘻　47

203

な

ナツシロギク　130t, 161, 162t
ナドロール　123
ナプロキセン　113, 130t
ナラトリプタン　106, 109t, 111

に

二次性頭痛　39
　　検査　28, 77
　　レッドフラッグ　27, 116
ニフェジピン　136
尿検査，ピットフォール　77
尿中薬物検査　81
認知エラー　40, 52, 78, 92, 99
認知行動療法　159
認知バイアス　44

ね

ネグレクト　93

の

脳幹性前兆を伴う片頭痛　36
脳腫瘍　48, 50, 62
脳静脈血栓症　53
脳振盪後症状　151
脳脊髄液リンパ球増加症候群による一過性の頭痛と神経学的欠損(HaNDL)　96
脳卒中，前兆のある片頭痛　51
脳白質病変　64, 66

は

バイオフィードバック療法　120, 138, 159, **160**
敗血症　41
バクロフェン　180t
パーソナリティ障害　177, 183, 185
麦角誘導体　116t
バックアップ治療　116
鼻づまり治療薬　23
ハーブ　138, 161, 162t
鍼治療　159, 160
バルビツール酸　116t, 120
　　副作用　129
　　離脱症候群　141
バルプロ酸　45, 123, 130t, 137

ひ

反復性群発頭痛　8, 13, **31**, 80
反復性片頭痛　149, 177
　　予防治療ガイドライン　130t

皮質下梗塞および白質脳症を伴った常染色体優性脳動脈症（CADASIL）　67
皮質下梗塞および白質脳症を伴った常染色体劣性脳動脈症（CARASIL）　67
ヒスタミン　130t
非ステロイド性抗炎症薬(NSAIDs)　105
　　急性期頭痛治療　180t
　　授乳中の対処療法　122
　　トリプタンとの併用　107
　　副作用　106, 112
　　レスキュー治療　116t
ビタミン B_2　161, 162t
ヒドロキシジン　180t
鼻副鼻腔炎　**22**, 40, 42
鼻・副鼻腔関連頭痛　**22**, 47
飛蚊症　90t
病歴聴取　92
ピンドロール　130t

ふ

ファムシクロビル　101
フェノチアジン　116t
フェンタニル　81, 147t
複雑片頭痛　34
副鼻腔炎→鼻副鼻腔炎
服薬アドヒアランス　83, 140
不思議の国のアリス症候群　10
プラゾシン　136
ブリッジング(橋渡し)治療　167, 193
フルルビプロフェン　130t
プレドニゾン　120, 122, 194
プロクロルペラジン　114, 118t
プロスタグランジン　113
プロプラノロール　130t, 143
　　授乳中　123t
　　妊娠中　138
プロメタジン坐薬　107, 116, 180t
分光光度法　63

へ

閉塞隅角緑内障　46, 144
閉塞性睡眠時無呼吸症候群(OSAS)　49
ベラパミル
　　　群発頭痛　9, 79, 83, 167, 193
　　　片頭痛　136, 143
　　　雷鳴頭痛　64
変視症　10
片頭痛
　　　緊張型頭痛との鑑別　1
　　　群発頭痛との鑑別　7, 9t
　　　手術療法　170
　　　特徴と診断　3t
　　　妊娠中の治療　120
　　　脳白質病変　64
　　　慢性化のリスク因子　178t
　　　誘因　156, 158
　　　有病率　8
　　　予防　127, 133t, 137
片頭痛食　156
片頭痛性脳梗塞　51
片頭痛前兆　45, 51, **91**
　　　片麻痺性片頭痛との鑑別　102
片頭痛前兆重積　34
片頭痛てんかん　45
片頭痛不活性化外科手術　170
片頭痛発作重積　117
片頭痛予防薬　130t
　　　体重の増減　131t
　　　妊婦での安全度　137t
　　　併用　134t, 148t
片側頭痛　7, 18, 49, 98
ベンゾジアゼピン　114
片麻痺性片頭痛　91, 102
ベンラファキシン　130t, 134t

ほ

防御的な医療　61
補完医療　160
発作頓挫薬，乱用　141, 179
ホッとしたいときの頭痛　44
ボトックス　148
ポリソムノグラフィ　49
ホルモン検査　78

ま

マクサルト　109t
マグネシウム　130t, 161, 162t
末梢神経ブロック　167
マルチビタミン　139
慢性緊張型頭痛　113
慢性群発頭痛　13, 31, 46, 80
慢性高血圧　135
慢性・再発性鼻副鼻腔炎による頭痛　23
慢性頭痛，リスク因子　128t
慢性鼻副鼻腔炎　22
慢性片頭痛　43, 60, 92, 95
　　　予防治療　132
　　　リスク因子　178t
慢性めまい症　37
慢性ライム神経ボレリア症　25

み

ミダゾラム　115

め

メトクロプラミド　107, 115, 118t, 120
メトプロロール　130t, 196
メフェナム酸　130t

も

網膜剥離　90t

や

薬物安全性カテゴリー
　　　授乳中　122, 123
　　　妊娠中　121, 123, 137
薬物乱用頭痛　13, 179, 182
　　　予防治療　141

ゆ

輸液　121

よ

葉酸　139
陽性(現象)症状　90

陽性適中率　86
腰椎穿刺　69〜71
腰椎穿刺後の頭痛　67

ら

ライム病　24
ライム病後症候群　25
雷鳴頭痛　42, **62**
卵円孔開存　168

り

リザトリプタン　109t

リシノプリル　130t, 142
離人症　11
リチウム　9, **83**, 167, 193
　　副作用　84, 144
リドカイン　147t, 167, 180t
リボフラビン　130t, 161, 162
緑内障，急性閉塞隅角──　46, 144
リラクセーション療法　138, 159, **160**

れ

レスキュー治療　116
レルパックス　109t

メキメキ上達する 頭痛のみかた		定価：本体 4,600 円 + 税

2016 年 6 月 5 日発行　第 1 版第 1 刷 ©
2017 年 4 月 5 日発行　第 1 版第 2 刷
2019 年12月15日発行　第 1 版第 3 刷

編　者　エリザベス W. ローダー
　　　　レベッカ C. バーチ
　　　　ポール B. リッツォーリ

監訳者　金城　光代
　　　　きんじょう　みつよ
　　　　金城　紀与史
　　　　きんじょう　きよし

発行者　株式会社 メディカル・サイエンス・インターナショナル
　　　　代表取締役　金子　浩平
　　　　東京都文京区本郷 1-28-36
　　　　郵便番号 113-0033　電話 (03)5804-6050

印刷：横山印刷／ブックデザイン：GRID CO., LTD.

ISBN 978-4-89592-858-8　C3047

本書の複製権・翻訳権・上映権・譲渡権・貸与権・公衆送信権(送信可能化権を含む)は (株)メディカル・サイエンス・インターナショナルが保有します．本書を無断で複製する行為(複写，スキャン，デジタルデータ化など)は，「私的使用のための複製」など著作権法上の限られた例外を除き禁じられています．大学，病院，診療所，企業などにおいて，業務上使用する目的(診療，研究活動を含む)で上記の行為を行うことは，その使用範囲が内部的であっても，私的使用には該当せず，違法です．また私的使用に該当する場合であっても，代行業者等の第三者に依頼して上記の行為を行うことは違法となります．

JCOPY〈出版者著作権管理機構　委託出版物〉
本書の無断複製は著作権法上での例外を除き禁じられています．複製される場合は，そのつど事前に，出版者著作権管理機構(電話 03-5244-5088，FAX 03-5244-5089，info@jcopy.or.jp)の許諾を得てください．